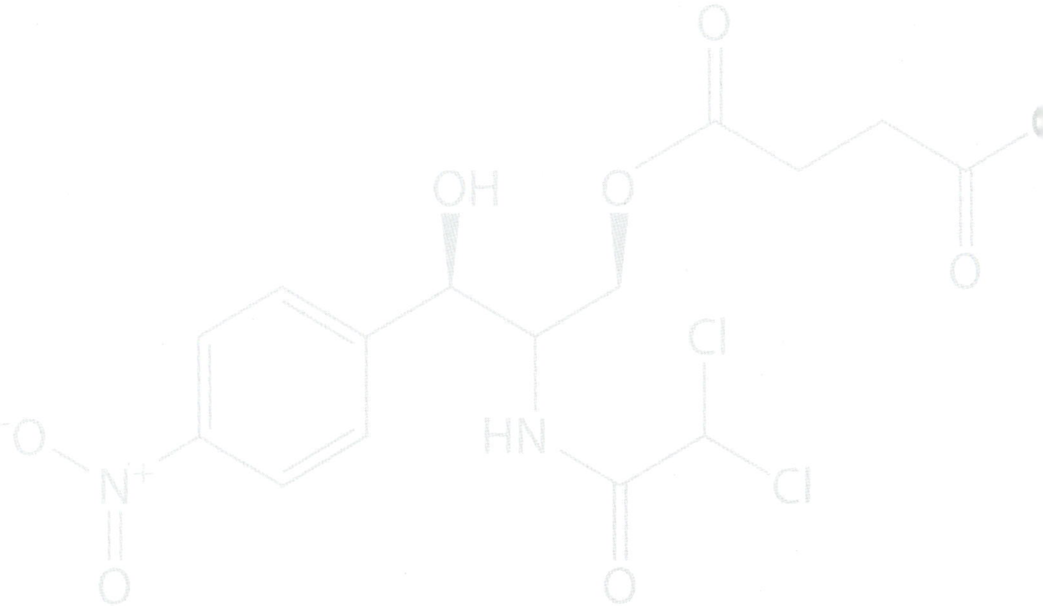

의료 및 약학계열 종사자를 위한

항생제 열전

유진홍 교수의

-이야기 감염학 시리즈2-

저자 유진홍

군자출판사

항생제 열전

1판 1쇄 발행 | 2019년 3월 22일
1판 2쇄 인쇄 | 2019년 11월 25일
1판 2쇄 발행 | 2019년 12월 5일
1판 3쇄 발행 | 2022년 1월 18일

저 자 유진홍
발 행 인 장주연
출판기획 김도성
책임편집 배혜주
편집디자인 주은미
표지디자인 김재욱
일 러 스 트 김명곤
발 행 처 군자출판사(주)
등록 제 4-139호(1991. 6. 24)
본사 (10881) 파주출판단지 경기도 파주시 서패동 474-1(회동길 338)
Tel. (031) 943-1888 Fax. (031) 955-9545
홈페이지 | www.koonja.co.kr

ISBN 979-11-5955-419-3
정가 20,000원

항생제 열전

History of antimicrobials from the aspect of structure-activity relationship

서문

2018년 가을에 졸저 '이야기로 풀어 본 감염학'을 출간한 데 이어, 이야기 감염학 시리즈 제2탄인 '항생제 열전'을 세상에 선보인다.

애초에 이 글들을 블로그(https://blog.naver.com/mogulkor)에 연재할 당시에는 '항생제의 연대기'라는 가제로 시작했었다. '연대기'라는 용어가 시사하듯이 마법의 탄환부터 시작해서 오늘날의 항생제들을 시간 순서대로 차례차례 소개하는 것이 최초의 구상이었다. 그러나 초반에 글을 몇 차례 연재해 가면서 생각이 바뀌게 되었다.

연대 순으로 기술하다 보면, 항생제 하나 소개할 때마다 이 종류에서 저 종류로 왔다갔다하게 되어, 읽을 이들에게 혼동을 주는 것은 물론이요, 잘 정립된 체계 없이 중구난방의 난맥상이 연출될 것으로 예상되었기 때문이었다.

그래서, 항생제 종류마다 일종의 가문처럼 취급하여 각각의 가족사를 기술한다는 것으로 방침을 변경하게 되었다. 사마천의 '사기'로 치자면 '열전'에 해당하는 셈.

그래서 제목도 '항생제 열전'으로 바꾸었다.

또 한 가지 기조를 바꾼 것은 열전의 주체를 누구(?)로 삼느냐는 것이었다.

보통 항생제의 역사를 다룬다고 하면 통상적으로 항생제를 발견 내지 만든 '사람'을 중심으로 기술하게 마련이다. 사실 Salvarsan 606 을 합성해 낸 에를리히나 페니실린을 발견한 플레밍, 항생제라는 용어를 만들어 낸 왁스만 등, 위인전의 형식으로 기술하는 것이 가독성도 좋을 것이다. 그러나 항생제가 거의 없던 개발 초기에야 위인전이 빛을 보지만, 종류가 급증한 시대에 접어들면 어느 슈퍼 히어로 한 명의 기적적인 활약이 아닌, 우리와 다름 없이 너무나 평범하지만 좀 더 끈기 있고 좀더 성실한 이름 모를 unsung hero들의 대 협동이 잔뜩 나온다. 그래서 오늘날에 가까울수록 위인전만큼의 임팩트를 받기가 어렵다. 그리고 주제는 분명히 '항생제'인 이상, '사람'이 아닌 '항생제'가 중심이 되어야 함을 잊고 있었음을 자각하게 되었다.

항생제의 열전이므로, 각 종류 별로 항생제가 초기의 모습으로 시작해서 어떻게 단점을 보완하고 어떻게 힘을 더 기르게 되었는지를 집중적으로 다루는 것이 진정한 항생제의 역사라는 것.

그래서 이 '항생제 열전'은 항생제 개발에 매진한 위대한 선대 과학자들의 삶을 다루는 것이 아니고, 항생제 자체가 어떻게 진화해 왔는가에 초점을 더 맞추게 되었다. 그 결과, 소위 약리학적인 측면에서 구조-작용 관계(structure-activity relationship)의 개선 역사가 바로 이 책의 핵심을 이루고 있다. 다시 말해서 항생제 각각의 종류마다 '왜' 이런 능력을 갖추게 되었는가를 시대 순서에 따른 변천사로 설명하는 것이 이 책의 뚜렷한 색깔이다.

이 책은 항생제 매뉴얼이 아니고, 항생제 자체에 대한 원리와 개념 파악을 목적으로 차근차근 읽으시도록 하는 데에 주안점을 두고 있다.

이번에 두 번째 저서를 내게 되니, 문득 한 사람이 평생 몇 권의 책을 낼 수 있을까 하는 생각이 든다. 책이라는 것은 내 머릿속에 들어 있는 것을 그대로 쏟아내는 것이나 다름 없을진대, 도대체 내 뇌 속의 지식 용량이 얼마나 될까 하고 어림해 보면 조금 식은 땀이 나는 것도 사실이다. 이 두 번째 저서를 냄과 동시에 이미 세 번째 저서의 탈고도 멀지 않았지만, 어쩌면 이러한 저술 활동을 하면서 나 자신의 한계를 다시금 절감하고 있다(세 번째 저서는 가제 '열, 패혈증, 염증'으로 감염 질환의 개념을 잡는 에세이로 낼 계획이다).

이번 저서를 내는 데 있어서 가장 먼저 감사드릴 분은 항상 내 글의 첫 독자이자 사랑하고 존경하는 나의 평생 반려자이다. 형태학을 중요시하는 영상의학과 전공자라서, 이와 상극인 분자 수준 글들로 점철된 생소한 분야를 읽어 주시느라 고생 많이 하셨다. 그리고 이야기 감염학 1탄 때처럼 이번에도 매번 읽고 나서 나를 많이도 때렸다, 하하하. 또한 사랑하는 나의 가톨릭의대 감염내과 학과원들, 나를 아는 모든 이들, 이 책을 만드느라 많은 고생을 하신 군자출판사 김도성, 배혜주, 그리고 관여한 모든 직원들께도 감사 드린다.

2019년 설날 연휴에

저자 **유 진 홍**

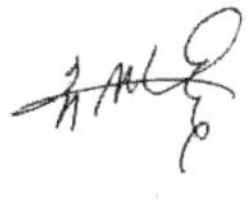

| 추천사 |

의학도를 대상으로 약리학 강의를 한 지 어느덧 30년이 흘렀습니다. 그 과정에서 매번 학생들이 강의평가에서 토로하는 불만은 '약리학은 너무 어렵다.' 혹은 '학습량이 많고 수천 가지의 약 이름을 외우는 것이 너무 힘들다.'는 것이었습니다.

어떻게 하면 약리학을 좀 더 재미있게 가르칠 수 있을까?라는 고민을 늘 안고 살던 저에게, 본 저서는 답을 주었습니다.

'항생제 열전'은 역사적 기술을 토대로 항생제의 탄생에서 발전까지 약물 진화과정을 재미있게 이야기하고 있습니다. 이에 그치지 않고 약물의 효능과 부작용을 연계하여 약물의 화학구조와 반응식을 그림으로 표현하고 있습니다. 과학사 같기도 하며 유기화학 전문서 같기도 합니다.

흥미 위주의 옛날이야기와 골치 아픈 전공지식을 한 권의 책에 소개한다는 것은 매우 어려운 일입니다. 그럼에도 불구하고 필자는 센스 있는 어휘 구사와, 명쾌한 논리전개로 고등학생에서 대학원생에 이르기까지 폭넓은 독자들이 흥미 있게 읽을 수 있는 책을 만들었습니다. 실로 놀라운 일이 아닐 수 없습니다. 특히 항생제의 작용과 부작용을 구조와 연계하여 설명한 내용은 오히려 약리학자가 배워야 할 정도의 전문지식입니다. 여기서 더욱 놀라운 것은 그 어려운 분자역동학을 일상적인 용어로 쉽고 효과적으로 설명하고 있다는 점입니다.

필자가 얼마나 많은 고민을 하면서 집필했을지 짐작이 됩니다. 이렇듯 부단한 노력의 결실로 본 저서, '항생제 열전'이 완성되었음을 잘 알기에 진심으로 필자에게 존경을 표합니다.

마지막으로 약물에 관한 상식과 전문지식을 배우고 싶은 학생과 일반인에게 본 저서를 적극적으로 추천합니다.

서울대학교 의과대학 약리학교실 교수

박 종 완

| 추천사 |

이토록 재미있는 항생제 이야기라니!

소위 '의학서적'이라 불리는 것들에는 대체로 공통점이 있다.

방대한 양과 복잡한 내용, 전문가들만 이해할 수 있는 난이도와 전문가임에도 읽기 싫어지는 따분함. 그래도 기어코 읽어야 한다면 독한 맘을 먹고 진한 커피를 마시고 하품을 참아가며 잊지 않기 위해 노트에 적어나가야 한다.

항생제에 대한 또 다른 책이 나온다고 했을 때 내 기대는 별반 다르지 않았다.

하지만 저자가 유진홍 교수님이라면? 그렇다면 얘기가 달라진다. 혹시 그의 전작『이야기로 풀어보는 감염학』이나 유진홍 교수님의 블로그에서 꾸준히 연재되고 있는 이야기들을 접해본 독자라면 이게 무슨 뜻인지 납득이 될 것이다.

'앞으로 20년마다 0자로 끝나는 해의 미국 대통령은 임기를 마치지 못하고 모두 죽을 것이다'라는 태쿰세 추장의 저주로부터 시작되는 이 재미있는 이야기는 시공을 넘나들며 항생제의 탄생과 쓰임에 관련된 우리가 미처 알지 못했던 정보를 생생하게 들려준다.

복잡하고 골치 아프게 느껴졌던 그 많은 항생제들이 각기 스토리를 가진 개성 있는 주인공이 되어서 친근하게 다가오는 기적을 경험하게 된다.

처칠을 치료한 것이 페니실린이 아닌 사실은 설폰아마이드였다던가, 마가렛 대처수상이 원래는 노벨상 수상에 일조한 유능한 화학자였던 것 등등의 일화를 넘어 판타스틱4로 마침내 완결된 결핵균에 대한 복수극 등 저자가 끌고 가는 맛깔스런 얘기들은 이 책이 교양서적인가 예능서적인가를 고민하게 만든다.

졸저『만화 항생제』의 저자로서 단언컨대 이 책이 먼저 나왔다면 난 감히 항생제 만화를 그릴 생각을 하지 못했을 것이다. 당신이 의학도이건 임상의사이건 약사이건 간호사이건 아니면 의학과 관련되지 않은 일을 하는 사람이건 그런 건 중요하지 않다.

이 책은 일단 재미있다. 책장에 꽂아두고 두고두고 읽을 만큼.

그 사이 항생제에 대한 식견과 전문성이 자기도 모르게 올라가 쌓이게 되는 내공은 덤이다.

하나내과 원장

박 성 진('만화 항생제' 저자)

contents

00. 항생제 이전
- 항생제가 출현하기 전에는 어떻게 감염병을 치료했을까? 1

테쿰세 추장의 저주 / 현대 의학은 발효에서 시작되었다.

01. 1910년 비소로 만든 Salvarsan 606 11

물감과 독약 / 비소가 유기물이 될 때 / 화학요법의 시작

02. 설파제 열풍 29

물감에 황을 얹다. / sulfonamide 광풍 / 영혼의 짝 trimethoprim을 만나다. / 현재의 sulfonamide

03. 최초의 소련산 이이제이 항생제 Gramicidin 45

소련의 깔대기 항생제 / 대처 수상도 왕년엔 화학도였다.

04. 드디어 나온 대 스타 페니실린 51

런던 성모병원, 1928년 / 옥스포드, 1935년 / 그들이 다 모이다. / 페니실린 시대가 열리다.

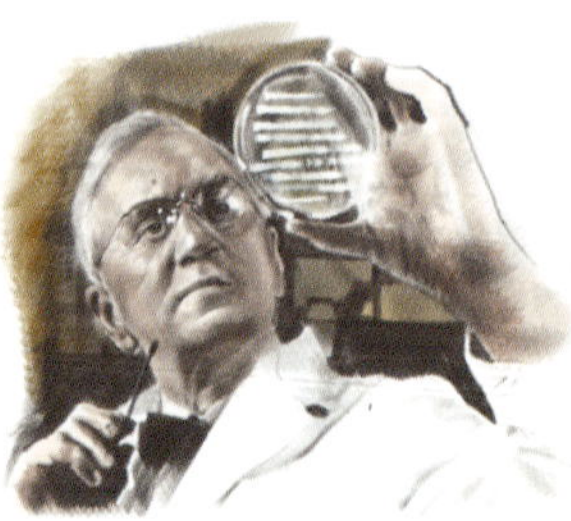

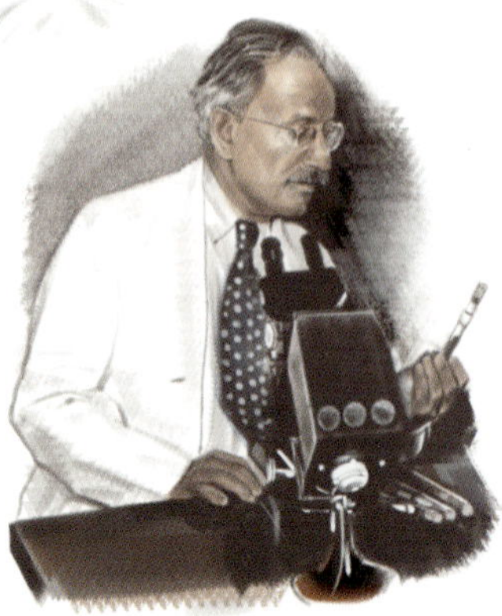

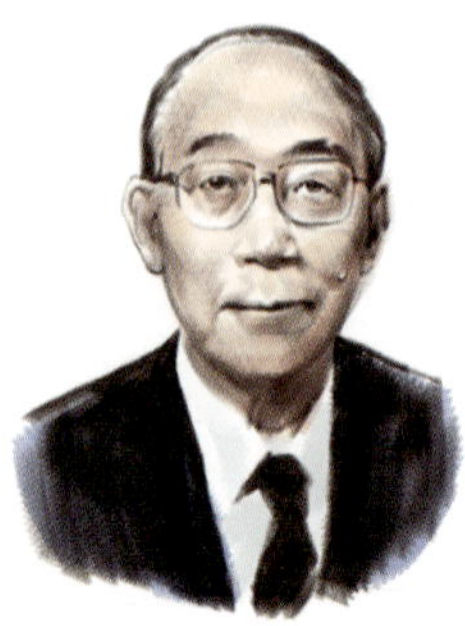

05. Aminoglycoside 가문 이야기 69

4대 명문가 / Waksman 그리고 streptomycin / 결핵치료의 지평을 열다. 그리고 노벨상 논란 / Schatz와 Waksman의 저작권 싸움 - 학문적 진실성과 예우의 기로, 혹은 하극상 / 두 번째 주자 neomycin, 1949 / kanamycin, 혹은 황금 마이신 / 내성을 피하고 싶어서 / 또 다른 가문, Genta-MICIN

06. 4개의 사슬 tetracycline 가족사 103

가축 사료와 Chlortetracycline, 1945 / 화수분 Streptomyces / Tigecycline - 구조로 내성을 이겨내다.

07. 화려하게 꽃 피고 사라진 chloramphenicol 117

08. 거대한 굴렁쇠 - macrolide 변천사 123

거대한 굴렁쇠에 붙은 두 설탕들 / Erythromycin을 발견하고도 잊힌 Aguilar / 사내 연애를 막으니 2세대 macrolide가 나오다. / 3세대 ketolide와 논란

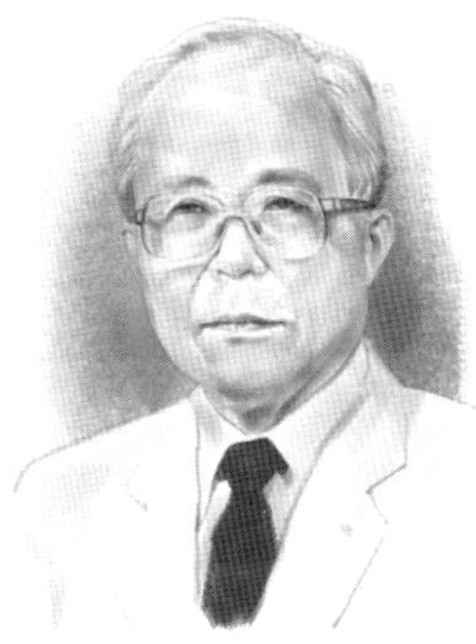

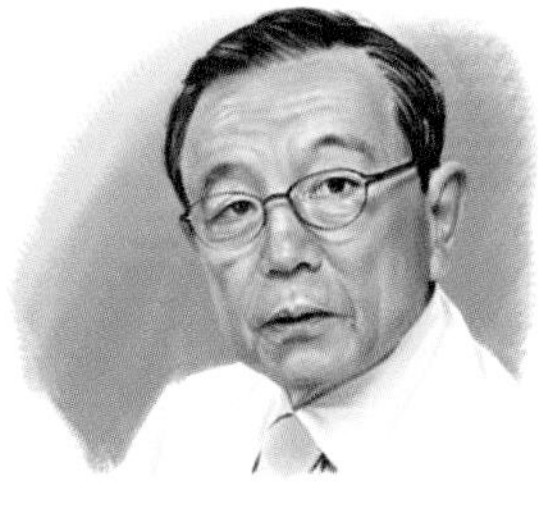

09. 이제야 갚으리 그날의 원수들 - 결핵치료 정립사 139

INH의 발견으로 다시 시작되다. / Nicotine에서 시작된 INH / Navajo 원주민과 INH / 합류하는 동지들, pyrazinamide, ethambutol / Rifampin, 판타스틱 4의 마지막 퍼즐

10. Glycopeptide 가족사 157

미시시피의 진흙 vancomycin / Ribosome 안 거치고 만들어진 물질, vancomycin / vancomycin의 심술 / Glycopeptide에 도끼를 쥐어 주다, Lipoglycopeptide

11. Polyene, 곰팡이에게 반격 개시! 171

뉴욕(NY)에서 온 Nystatin / Amphotericin-B, 양날의 검 / Amphotericin-B가 곰팡이를 죽이는 방법 / 잘 쓰면 명약, 아니면 독약 / 기름에 넣어서 해결하다.

12. 돌아온 또 하나의 용사 colistin 187

구관이 명관 / 송곳처럼 살벌한 외모 / 중국에서 내성이 출현하다.

13. 기생충에 덤으로 혐기균까지 - metronidazole 199

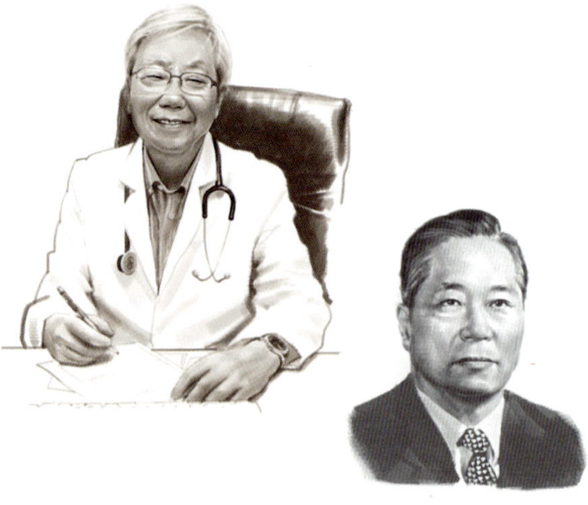

14. 페니실린의 후예들 207

6-APA, 새 세대를 열어 젖히다. / 좋은 맷집, 좁은 항균 범위 - methicillin, nafcillin, oxacillin / 안 좋은 맷집, 좋은 항균 범위 - aminopenicillin / 안 좋은 맷집, 좋은 항균 범위 - carboxypenicillin / 안 좋은 맷집, 좋은 항균 범위 - ureidoxypenicillin / Cephalosporin의 등장 / 1세대 cephalosporin / 성골 2세대 cephalosporin / 진골 2세대 cephalosporin / 1980년대 3세대 cephalosporin / 3세대 - 식초로 녹농균을 잡다. / 4세대 zwitter ion

15. 조금은 억울한 clindamycin 245

16. 동귀어진 beta-lactamase 억제제 251

인피니티 워 / clavulanic acid / sulbactam, tazobactam / 전혀 새로운 별종들 - avibactam, relebactam / 전혀 새로운 별종들 - vaborbactam

17. 최종 병기 carbapenem 271

18. 꼬인 다리 또 꼬아 - Quinolones 279

좌파냐, 우파냐? / 꼬인 전화기 줄, supercoil / Topoisomer란? / DNA gyrase와 topoisomerase IV / Quinol-ine이 ket-one을 만나서 quinol-one / 불소를 붙였더니 2세대 / 왼쪽으로 돌렸더니 3세대 / 그리고 4세대

19. Triazole, 또 다른 진균 치료제 311

20. 21세기의 항생제, 그리고 대단원 319

Linezolid, tedizolid / Echinocandin, 세 번째 무기 / Daptomycin, 그람 양성 전담 송곳/ MRSA 잡는 5세대 cephalosporin/ 파이프라인, 그리고 대단원

참고문헌 341

00

항생제 이전 - 항생제가 출현하기 전에는 어떻게 감염병을 치료했을까?

01 테쿰세 추장의 저주
02 현대 의학은 발효에서 시작되었다.

01

테쿰세 추장의 저주

테쿰세의 저주(Tecumseh's Curse)라고 아시는가?

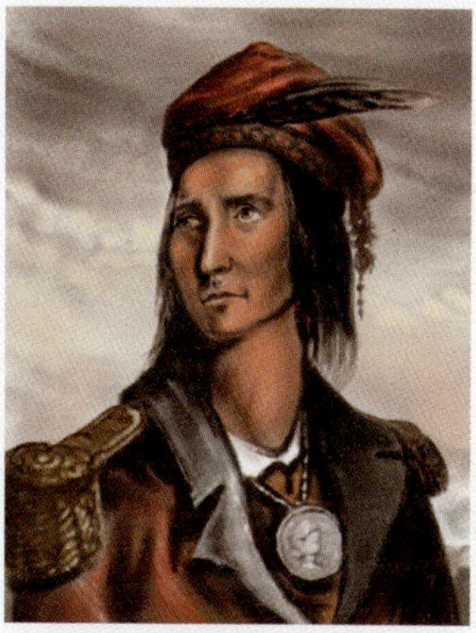

Tecumseh

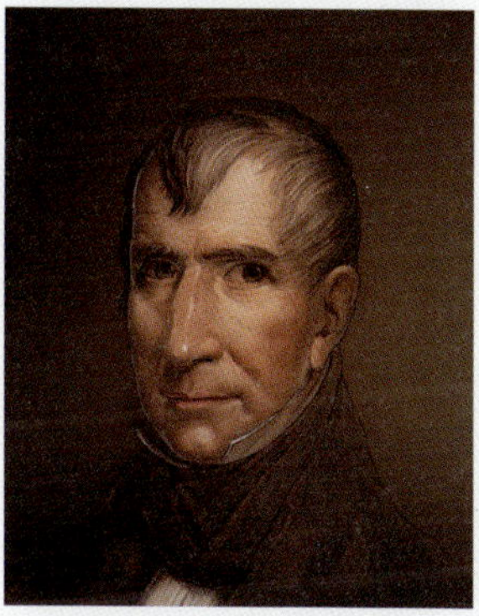

William Henry Harrison

잘 알려져 있다시피 미국 개척시대에 백인들은 원주민들을 무수히 학살했는데, 희생된 이들 가운데 테쿰세라는 추장이 있었다. 그는 죽어가면서 '앞으로 20년마다 0으로 끝나는 해에 당선되는 미국 대통령은 임기를 다 채우지 못하고 목숨을 잃을 것이다.'라는 저주를 내렸다.

그런데, 공교롭게도 그 저주는 기가 막히게 들어맞는다.

다름아닌 테쿰세를 전사시킨 장본인인 윌리엄 해리슨이 1840년 대선에서 승리하고, 1841년 3월 4일에 취임한다. 그리고 정확히 한 달 후인 4월 4일에 폐렴으로 백악관에서 운명하신다.

그리고 저주는 계속되었다.

쭈~~~~~욱!

1860년 대선에서 그 유명한 링컨이 당선하였고, 알다시피 암살.

1880년 당선자 제임스 가필드도 암살되고,

1900년 당선자 윌리엄 매킨리도 이듬해 암살되고(뭐야, 이거.. 무서워..)

1920년 당선자 워런 하딩은 3년 뒤 심장마비로 사망.

1940년 당선자 프랭클린 D. 루스벨트는 뇌출혈로 임기중 사망.

1960년 당선자, 누군지 아시겠지? JFK 되시겠다. 알다시피 달라스에서 암살된다.

이 저주는 1980년 당선자 로널드 레이건에 의해서 드디어 깨지는데..

저주가 내린 지 하도 오랜 세월이 흘러서 약발이 약해진 탓인지, 암살까지는 안 가고 암살 직전까지는 갔다.

2000년 당선자가 누군지 아시지? 아들 조지 부시다.

저주 약발은 더욱더 약해져서, 총알대신 이라크 기자의 신발짝이 날아오는 선에서 마무리되었다.

이 얘기를 새삼 꺼내는 이유는 다름아닌 첫 희생자 윌리엄 해리슨의 사인이 역사에 알려진 것처럼 폐렴이 아니고 장티푸스일 것이라는 주장 때문이다. 당시 그가 죽어가던 상황들이 'Clinical Infectious Diseases 2014;59(7):990–5:Death in the White House: President William Henry Harrison's Atypical Pneumonia.'에 자세히 기술되어 있는데, 그렇게 의도해서 썼기 때문인지는 모르지만, 내가 읽어봐도 이건 영락없는 장티푸스와 더불어 중증 패혈증이다.

옛날 이야기라 재미있기도 하고, 특히 1840년대 치료의 한 단면을 볼 수 있다. 읽는 우리야 재미있는데, 해리슨 할아버지가 며칠 동안 죽음을 향해 가는 과정은 너무나 고통스러워서 괜히 미안하기까지 하다. 당시 대통령 주치의가 썼다는 약들을 보면: tartar emetic (안티몬이다. 이거 독이잖아?), spiritus Mindereri 혹은 Mindererus (ammonium acetate; 암모니아다...-_-;), Mars Hydrarg (정확한 명칭은 hydrargyrum, 오늘날 수은으로 불리는 물질이다. 수은이 영어로 mercury이지만 원소기호로 Hg인 어원이 바로 HydrarGyrum이다. 이것도 독이군..

점점..가관이네..), Ex. Colocynth Compound (설사 유도제다. 해리슨 대통령이 변비로 고통스러워해서 처방했다나... 요즘 관점에선 미친 짓이다.), Seidlitz powder(역시 설사제), Pulv. Rhei (ginger와 MgOH), 박하, laudanum (opium tincture - 이번엔 반대로 지사제. 대통령의 병세가 변비에서 설사로 바뀌었거든), 기타 등등...

감염질환은 세균이 일으킨다는 Germ theory는 아직 반세기를 기다려야 했던 시대여서 항생제는 언감생심이었겠지만, 치료 과정을 보니 해리슨은 죽을 수밖에 없는 운명이었던 것이다. 장티푸스인데 설사 유발 내지는 지사제를 번갈아 처방하고 중금속들을 처발랐으니.. 이 논문에서는 해리슨의 최종 사인은 이러한 조치들에 의하여 말단 회장, 즉 작은 창자가 터져버린 데에 있다고 추정하고 있다.

문제는 그가 이런 고통을 겪는 와중에 기침과 피 가래도 보였다는 것인데, 대통령 사망 후 사인을 추궁하는 압박 때문에 주치의는 대통령이 폐렴으로 죽었다고 일단 선언을 했고, 그런 연유로 역사에는 폐렴으로 죽었다고 기록이 되었다는 것이다. 뒤늦게나마 미국 역사를 바로 잡자는 의도로 이 글이 게재된 것 같다만, 그건 미국 사정이고..

우리 입장에서는 19세기 당시 서양 의학의 수준이 어떠했었는지를 잠시 엿볼 수 있다.

그런데, 20세기에 접어들면서 결정적으로 의학의 패러다임이 달라지게 된다.

02

현대 의학은 발효에서 시작되었다.

현대의학은 '발효'에서 시작되었다.
좀 엉뚱한가?
사실이다.

앞서 테큼세 추장의 저주에서도 언급했지만, 19세기 말까지만 해도 한의학과 서양의학은 기반 이론에서 큰 차이가 없었다.

한의학이 기를 논할 때, 서양의학은 miasma, 즉 나쁜 공기를 논했고,

(예를 들어, 말라리아의 어원은 나쁠 mal, 공기 aria, 즉 '나쁜 공기'에서 왔다)

점액질론에 바탕을 둔 bad blood가 병의 근원이라 하여 피를 빼는 치료(phlebotomy)도 흔히 행했다. 한의학의 부항과 신기할 정도로 흡사하다.

사실 사람들의 생각이라는 것이 종족과 지역을 막론하고 거의 똑같은 법이니까.

그런데, 19세기 말 의학사에 크고 시끄러운 혁명과 조용한 혁명 두 가지가 시작되었다.

첫째, 크고 시끄러운 혁명은 germ theory다.

그 유명한 파스퇴르와 코흐가 감염질환의 원인은 미생물에 있음을 증명한다.

그냥 평범한 첫 발걸음 하나였을 뿐이지만, 곧장 짧은 시간 내로 의학사에 엄청난 도약을 가져온다. 각종 감염 질환의 원인 미생물이 속속 밝혀지고, 규명한 학자들은 자기 이름을 붙이느라 바빠진다(Escherich, Yersin 등등...).

비단 감염질환과 미생물간의 관계에서 그친 것이 아니었다. '어떤 사건은 다 이유가 있다'는 '인과 관계' 라는 것이 '우연' 혹은 '자발, 자연발생'을 밀어낸 것이다. 그리하여, 의학이 제대로 된 과학으로 급성장하는 계기가 되었다. 이때 적응 못한 의학자들은 다 도태되었고.. 항상 그렇지 않은가?

paradiagm shift를 빨리 인지하고 적응하지 않으면 낙오되는 법이며 그런 역사는 되풀이되어 왔다.

또 하나의 조용한, 그러나 큰 혁명은 '발효가 living cell 밖에서도 가능하다'는 것.

- 크고 시끄러운 혁명이나, 조용한 혁명이나 한 가지 공통점을 가지고 있다: 둘 다 '발효' 에서 시작되었다는 것.

파스퇴르는 아시다시피 '발효'를 연구하다가 germ theory로 접어들게 되었다.

그 결과 각종 미생물을 발견해 내지만, 본의 아니게 하마터면.. 과학의 발전에 큰 방해를 할 뻔했다.

"발효는 '반드시' 살아 있는 세포 안에서만 일어난다. 세포 밖에서는 불가능하다!"

하고 단정을 한 것이다.

하긴, 살아있는 세포 이외에서 일어난다면 '자연 발생설'의 오류를 부분 인정하는 결과가 되기 때문에, 그로서는 당연히 도출한 명제였을 것이다. 이때가 1860년대였는데, 그로부터 30여 년 후 파스퇴르의 단언이 뒤집히는 사건이 일어난다.

1897년 Hans & Eduard Buchner 형제는 세포 성분은 전혀 없는 효모 추출액을 가지고 유용한 치료제로 쓸 수 있을 가능성이 있는지에 대해 연구를 하고 있었다. 문제는 이 추출액을 어떻게 잘 보존하느냐였는데.. 당시 흔히 쓰던 보존제인 페놀(phenol)은 인체에 쓰기엔 위험해서 대안을 찾고 있었다. 그래서 주목한 게 설탕, 즉 sucrose였다. 그런데..

sucrose를 넣었더니, 발효가 일어나면서 술이 되더라, 이거다.

"이상하다?

파스퇴르 지존께서는 살아있는 세포 이외에는 발효가 안 된다고 했잖아?"

"형, 아무래도 우리가 뭔가 잘못한 거 같아."

라고 실험을 접었으면 과학사에 아무 일도 일어나지 않았을 것이다.

그들은 여러 차례 반복해서 같은 결과를 얻은 후,

파스퇴르의 이론을 뒤집었던 것이다.

"발효는.. 살아 있는 세포 이외에서도 일어날 수 있다!"

즉, 생명체 없이도 화학 실험실에서 충분히 행할 수 있다는 것!

이게 대단한 혁명인 이유는..

첫째, 파스퇴르의 주장대로였다면 현재 우리가 알고 있는 glycolysis, Krebs cycle 등등 모든 중요한 생체 내 생화학 대사 반응 등에 대해 규명하는 것이 사실상 불가능했을 것이다. 그냥 살아 있는 세포들을 대상으로 관찰하고 실험해야 하는데, 그게 당시의 기술로 가당하기나 한가? 극단적으로 말해서, 1980년대에 자크 뒤보세, 요아힘 프랑크, 리처드 핸더슨에 의해 초저온 전자 현미경(cryo-electron microscopy)이 나올 때까지 아무 것도 할 수 없었을 것이다. ← 2017년 노벨 화학상.

둘째, 생체 내 대사가 생물학의 영역뿐 아니라 화학의 영역까지 들어왔기 때문에 실험실에서의 규명이 가능해졌고, 실제로 그렇게 모든 것들이 밝혀지고 또 밝혀진다. 그 결과:

★★★ 해부학 등의 형태학으로 구성되었던 의학에 생화학, 생리학 등이 접목되어 분자 수준의 기반이 마련되고, 주관적 추정이나 짐작에서 벗어나 객관적이고도 진정한 과학으로서의 의학이 태동을 한 것이다.

사소해 보이는 이벤트 하나가 나비효과를 초래해서 이렇게 역사를 바꿔놓은 것.

*** 뒷이야기**

Hans Buchner는 훗날 또 하나의 대형 사고를 친다. Complement를 발견한 것이다. 물론 이 명칭은 훗날 Paul Ehrlich가 붙여준다.
그는 Eduard Buchner와 더불어 이 발효 사고(?)로 1907년 노벨 화학상을 탄다.
허나.. Eduard는 애국심이 지나쳤는지, 제1차 세계대전에 자발 참전하여(나이도 많았는데..), 장렬히 전사한다.

****발효 – Consuming SUGAR in the ABSENCE of OXYGEN.**

즉, 산소 없이 당류를 소비하는 모든 현상, 혹은 화학 반응을 fermentation이라 한다.
sucrose 건 glucose 건 결국 잘게 분해되면(glycolysis) 탄소 3개짜리 pyruvate가 된다.
이 구조물에서 이산화 탄소를 떼어내면 acetaldehyde가 되고
여기에 NADH와 수소가 가해져서 ethanol이 되는 것이다.
이 일련의 과정에 산소의 개입은? → 전혀 없다.

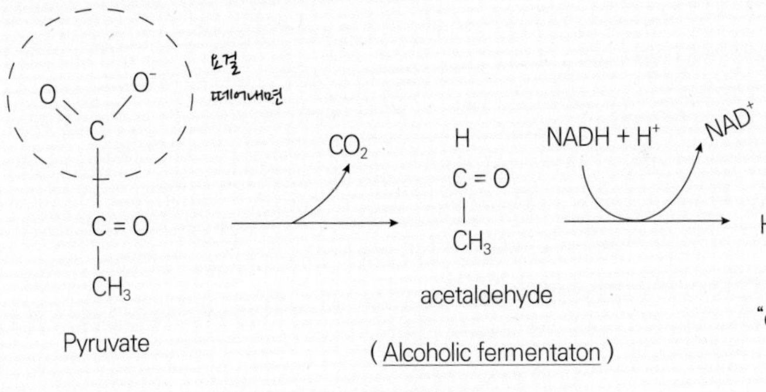

이렇게 수없이 많은 시행착오와 느리지만 꾸준한 진보를 통하여 감염 질환에 대한 합리적인 접근법의 토대가 쌓이고 있었다. 그리고 20세기 초반에 germ theory, 세균설이 확립이 되면서 자연스럽게 어떻게 병원체를 퇴치할 것인가에 연구의 초점이 맞춰지기 시작한다.

01

1910년 비로소 만든 Salvarsan 606

01 물감과 독약

02 비소가 유기물이 될 때

03 화학요법의 시작

01

물감과 독약

항생제(antibiotics)는 antibiosis (항생), 즉 다른 생명을 억제하거나 죽인다는 의미이며, 1942년 Selman Waksman이 처음 사용한 용어다. 좁은 의미에서는 이 이제이, 즉 미생물이 내는 물질로 다른 미생물의 성장을 억제하거나 죽이는 물질을 통칭한다. 넓은 의미에서는 이들 물질뿐 아니라 화학적으로 합성된 약물, 혹은 기존 항생제 구조를 일부 변형해서 다시 만든 반합성 약물 등도 포함된다. 항생제는 세균을 겨냥한 개념이며, 항바이러스제, 항진균제와의 구별을 위해 항균제라는 용어가 더 정확하다고 할 수 있다. 항균제, 항바이러스제, 항진균제, 항기생충제 등을 통틀어서 항미생물 제제(antimicrobial agents)라고 한다.

항생제의 역사는 19세기말 경부터 세균설(germ theory)이 본격적인 대세로 떠오르면서 시작된다. 로베르트 코흐와 더불어 세균설의 대표적인 학자인 파스퇴르(Pasteur)는 미생물들끼리 서로 죽고 죽이고 견제하는 길항작용의 본질을 알아낼 수 있다면 세균 질환 치료의 열쇠를 찾을 수 있다는 선견지명을 피력하였다. 이는 훗날 penicillin 발견의 토대가 되는데, 이러한 이이제이 말고도 다른 연구진들은 화학물질을 만들어서 세균을 죽이는 방안을 강구하고 있었다. 세균에게 달라붙는 물질로는 무엇이 좋을까?

다름 아닌 염료에 주목하게 된다. 대표적인 물질들 중 하나가 aniline이다.

이러한 염료가 세균에게 선택적으로 착색된다면, 여기에다 세균에게 치명적

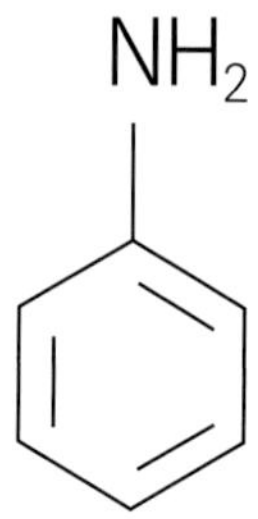

인 물질을 얹어 화학적으로 조정해줘서 살균할 수 있지 않겠느냐고 자연스럽게 추정하게 된다. 그래서 탐구가 시작된다. 이러한 목적으로 쓰일 '치명적인 물질' 중 하나로 주목을 받은 것이 비소(arsenic, As)다.

비소는 15족에 해당하고 원자 번호는 33, 원자량은 75이다.

그냥 원소로서의 비소는 그렇지 않지만, 3가 비소(trivalent arsenic)는 독성이 엄청 강하다. 5가 비소(pentavalent arsenic)도 만만치 않은 독소이다. 이 3가 비소가 여기서 다룰 Salvarsan 606의 조상이다.

자연에서 여러가지 다양한 형태로 나타나는데, 대표적인 것으로 계관석(realgar, AsS)과 웅황(orpiment, As_2S_3)이 있다.

계관석은 문자 그대로 닭 벼슬 모양의 새빨간 광석으로, 불꽃 놀이나 채색 용으로 쓰였다. 웅황은 노란 색을 띤 안료로 좀 드문 종류의 황색 염료로 쓰였으며 이를 King's yellow라 불렀다. 특히 이 웅황을 가열하면 하얀 색의 As_2O_3, 즉 arsenic trioxide가 나오며, 3가 비소들 중에 가장 강한 독이다. 물에 잘 녹는 성질을 갖고 있으니 어떤 용도로 쓰였을지는 너무나 뻔하다. 잘 알려져 있다시피, 조선 시대에 쓰인 사약이 바로 비소이고, 추리의 여왕 애거서 크리스티 여사님께서 청산가리와 더불어 무척이나 애용하셨던 독살 수단이기도 하였다.

그러나 꼭 이런 못된 용도로만 쓰인 것은 아니며 1786년에 Fowler가 potassium hydroxide (KOH)와 혼합해서 1% potassium arsenite로 만드는데, 이 용액은 당시 각종 질환의 만능 치료제로 쓰이면서 거의 150여 년 동안 만병 통치약으로 군림하였다. 이를 Fowler's solution이라 불렀으며 특히 1865년에는 백혈병의 치료제로도 쓰이기도 했다. 그러나 이리 쓰이나 저리 쓰이나 비소는 비소. 치료 효과보다는 각종 중독 증상과 합병증이 문제가 되어 결국은 역사 속으로 사라진다.

여기까지는 무기 화학물로서의 비소에 대한 역사였다.

항생제의 영역으로 접어들게 되는 것은 유기 화학물로서의 비소가 합성되면서부터 시작된다.

02

비소가 유기물이 될 때

비소가 유기 화합물의 영역으로 들어 왔다는 것은 무슨 의미를 가질까?

일단 무기 비소에 비하여 독성이 크게 감소하면서 독약이 아닌 치료제로서의 소지를 갖게 되었다는 데에 의의를 두어야 할 것이다. 물론 이는 개발 초기부터 의도했던 것이 아니고 결과론적으로 그렇게 된 것이지만.

아울러 유기 화합물이 됨으로써 이것도 붙여 보고 저것도 붙여 보는 등, 구조적으로 다양하게 변형시킬 수 있는 여지를 만들었다는 데에도 의미가 있다고 본다. 물론 이것 또한 처음부터 의도한 것이 아니었겠지만.

사실 과학사에서의 각종 발견과 발명이 처음부터 다 예상하고 계획대로 착착 진행되어서 이루어졌다기 보다는 본의 아니게 성공하게 된 경우가 더 많지 않은가?

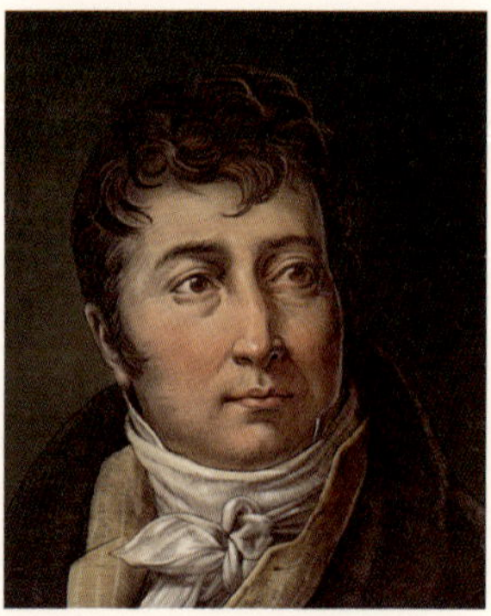

Gassicourt

1760년에 프랑스 군에서 근무하던 사관후보생(Cadet)인 Gassicourt는 arsenic trioxide 와 potassium acetate (유기물이다!)를 동량으로 섞어서 증류를 시켰다. 도대체 이런 시도를 왜 했는지는 모르겠지만. 음.. 진짜 왜 이런 시도를 했을까?

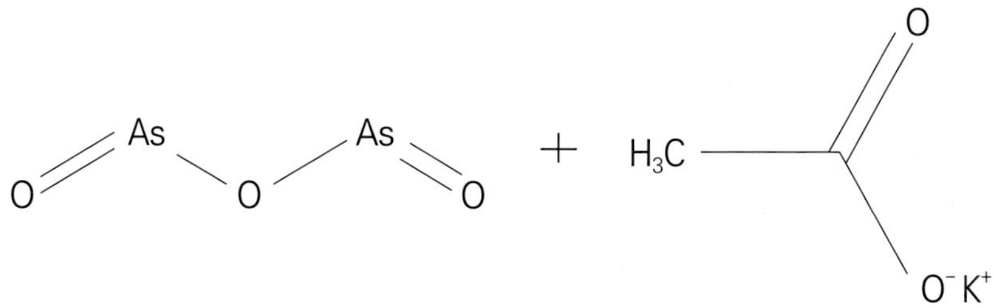

그 결과 고약한 냄새를 물씬 풍기면서 공기에 노출되면 금방 불이 붙는 매우 기분 나쁜 용액이 만들어졌다.

이를 이름하여 Cadet's fuming arsenical liquid (사관 후보생이 훈증해서 만든 비소 액체?)라 하였다. 다시 봐도 이런 실험을 도대체 왜 했는지 모르겠다. 어쨌든 이렇게 당시로선 괴상한 물질을 만들어냄으로써 항생제 개발로 가는 첫 걸음을 할 수 있도록 했다는 데에 의의를 두어야 하겠다.

이후 후학들은 이 물질의 구성분이 무엇인지를 면밀히 검토하였다.

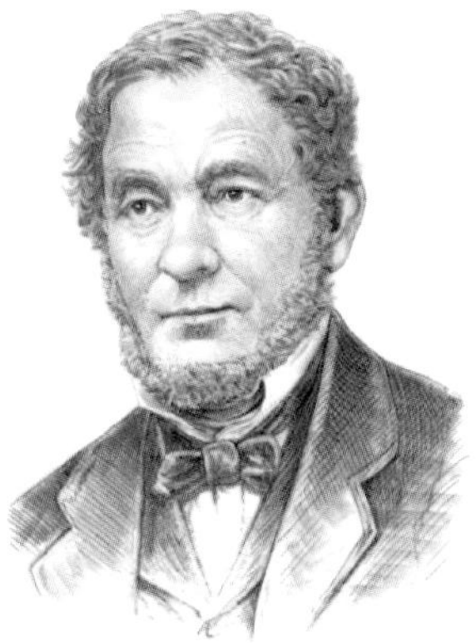

로베르트 분젠

이들 중에 화학계의 독일인 스타 한명이 이 물질에 주목하였으니, 그 유명한 로베르트 분젠이었다. 분젠 버너와 분광 분석법의 선구자 그 분젠 맞다.

그는 이 물질에 흥미를 가지고 집중 분석을 하였으며, 결국 다음과 같은 구성분들로 조성되어 있음을 밝혀 낸다.

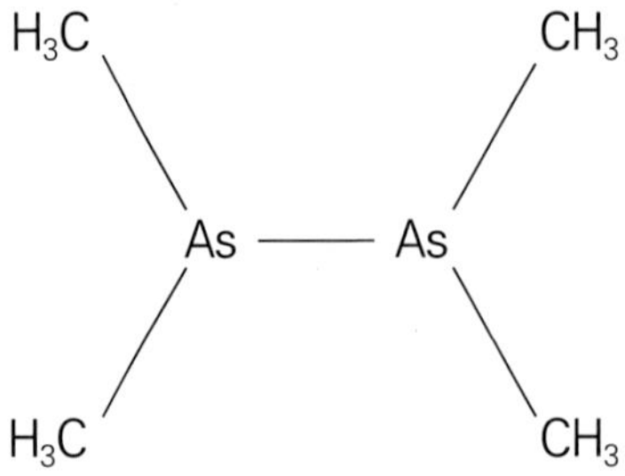

Cacodyl

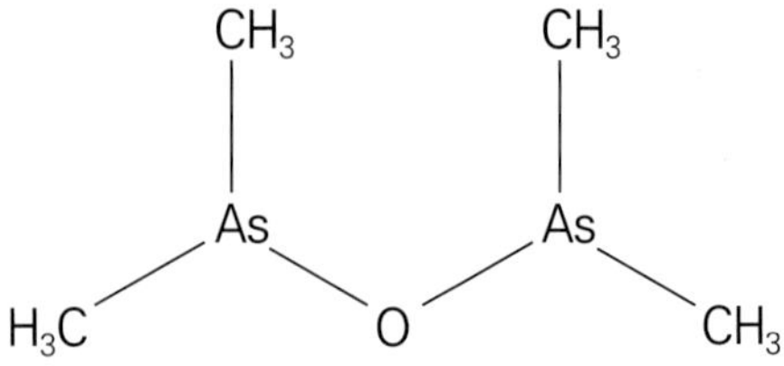

Cacodyl oxide

악취라는 뜻의 그리스어 Kakodos에서 cacodyl과 cacodyl oxide로 명명하였다. 또한 그는 여기서 cacodylic acid (dimethyl arsinic acid)도 유도해 내었다.

이 물질로부터 훗날의 Salvarsan 606으로 가는 길에 박차를 더 가하게 되는 것이다.

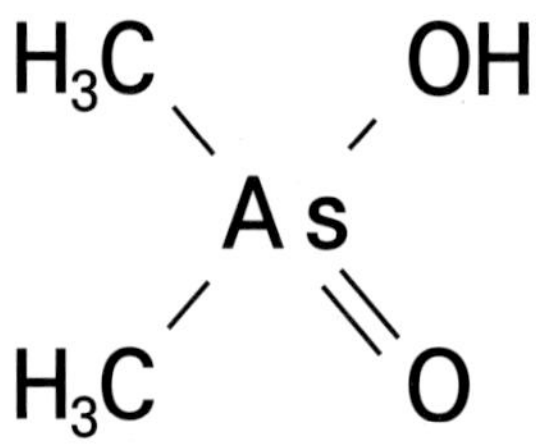

분젠은 이 cacodylic acid를 오랜 기간동안 다루면서(1837년에 시작하여 1863년까지 실험하였다), 온갖 수난을 다 겪었다.

실험 중에 폭발 사고를 당하여 한 쪽 눈을 실명하였고, 30년 가까운 세월 동안 알게 모르게 비소에 중독되어 건강을 잃었다.

이 분의 경우만 봐도 여명기의 과학자들 중엔 진짜 목숨을 내놓고 실험을 했던 이들이 상당수였다. 이런 희생들의 축적을 통해 오늘날 우리들은 아무렇지도 않게 혜택을 받고 있음을 새삼 되새겨야 할 것이며 항상 선학들이 물려준 지식의 흐름에 경건한 태도를 가져야 할 것이다.

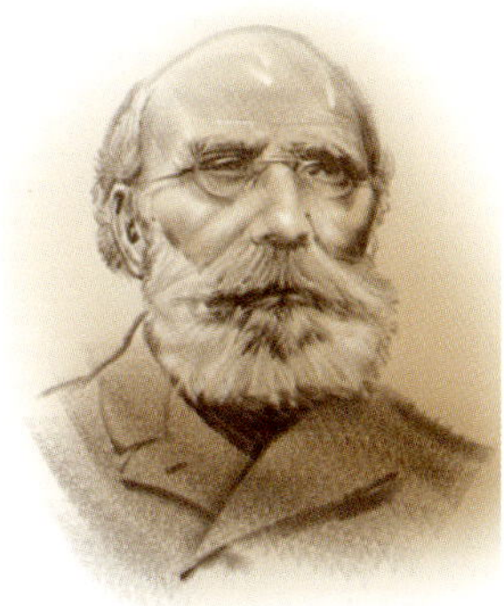
Jacques Antoine Bechamp

이후 프랑스의 Jacques Antoine Bechamp가 aniline과 arsenic 혼합물을 가열하여 하얀 액체를 얻었는데 이를 anilide라고 하였고 다음과 같은 구조라고 천명하였다.

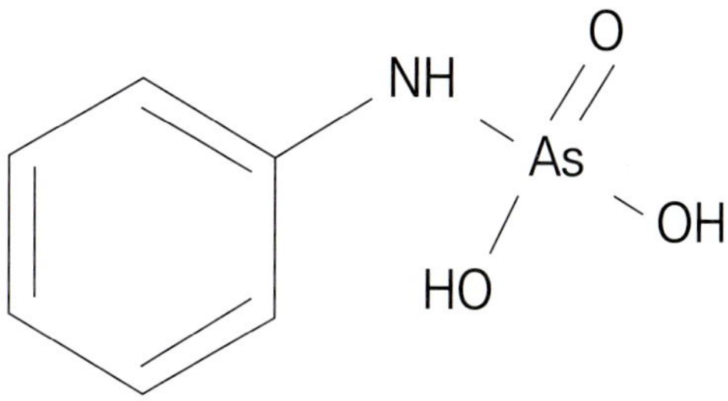

그리고 이를 Atoxyl이라고 명명하였다. 어째 점점 무언가 그럴듯한 모습을 갖춰가고 있음이 느껴진다.

하지만 이 구조식은 약간 잘못되었음이 후세에 밝혀진다. 바로 Salvarsan 606의 주인공인 Paul Ehrlich에 의해서. 이에 대해서는 나중에 다시 설명하겠다.

이 atoxyl은 기존의 무기 비소보다 독성이 훨씬 약했고(1/20-1/40 정도), 각종 질환의 치료제로 쓰이기 시작하였다. 초기엔 암이나 피부병에 쓰였는데, 특히 1905년에 동물의 파동편모충 질환(trypanosomiasis) 치료에 성공한 것을 계기로 사람에게도 적용을 시도하였다. 그러던 중에 독일 바이엘 사에서 이 약을 파동편모충 질환인 아프리카 수면병(sleeping sickness)의 치료제로 출시하여 성공한다.

왜 하필이면 아프리카 수면병인가? 그 이유는 그 당시 유럽 열강들이 아프리카와 아시아에 식민지를 다투어 만들던 시기였기 때문이다. 그 과정에서 맞이하게 되는 걸림돌들은 원주민들의 극렬한 저항과 말라리아나 수면병 같은 그 지역 풍토성 질병이었다. 원주민들의 저항은 무력으로 제압하면 되지만, 풍토성 감염병은 치료제가 없다면 사실상 대책이 없었다. 따라서 이 질환들을 치료할 약제들을 집중적으로 개발할 수 밖에 없었던 것이다. 실제로 아프리카 수면병이나 말라리아 치료 방법이 마련되면서 식민지 개척과 수탈은 가속도를 얻게 된다.

이제 시계를 다시 1901년으로 돌려서 Paul Ehrlich가 Alfred Bertheim을 동지로 삼던 시기로 가 보자.

마법의 탄환

Paul Ehrlich는 20세기 초 독일의 명망 있는 화학자였고 Alfred Bertheim은 주문을 받아 화학물을 만들어주는 업자였다. 평소에 Ehrlich와 자주 교류하던 중, 1901년부터 Ehrlich의 실험을 해 주는 절대적인 오른팔로서 아예 그의 실험실에 정착한다.

당시 Ehrlich가 비소를 가지고 연구하던 원래 목적은 아프리카 수면병 치료에 있었지만 별 성과를 거두지 못하고 있었다. 앞서 언급한 atoxyl을 집중 연구하면서 그는 arsenoxides와 arsenobenzenes를 기본 뼈대로 하여 여러 물질들을 가지고 수도 없이 시행 착오를 해 나간다.

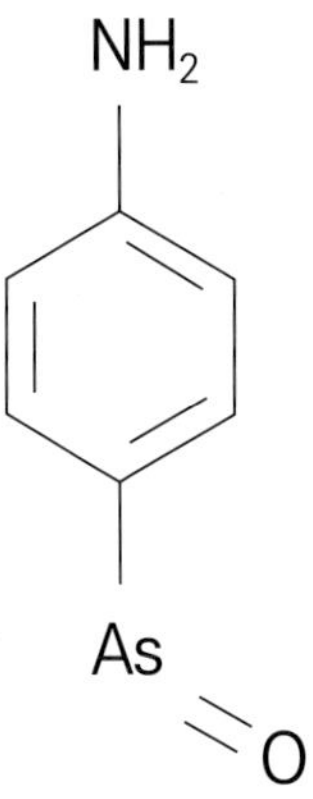

arsenoxide

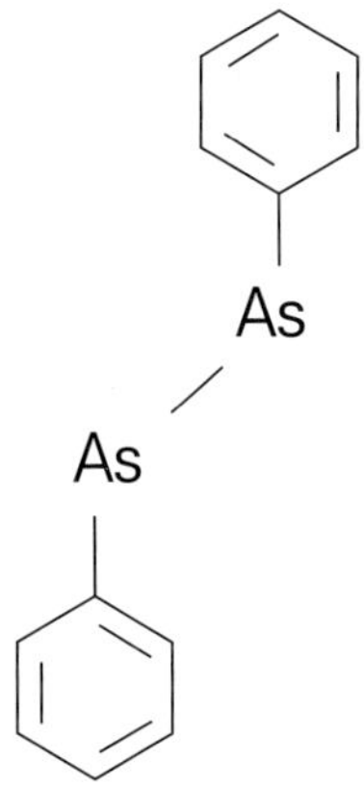

arsenobenzene

그리고 과거 Bechamp이 추정했던 Atoxyl 구조의 오류까지 바로 잡는다. Atoxyl 구조의 정체는 anilide가 아니고 amino-arsenic acid라는 것.

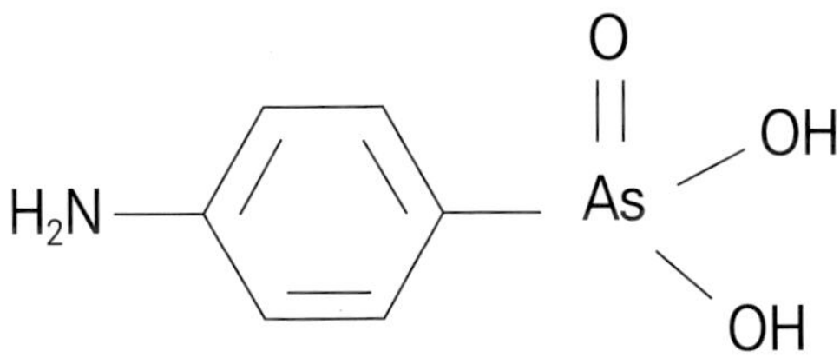

한편 수 많은 비소화합물로 실험을 하던 중에 특히 arsenobenzene 계통이 매독에 효과가 있음을 알게 된다.

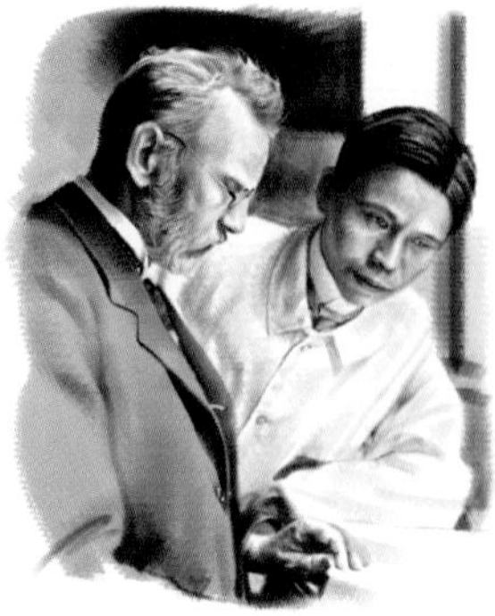

Sahachiro Hata

이 과정은 매독을 감염시킨 토끼를 사용한 실험으로 검증이 되는데, 이는 일본에서 온 또 한 명의 조력자 Sahachiro Hata의 합류와 결정적인 조언으로 가능하였던 것이었다.

결국 arsenobenzens 계열 여러 물질들의 6번째 군의 6번째 물질인 arsphenamide가 최종 낙점된다.

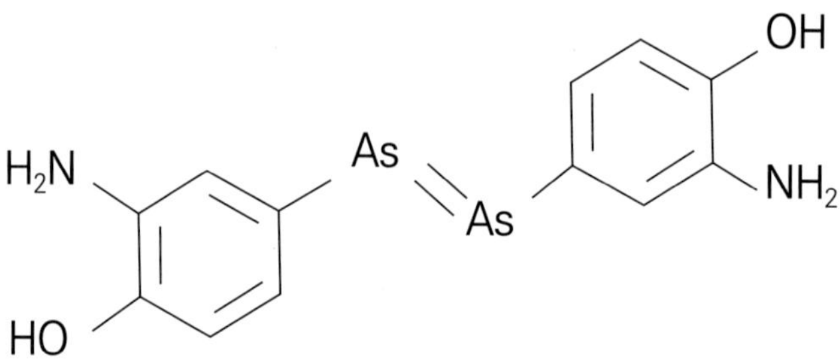

이는 독일 Farbwerke Hoechst사에 의해 매독 환자를 구원하는 ('Salv'age) 비소 ('ars'enic) 물질 (-'an')이라는 뜻으로 Salvarsan 606이란 이름을 달고 1910년에 판매가 시작된다. 이 약제는 기존의 매독 치료제들과 비교해서 월등한 치료 효과를 보여서 그야말로 당대의 센세이션을 일으킨다. 그리고 Ehrlich는 이 약제가 매독이라는 특정 질환을 한 눈 팔지 않고 정확하게 겨냥해서 맞춘다는 의미로 '마법의 탄환'이라는 별명을 지어준다. 이는 역시 그가 고안해서 사용하기 시작한 화학요법(chemotherapy)의 개념을 상징하기도 한다.

이 별명은 오늘날엔 백혈병 치료제인 gleevec 이 이어 받고 있다.

이렇게 비소를 재료로 갖가지 시행착오를 하던 선학들의 노력들이 축적되어, 드디어 마법의 탄환이 나왔고 항생제의 역사가 본격적으로 시작된다.

03

화학요법의 시작

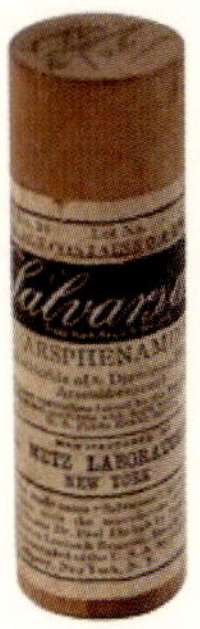

이렇게 Salvarsan 606이 나오면서 매독 치료에 신기원이 열렸고, 열광적인 환호를 받았다. 사실 오늘날의 관점에서 보면 penicillin과 비교해서 효과나 부작용면으로 훨씬 열등하지만, 1910년 당시 별 신통한 매독 치료법이 없던 시대를 감안해 보면 획기적인 치료제였다.

처음엔 0.3-0.4g 정도를 증류수에 녹여서 엉덩이에 주사하였다. 그러나 통증이 너무 심하여서 이후에는 정맥 주사로 전환하게 된다. 성인 남성은 0.4-0.6g, 성인 여성은 0.3-0.45g, 소아는 파운드 체중당 0.001g의 용량으로 조정되었고 생리 식염수 300mL 정도에 녹여서 투여하였다.

보통 한 주에 한 번씩 주사했으며 적게는 3회, 많게는 8회 정도 맞아야 했다.

그러고 나서 수은 요법과 bismuth 근육주사를 8주 정도 받는다.

이후 6개월 지나 Wassermann 반응 검사를 해서 여전히 양성이면 이 과정을 다시 되풀이 하였다.

(Wassermann 반응은 당시 행하던 매독 감염 검사법으로, 오늘날엔 VDRL이나 RPR 검사로 대체 되었다.)

대개 평균적으로 완치까지 18개월이 걸렸다고 하니, 치료 과정이 참으로 지루하긴 했다.

거기에 더해서, 역시 비소는 어떻게 해도 비소인 법.

무기 비소에 비해 독성을 줄였다고 하지만, 중독에 의한 부작용은 여전히 문제가 되었다.

이에 Salvarsan 을 수없이 보완하고 보완하여 이번에는 914번 물질인 NeoSalvarsan (Neoarsphenamine)이 출시된다.

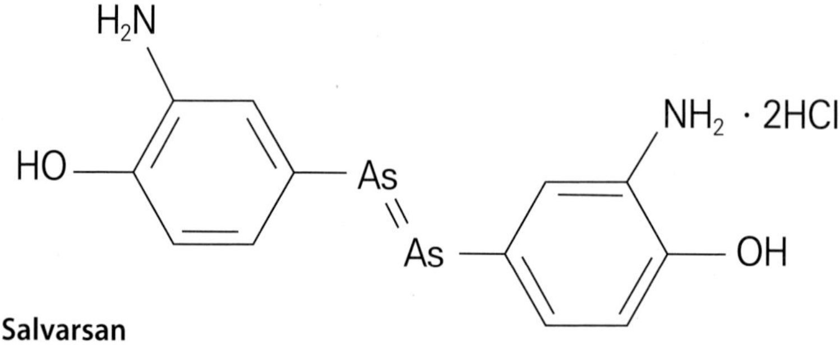

Salvarsan

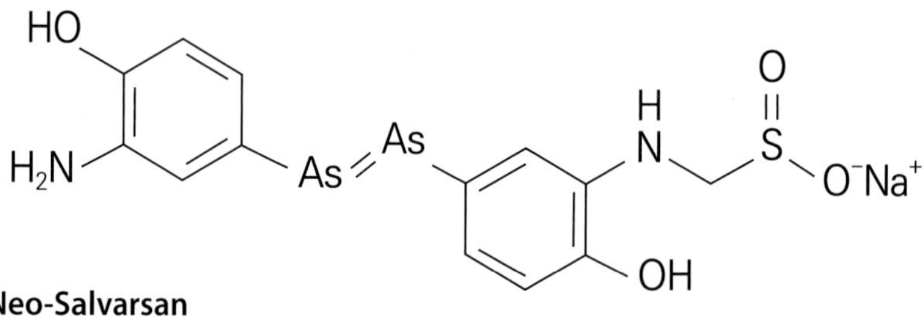

Neo-Salvarsan

물론 기존 Salvarsan 606에 비해 부작용이 덜했지만, 어디까지나 상대적인 것일 뿐, 중독 합병증은 여전했다.

그리고 훗날 penicillin이 나오기 전까지는 이 약제가 매독의 치료제로 널리 쓰인다.

Paul Ehrlich 팀의 Salvarsan 606 개발은 당시로서는 일종의 전설적인 영웅담이 되었다. 그래서 할리우드에서 '에를리히 박사의 마법의 탄환 이야기'라는 영화로 제작되어 흥행에서도 성공을 거두었다. 내 어릴 적 TV 주말의 명화에서 흑백 영화로 몇 번 보기도 했었다.

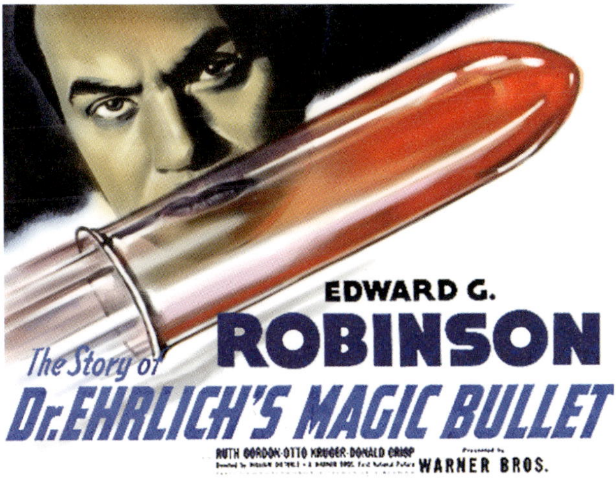

배경지식 없이 이 포스터를 보면 무슨 스타워즈 같은 스페이스 오페라 영화인 것으로 오해하기 딱 좋긴 하다. 내 기억에 영화 자체는 매우 재미있었다.

Ehrlich 는 Salvarsan 606으로 명예와 부를 모두 얻은 행복한 말년을 보냈지만, Bertheim 은 그렇지 못했다. 개발 이후 발발한 세계 1차 대전에 용감하게 참전하여 장렬히 전사하였으니 말이다. Salvarsan 606의 개발에 결정적인 도움을 주었던 Sahachiro Hata는 이후 일본으로 돌아가 학문 연구에 더욱 정진하였다.

*** 후일담**

Salvarsan 606은 비소=비소 2중 결합으로 이루어진 유기물로 그동안 알려져 있었다. 그러나 2005년에 mass spectrometry로 다시 면밀히 분석해 본 결과, 비소-비소 단일 결합에다가 trimer, pentamer의 혼합물로 최종 규명되었다.

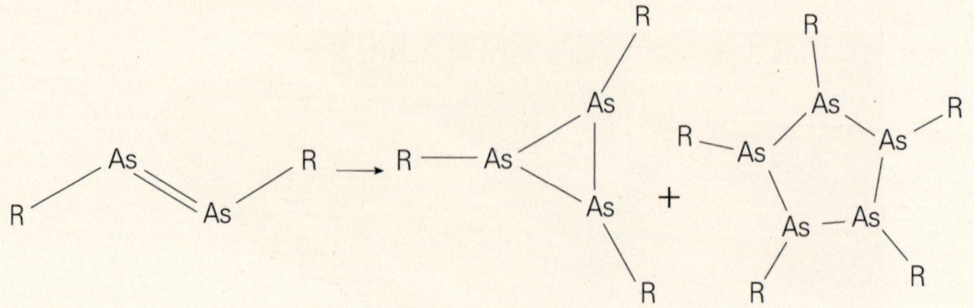

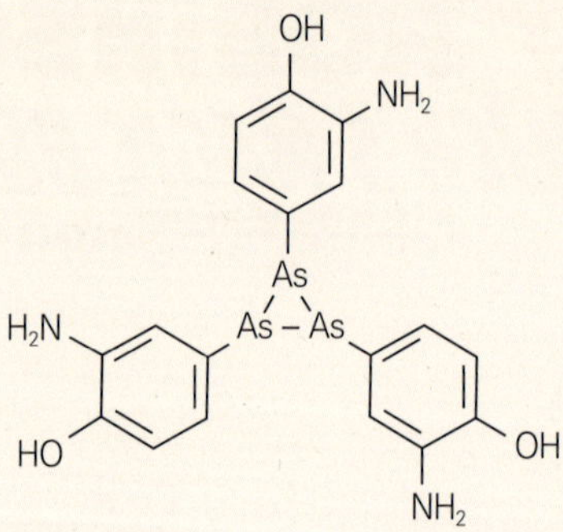

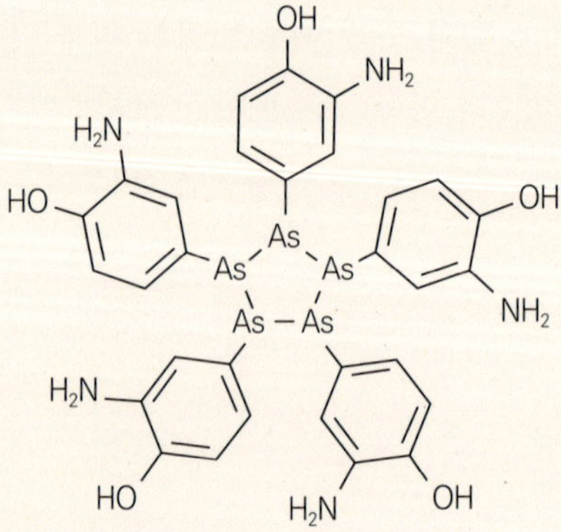

*** Salvarsan 606의 역사적 의의**

1. 최초의 항생제이다.
2. 이 물질을 기점으로 Paul Ehrlich에 의해 chemotherapy (화학요법)라는 용어가 시작 된다.

오늘날 화학요법은 항암요법이라는 의미로 범위가 좁혀져서 사용되지만, 원래는 항균요법 혹은 항미생물 요법과 항암요법을 통칭한 용어이다. 항생제를 주로 다루는 대한 화학요법학회의 명칭도 이에 근거를 두고 있다(2018년을 기점으로, 항암요법과의 용어 구분을 위하여 대한 항균요법 학회로 개명을 한다).

02

설파제 열풍

01 물감에 황을 얹다.
02 sulfonamide 광풍
03 영혼의 짝 trimethoprim을 만나다.
04 현재의 sulfonamide

01

물감에 황을 얹다.

1935년 sulfonamide

앞으로도 계속 언급되겠지만, 항생제를 개발한 역사를 보면 크게 두 가지 유형으로 파악된다.

하나는 의도치 않게 우연히 '발견'하게 되는 경우(소위 말하는 serendipity)로, 대표적인 예가 페니실린의 '발견'이다.

나머지 하나는 의도를 가지고 계획대로 착착 진행하여 '발명'에 성공한 사례들이다.

잘 보면 후자의 경우가 더 많으며, 앞서 다루었던 Salvarsan 606이나 이제부터 기술할 sulfonamide가 좋은 예이다. 특히 항생제 개발 초창기에는 세균에만 선택적으로 착색되는 염료를 이용하자는 데에 기반을 두었기 때문에, 어느 정도는 어떤 물질로 만들어야 할 지에 대해 구체적인 방향을 정하고 임하였던 것이다.

1932년에 바이엘 제약회사에서는 염료인 aniline을 기본 틀로 하여 sulfone을 붙이면서 새로운 약제를 개발하기 시작하였다. 그리하여 1935년 Gerhard Domagk이 최초의 sulfonamide인 Prontosil 개발에 성공하게 된다.

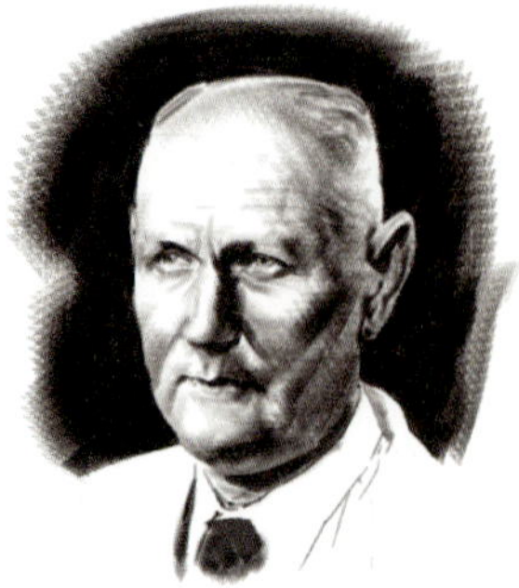

Gerhard Domagk

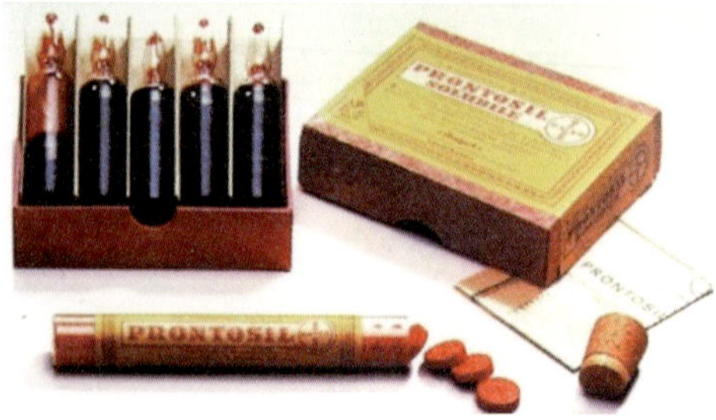

Sulfur, 즉 황은 원자 번호 16에 원자량 32.06으로 우리 주변에서 비교적 흔히 접할 수 있는 원소이다.

근본적으로 매우 다양한 가짓수로 결합을 하는(multivalent) 성질을 가지고 있어서 매우 다양한 형태로 존재한다. 8각형 모양의 octasulfur 형태를 갖추기도 하며, 2가인 sulfide (S^{2-}) 혹은 sulfate ($-SO4^{2-}$) 등이 자주 볼 수 있는 형태이다.

이들 중에 유기물과 결합한 황 화합물들도 다양한데, 나중에 다룰 페니실린도 이에 해당한다. 특히 sulfide 로서 양 쪽에 유기 물질을 갖고 있는 것이 thio-ether 구조이며,

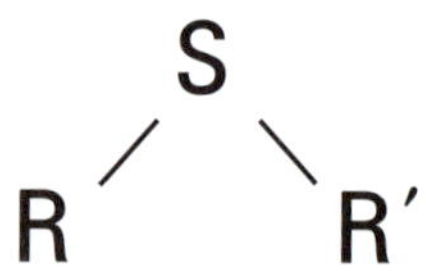

여기에다 산소원자 2개가 달라붙은 것이 바로 sulfone이다.

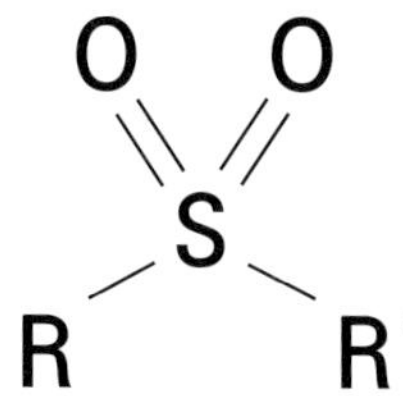

이 sulfone에 amide가 더해진 것이 바로

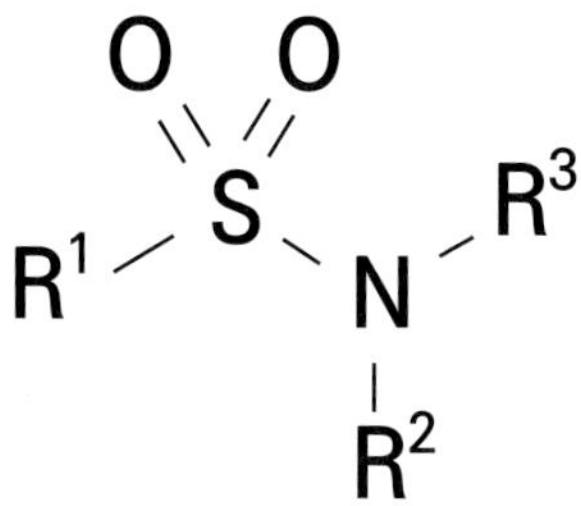

Sulfonamide이다. 이 구조는 amide 자체의 성질상 매우 견고해서 잘 부서지지 않는다.

이러한 구조를 지닌 물질들이 무조건 항생제 기능을 발휘하는 건 아니다.

당뇨약인 sulfonylurea나

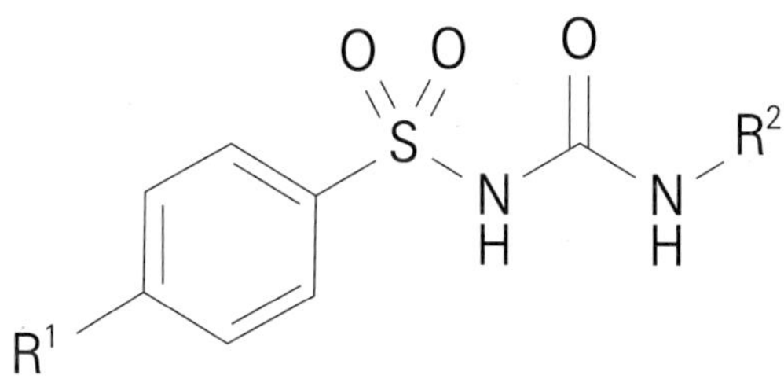

이뇨제인 hydrochlorthiazide,

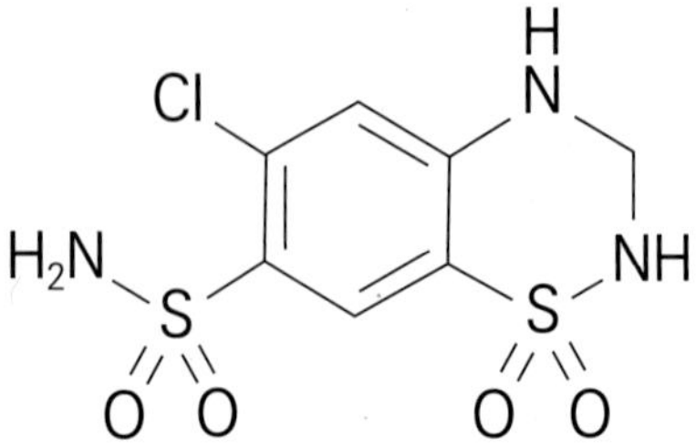

혹은 furosemide도 sulfonamide를 기본 뼈대로 하고 있다.

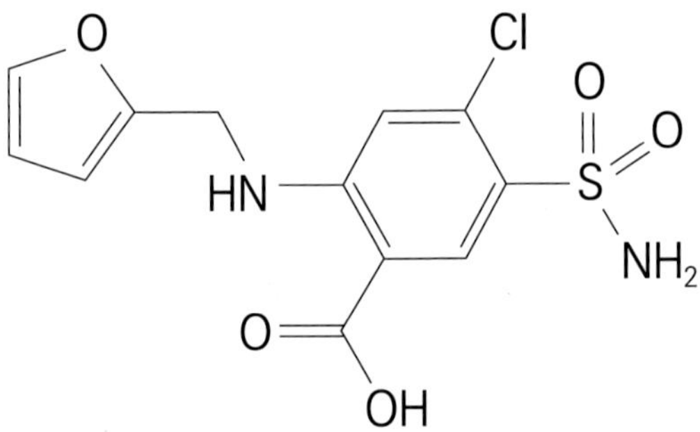

Domagk이 내놓은 prontosil (Sulfamidochrysoidine)은 다음과 같은 구조이다.

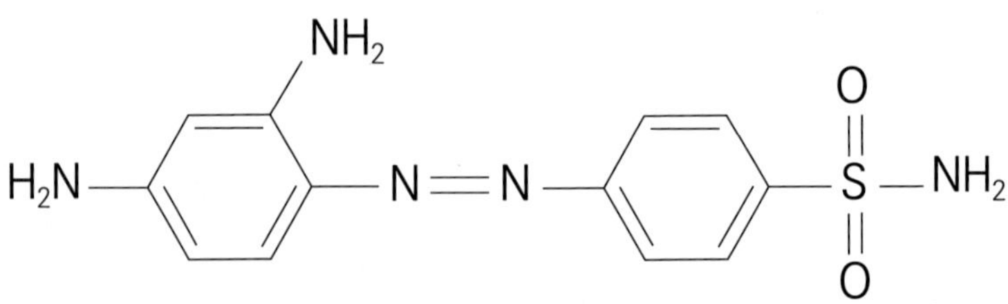

이 prontosil이 인체 내로 들어가면 azo-reductase에 의해 N=N 결합에 수소 원자가 하나씩 제공되면서(환원), 굳건하게만 보였던 질소끼리의 이중결합이 끊어지게 된다.

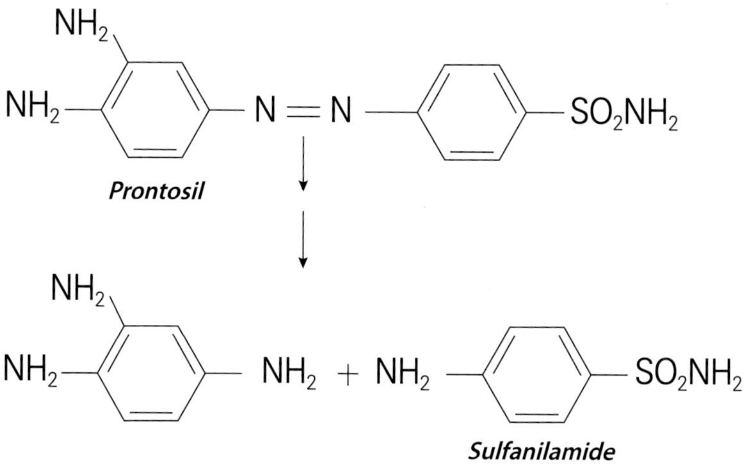

이 과정을 통해 나온 산물인 **sulfanilamide**에 주목해야 한다. 이 sulfanilamide가 핵심이기 때문이다. Sulfanilamide는 para-aminobenzoic acid (PABA)와 매우 닮은 모습을 하고 있다.

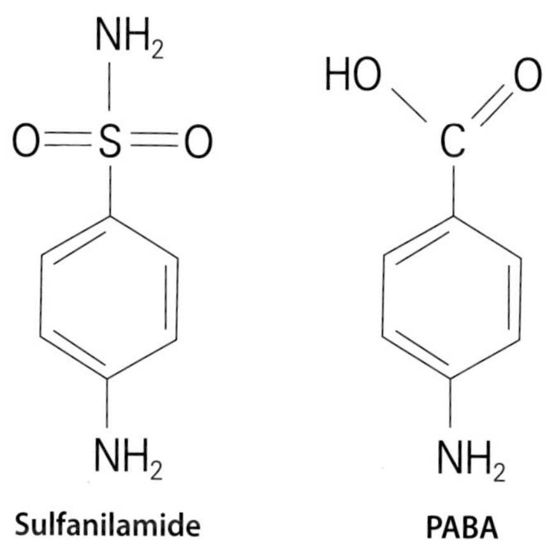

이것이 의미하는 게 무엇인지를 짐작하는 건 어렵지 않다. 당연히 PABA가 활약하는 곳에 가서 경쟁을 한다는 것. 그곳이 어디냐 하면 DNA, RNA를 만드는 초반 과정이다.

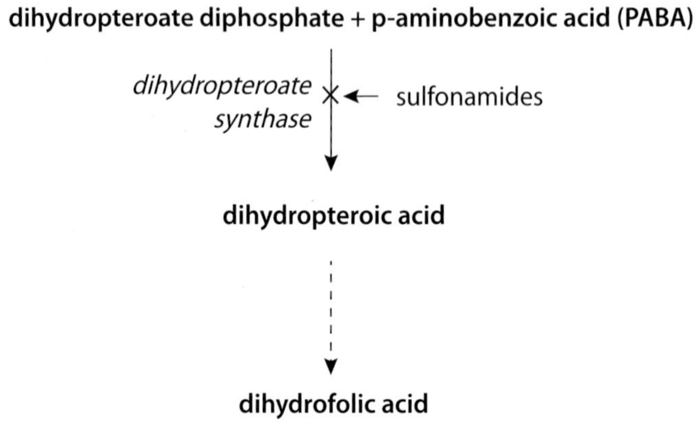

Sulfanilamide는 PABA와 유사한 구조를 가지고 dihydropteroate synthase를 향해 경쟁한다. 그 결과, 세균은 DNA 생성으로 가는 첫 걸음부터 차질을 빚게 된다. 한편, 사람의 경우는 folic acid로 가기까지의 이런 과정이 없으며, 음식을 통하여 직접 공수받기 때문에 이러한 sulfanilamide의 방해 공작과는 아무런 상관이 없다. 그러므로 이론적으로 세균만 피해를 입지, 인체에 해를 끼칠 확률은 희박하다.

이 기전은 sulfonamide 작용 과정의 핵심으로, prontosil뿐 아니라 이후 개발된 수많은 sulfonamide 제제 모두가 결국은 sulfanilamide를 생성함으로써 항생제의 능력을 발휘하는 것이다.

Domagk 팀이 만들어낸 prontosil은 실제 임상에서 어떤 성과를 거두었을까?

02

Sulfonamide 광풍

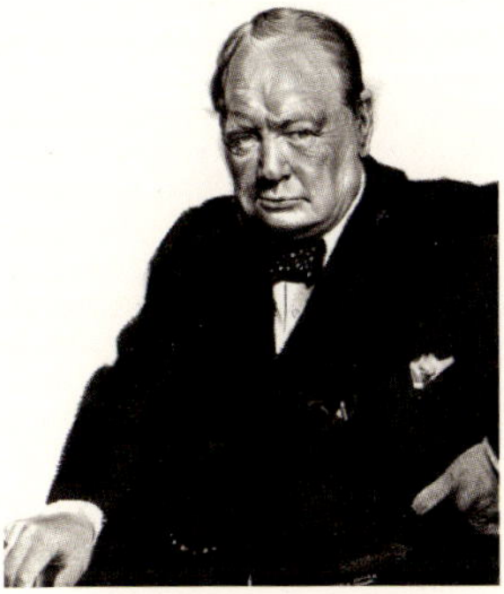

Winston Churchill

1935년에 Prontosil이 사용되기 시작하면서 거두어 들인 성과는 놀라운 수준이었다.

특히 사슬알균 감염증들이 성공적으로 치료되었다. 이 약제로 치료 혜택을 본 환자들 중에 유명인으로는 루즈벨트 대통령의 아들과 특히 영국 수상 윈스턴 처칠이 있었다.

많은 사람들이 처칠을 치료한 약제가 페니실린으로 잘못 알고 있는데, 사실은 sulfonamide로 치료된 것이 fact다.

앞서 언급했듯이 prontosil은 인체 내에서 sulfanilamide로 분해되면서 치료 효과를 발휘한다.

그런데, 그 sulfanilamide가 알고 보니 1909년에 이미 염료 재료로서 개발된 것이었고 1935년도 시점에서는 특허권도 소멸된 상태였다. 이런 희소식이 어디 있겠는가? 어떻게 만들건 sulfanilamide만 생성해 내면 아무 제약이 없으니 말이다.

이에 고무된 여러 제약회사에서는 다양한 sulfonamide 제제를 수도 없이 신나게 만들어내기 시작한다. 그러나 과유불급이라. 이러한 열풍 속에서 불상사도 빚어졌으니, 1937년의 elixir sulfanilamide 재앙이 대표적인 사례이다. Elixir는 사전적인 의미로는 불로장생약으로 해석되는데, 이 약의 경우엔 불행히도 그렇지 못해서 무려 100여 명에 달하는 환자들이 급성 신부전에 빠져 시판이 금지된다. 원인은 인체에 독성을 끼치는 diethylene glycol을 용매로 사용한 데에 있었다.

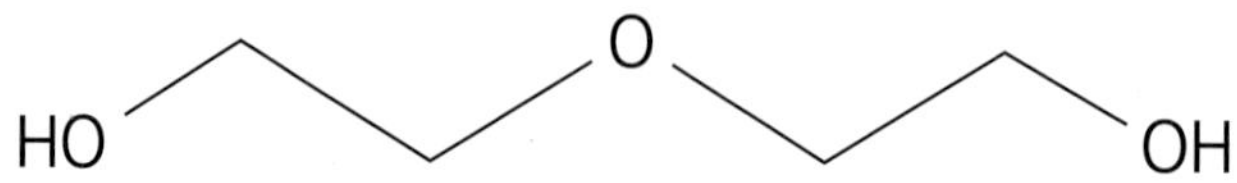

이러한 사고도 있었지만 각종 sulfonamide 제제들은 특히 2차 세계대전에서 맹활약을 하며, 페니실린이 나오기 직전까지 전성기를 만끽한다.

한편, Domagk은 1939년에 이 업적으로 노벨상을 수상한다.

그리고 1962년, sulfonamide는 영혼의 짝을 만나게 된다.

03

영혼의 짝 trimethoprim을 만나다.

1962년에 접어들어 trimethoprim이 나온다.

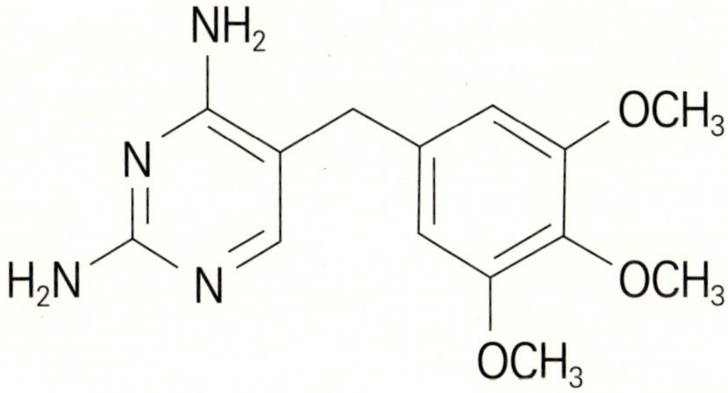

이는 약 10년 전에 이미 나왔던 약제인 pyrimethamine과 유사한 모양을 하고 있었다.

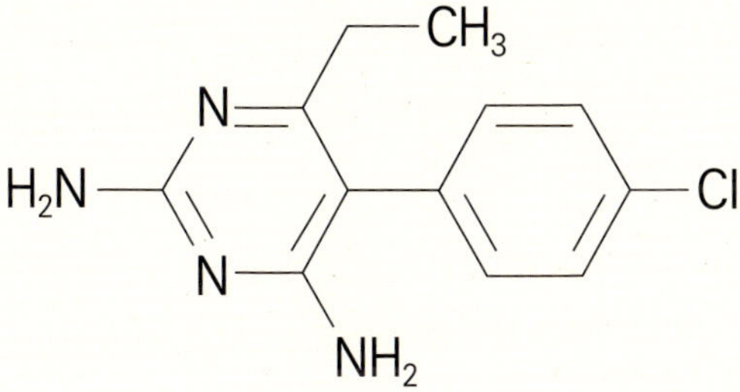

그렇다면 하는 짓도 비슷하지 않을까 하는 생각이 자연스럽게 든다.

맞다.

이 둘은 dihydrofolate reductase를 억제한다.

이게 무엇을 의미하느냐 하면, DNA 생성 과정을 차단한다는 뜻이다.

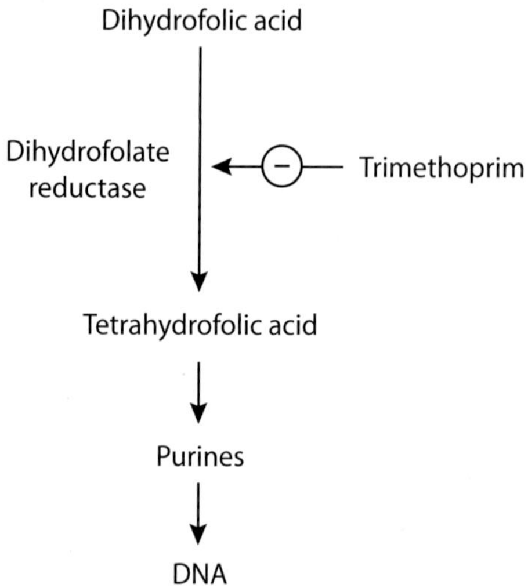

Dihydrofolate reductase inhibitor (DHFRi)에 해당하는 약제로는 이들 외에도 proguanil (정확히는 cycloguanil)과 methotrexate가 있다.

모두가 다 DHFR을 억제하지만, 그렇다고 해서 proguanil을 trimethoprim 대신 사용할 수는 없다.

Pyrimethamine과 cycloguanil은 기생충(예: 말라리아 원충)의 DHFR만 억제하지, 세균의 DHFR과는 반응하지 않는다. 이 pyrimethamine은 1981년에 나온 sulfadoxine과 함께 (Fansidar) Plasmodium falciparum에 쓰이며, sulfadiazine과 병합하여 toxoplasmosis 치료에 쓰인다. 항암제 methotrexate는 사람이건 기생충이건 세균이건 가리지 않고 DHFR에 닥치는 대로 작용한다.

반면에 trimethoprim은 세균의 DHFR, 그리고 폐포자충(Pneumocystis)의

DHFR에 작용한다. 그래서 세균과 폐포자충의 치료에 trimethoprim이 쓰이는 것이다.

일견 서로 무관해 보이던 sulfomanide와 trimethorpim이었지만, folate 대사 과정 중 서로 가까운 거리에서 각각의 과녁에 작용한다는 점이 주목을 받게 한다. 그리하여 1968년 Hitchings 연구팀에서 이 둘을 같이 사용하여 synergy를 얻을 수 있다는 의견을 제기한다.

이를 계기로 결국 1974년 이 둘을 합친 제제인 trimethoprim/sulfamethoxazole (TMP/SMX) 일명 bactrim 혹은 co-trimoxazole이 출시된다. TMP-SMX는 1:5의 비율로 구성되어 있다. 기본이 80mg/400mg이며 이를 one single strength 라는 단위로 부른다

Sulfonamide (sulfamethoxazole)이 DNA 만드는 과정의 초기 단계인 dihydropteroate synthase를 억제하고, 이를 이어 받아 Trimethoprim이 DHFR을 저지하는 합동 작전을 전개함으로써 sequential inhibition이 완성된다.

이 약제는 MRSA를 비롯한 그람 양성균과 그람 음성균, 그리고 특히 AIDS 환자의 대표적 합병증인 폐포자충 폐렴의 치료제로 유용하게 쓰이고 있다.

특히 폐포자충 폐렴에 TMP/SMX를 쓸 경우 주의해야 할 사항이 하나 있다.

TMP/SMX는 아무리 이론적으로는 인체에 해가 없을 것이라 해도 DNA 생성 과정을 억제하는 기전이라는 면에서 실제로는 백혈구 저하 등의 각종 부작용에 시달리는 경우가 적지 않다.

같은 종류의 DHFR 억제제인 methotrexate 항암 치료시에는 이러한 부작용을 경감해 주기 위해 folate를 외부에서 보충해 주는데, 이를 leucovorin rescue 라고 한다. 같은 이치로, 폐포자충 폐렴의 경우에도 leucovorin rescue를 해주면 부작용을 해결할 수 있지 않을까 하고 생각하기 쉽다.

하지만, 이 경우엔 leucovorin을 주면 안된다.

04

현재의 sulfonamide

Leucovorin, 혹은 folinic acid는 1945년에 나왔으며, folic acid (vitamin-B9)로 분류된다.

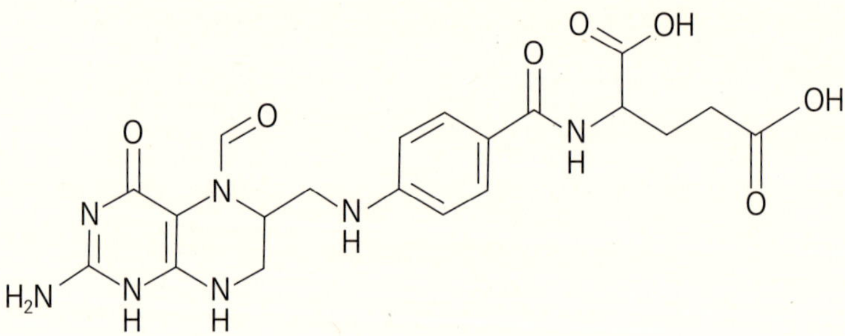

그런데 대사 과정에서 나오는 folic acid와는 구분을 해야 한다.

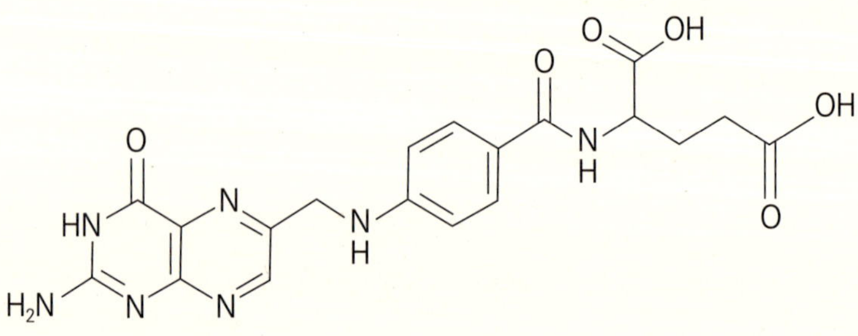

Folic acid와는 달리 DHFR의 영향을 받지 않는, 그야말로 현찰이다.

그리고 세균은 이 folinic acid를 제대로 쓰지 못한다.

그런데 폐포자충은 어떨까?

아직 완전히 규명된 것은 아니지만, 폐포자충은 예외적으로 이 folinic acid를 소비할 능력이 있는 것으로 의심받고 있다.

이의 근거는 에이즈 환자의 폐포자충 폐렴 치료에서 TMP/SMX와 더불어 folinic acid를 병행했을 경우, 부작용은 예상대로 경감되었지만 그 대신 치료 실패와 사망이라는 비싼 대가를 치렀다는 연구 보고들이 뒷받침하고 있다. 한마디로, 아군을 지원하려고 군량미를 보냈더니 적군이 다 가로채서 냠냠 다 먹어 치웠다는 것.

따라서, 현 시점에서 폐포자충 치료에 TMP/SMX를 사용할 때는 folinic acid rescue는 시도하지 않는 게 좋겠다.

현재까지 시중에 쓰이는 Sulfonamide는 다양한 제제들이 나와 있다.

크게 4가지 종류로 분류되는데,

작용 시간이 비교적 짧은 sulfonamide 제제가 조금 전에 설명한 TMP/SMX의 sulfamethoxazole, sulfadizine, sulfisoxazole 등이다. 이들은 단독으로 쓰이기 보다는 다른 약제와 병합해서 사용된다.

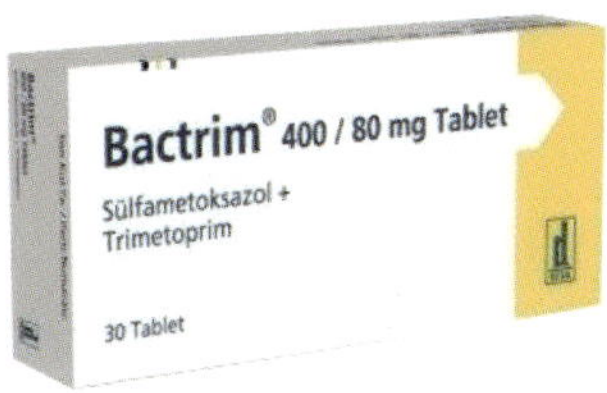

작용 시간이 매우 긴 제제는 hypersensitivity 혹은 Stevens-Johnson syndrome 등의 심각한 문제 때문에 현재는 거의 쓰이지 않고 있다. 예외적으로 반감기가 무려 200여 시간에 달하는 sulfadoxine이 pyrimethamine과 함께 Fansidar라는 제품명으로 말라리아에 쓰인다.

장 흡수가 거의 안 되어 소화기 질환에 쓰이는 제제들로 대표적인 것이 sulfasalazine (salicylazosulfapyridine)인데, 이는 장에 들어오면 sulfapyridine과 mesalamine (5-acetylsalicylate)로 분해된다. 전자는 흡수되어 항생제로서의 소임을 다하고, 후자는 소염제로서의 역할을 함으로써 염증성 장질환에 사용된다. 그리고 요즘은 보기 어렵지만, 어린 시절만 해도 배탈이 나면 흔히 복용하곤 했던 가정 상비약 '구아니찡(sulfaguanidine)'도 이 범주에 해당하는 약이다.

마지막으로 국소 도포용 연고제제가 있는데, 대표적인 약제로는 1960년에 나온 화상 치료제 silver sulfadiazine이 있다.

이렇게 정리해 놓고 보니, 참으로 이렇게나 다양한 제제들로서 넓은 분야에 쓰인 항생제로 이 sulfonamide에 필적할 만한 것이 있을까 하는 생각이 든다.

TMP/SMX는 1980년대 전공의 시절엔 장티푸스의 최우선 선택 약제로 쓰곤 했었다. 정말 격세지감을 느낀다. 하지만 이후부터 내성이 증가하여 사용 범주가 크게 줄어들었다. 현재는 비뇨생식기계 감염증 이외에 MRSA 치료제로 쓸 수 있는 경구 항생제로 가치가 있으며, Nocardia나 Listeria, Stenotrophomonas maltophilia, melioidosis 같은 좀 소수이되 골치 아픈 감염 질환들, 그리고 앞서 말한 바와 같이 열대 말라리아, toxoplasmosis, 그리고 폐포자충 등의 치료에 쓰이면서 명맥을 유지하고 있다.

*** Sulfonamide 개발의 의의**

- 비록 항생제 역사 초창기의 슈퍼스타는 곧 이어 다룰 페니실린이겠지만, sulfonamide는 항생제를 본격적으로 개발하는 첫 걸음을 내 딛었다는 점에서 가장 중요한 의미를 부여할 수 있다.

03

최초의 소련산 이이제이 항생제 Gramicidin

01 소련의 깔때기 항생제

02 대처 수상도 왕년엔 화학도였다.

01

소련의 깔때기 항생제

1942년 Gramicidin-S

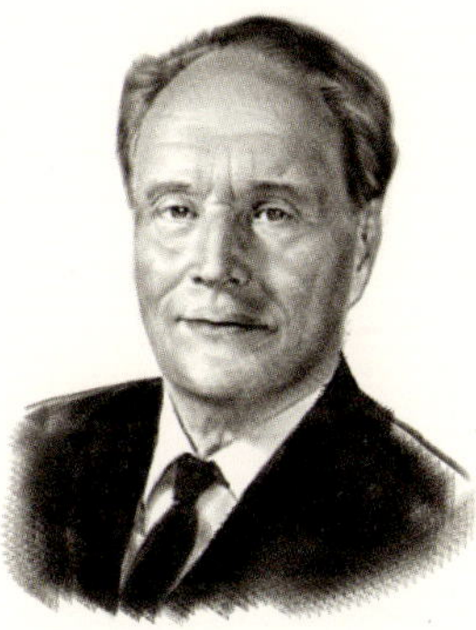
Georgyi Frantsevitch Gause

1942년 소련의 미생물학자 Georgyi Frantsevitch Gause는 *Brevibacillus brevis*와 *Staphylococcus aureus*를 같이 배양하였다. 그 결과 *B. brevis*가 상대방을 철저하게 초토화시킨 것을 발견하였다. 이를 분석해 본 결과, *B. brevis*가 내는 어떤 물질에 의한 것임을 알아냈다. 그것이 바로 Gramicidin-S였다. 여기서 S는 Soviet에서 따온 것이다.

Gramicidin은 원래 1939년 미국의 프랑스계 학자인 Rene Dubos가 *B. brevis*에서 추출한 것으로, gramicidin-D라 하였다. 이는 15개의 아미노산으로 구성되고 beta-helix 구조를 이루고 있었다(beta-helix 란 alpha-helix 와는 달리, 리본 모양 같은 beta-sheet가 한번 더 용수철처럼 뱅글뱅글 돌아서 helix 모양을 이룬 형태를 말한다). 이 구조물이 세균 세포의 lipid bilayer에 가서 박히면서 이온이 들락날락하는 channel을 만들게 된다. 알기 쉽게 말하자면 죽창이나 깔때기를 세포막에 꽂아 넣어 구멍을 냈다고 보면 된다.

그 결과, 이온 경사가 교란되어 결국 세포막이 붕괴된다.

그런데 Gause가 발견한 gramicidin-S는 1939년의 것과는 구조가 다른 것이었다. 이는 아예 5개의 아미노산을 기본 단위로 해서 15개가 아닌 10개의 아미노산이 고리를 이루고 있는 cyclodecapeptide 구조였다.

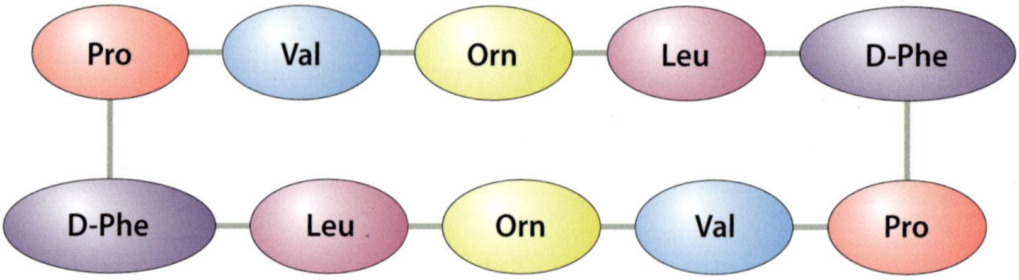

02

대처 수상도 왕년엔 화학도였다.

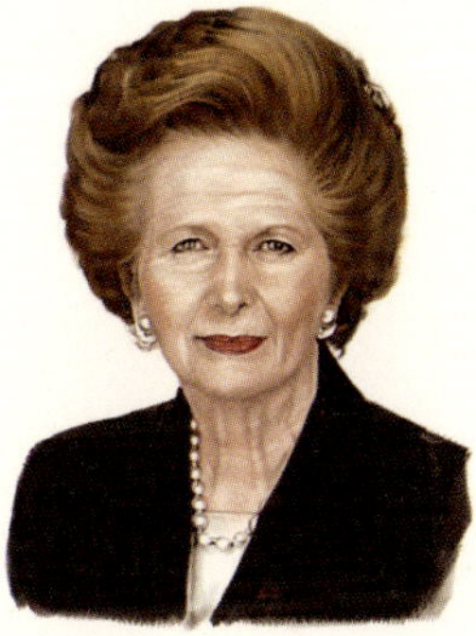

Margaret Thatcher

Gramicidin-S는 1947년에 영국의 옥스포드 대학교 화학 교실에서 X-ray crystallography에 의해 입체 구조가 완전히 규명되었다.

이 연구를 주도한 이는 Dorothy Crawford Hodgkin으로 당시 X-ray crystallography 연구계의 지존이었다. 이 분의 업적을 보면 정말 놀라울 뿐인데, 스테로이드, 인슐린, 페니실린, vitamin-B12의 입체 구조를 깨끗이 규명해냈다. Hodgkin 박사는 이렇게 화려한 업적으로 노벨상을 수상한다. 그녀의 주요 연구팀 멤버로 Gerhard Schmidt와 Margaret Hilda Roberts가 있었는데, 특히 이 gramicidin 구조 규명은 Margaret H Roberts의 학위 논문 주제이기도 했다. 그런데, 그녀는 이 연구와 학위 논문까지 마치고서 전공인 화학을 그만 두고 정치계로 나선다. 이후 사업가인 Denis Thatcher를 만나 결혼을 한다. 다시 말해서 Margaret Roberts에서 Margaret Thatcher로 이름이 바뀌었다.

어디서 많이 듣던 이름 아닌가?

맞다.

훗날 영국 수상이 되는 마가렛 대처 여사가 바로 그녀다.

'이 분이 거기서 왜 나와요?'

항생제 역사를 조사하다 보면 이렇게 의외의 유명인들이 갑자기 툭툭 튀어나와서 재미있는 경우가 종종 있다.

Gramicidin-S는 비교적 광범위로 작용하는 항생제였지만 애석하게도 전신 투여는 불가능하였다. 왜냐하면 극소량만 투여해도 심한 용혈이 일어나기 때문이었다. 죽창 혹은 깔때기가 세균뿐만 아니라 인간의 세포(적혈구)들에게도 자비심이 없었던 것이다. 한마디로, 전투력이 출중했지만, 적군과 아군을 구별 못하고 마구 도륙을 했다는 한계가 문제였다는 것. 그래서 국소 도포 연고로만 쓰였고, 더 이상의 발전 여지는 별로 없었다고 본다.

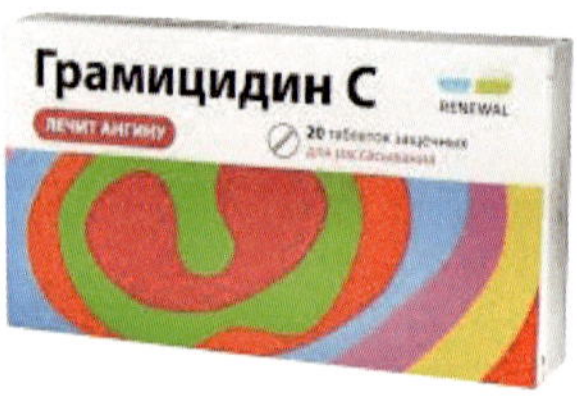

다만, cationic cyclic decapeptide 구조라는 면에서 비록 혈연 관계는 없지만 유사한 기전의 또 다른 유망한 항생제로 오늘날 명맥이 이어진다.

바로 polymyxin (colistin)이다.

이는 나중에 다시 다루기로 하겠다.

*** Gramicidin 개발의 역사적 의의**

첫째, 항생제 개발 초창기에 penicillin과 더불어 미생물로부터 추출한 '이이제이' 항생제라는 점에 의미가 있고

둘째, 비록 오늘날까지 이어지지는 않았으나, 비슷한 구조와 비슷한 기전을 지닌 polymyxin의 사용과 보완에 이론적으로 시사해 주는 점들이 적지 않다는 데에 의의를 둔다.

04

드디어 나온 대 스타 페니실린

01 런던 성모병원, 1928년
02 옥스포드, 1935년
03 그들이 다 모이다.
04 페니실린 시대가 열리다.

01

런던 성모병원, 1928년

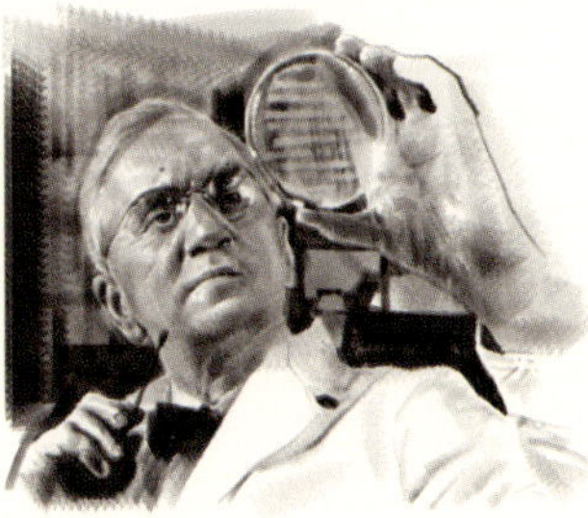

Alexander Fleming

알렉산더 플레밍(Alexander Fleming)이 penicillin을 '우연히' 발견하게 되는 이야기는 너무나 유명해서, 이를 다시 기술하는 건 식상한 감마저 있다. 그러나 어찌되었건 이 일화는 전설이 아닌 실화이니 다시 소개해 보자.

1928년 8월, London St. Mary's hospital (런던 성모병원)에서 연구에 매진하던 플레밍이 모처럼 낸 1주일간의 여름 휴가를 보내고 돌아왔다. 그리고 모두가 다 알다시피, 휴가를 떠나기 전에 포도알균을 가지고 실험하던 배지(Petri dish)를 Lysol로 처리하던 와중에 하나를 제대로 처리하지 못했음을 발견한다. 그런데 그 배지에 잘 자라고 있었어야 할 포도알균은 모조리 초토화 되어 있었고, 그 자리엔 퍼런 곰팡이가 반경 20mm 정도의 큰 너비로 차지하고 있었다.

이건 누가 봐도 곰팡이가 포도알균을 몰살시켰다고 해석할 수밖에 없었다.

그러나, 딱 한번 이런 일이 생겼다고 해서, 이 현상을 진리라고 속단하면 안되는 법이다. 세상 만사가 다 그렇지만, 과학 실험에서도 우연에 의해 이루어지는 현상들이 얼마나 많은가? 그래서 통계적 검정이 필요한 이유가 여기에 있다.

그래서 플레밍은 이러한 결과를 차분히 검토하여, 포도알균을 죽인 곰팡이의 정체는 Penicillium임을 확인하였고, 그 다음 단계로 이 과정들을 가지고 수

없이 재현 실험을 시도한다. 이 곰팡이가 포도알균과 직접 몸싸움을 하면서 죽였을 리는 없고, '무언가 치명적인 물질'을 내서 죽였을 것이라는 추론하에 곰팡이 추출물을 가지고 포도알균과 끊임없이 대결을 시켰던 것이다.

가장 고무적인 결과는 균과 인간의 혈액을 섞은 조건에서 이 물질을 반응시켰을 때, 세균만 정확히 골라서 죽이는 반면에 인간의 백혈구는 거들떠 보지도 않는다는 사실이었다. 사실 그동안 나온 항균 화학물질들을 보면 세균뿐 아니라 인체 세포도 공격하지 않았던가? 그런 면에서 플레밍은 이번에 발견한 물질이 전례 없이 혁명적인 성과를 몰고 올 것이라는 예감이 들었을 테다. 그리고 자연스럽게 동물 실험까지 해서 성공적인 치료 결과를 얻는다. 얼마나 용기 백배 했을까?

자, 그럼 이 추출물의 성분을 분석하고, 대량 생산하면 대박 아닌가?

그런데 이 과정부터는 기대와는 달리 꽃길이 아니었다.

우리는 이미 알고 있고, 플레밍은 나중에서야 알게 되겠지만, beta-lactam ring 구조가 화학적으로 얼마나 불안정한가? 아차하면 ring이 풀려버리기 일쑤니, 플레밍으로선 왜 그런지 이유도 몰라서 환장할 노릇이었을 거다.

그래서 플레밍에게 다음 단계로 필요한 구원자는 누구다? 전문적인 화학자였다.

그래서 그는 여러 유수한 화학자들과 계속 접촉하면서 이 항생 물질을 정제하기 위해 부단히 뛰어다닌다. 그러나 별 다른 성과를 거두지 못했다.

한편 1928년의 발견을 토대로 플레밍은 이 결과를 1929년 2월 13일, 학회에서 공식적으로 발표한다. 이 날은 페니실린 발견 역사에 있어서 기념비적인 날이 되었지만, 그 당시의 분위기는 그렇지 못하였다. 그의 발표를 들은 학회 참석자들은 그 누구도 관심을 보이지 않았고, 심지어는 매우 적대적인 분위기였다. 플레밍이 공포를 느낄 정도였다고 회상할 정도로.

솔직히 왜 그렇게 적대적이었는지 의아하긴 하지만 좀 짚이는 데가 있기는 하다.

플레밍은 이보다 5년 전에 곰팡이가 lysozyme을 내서 세균을 죽인다는 발표를 한 적이 있었다.

청중들 입장에선 1929년에 한 발표가 5년 전 발표의 자기 복제로밖에 보이지 않았을 것이다. 그렇게 플레밍은 초조하게 하루하루를 보냈고, 하염없이 세월은 흘러가서 어느덧 1935년에 접어들게 된다.

02

옥스포드, 1935년

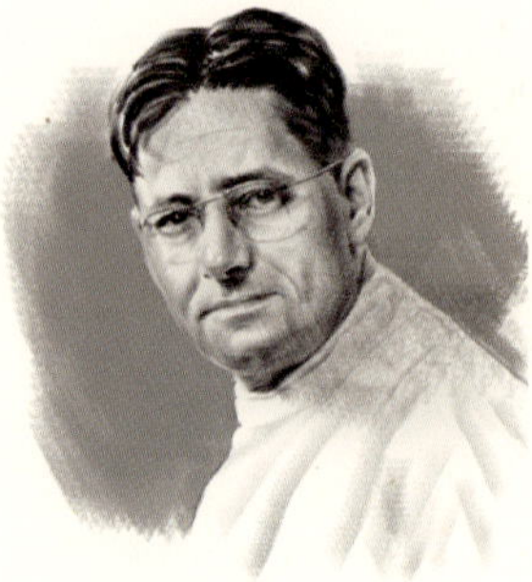
Howard Florey

플레밍이 겪고 있던 고난은 1935년 들어 전혀 예상치 못했던 곳에서 돌파구가 열린다. 옥스포드의 화학자 Howard Florey가 플레밍의 1929년 낡은 논문에 관심을 보이기 시작했던 것이다.

그때까지 플레밍은 영국에서 내로라 하는 화학자들을 수소문하고 다녔다고 하는데, 도대체 왜 옥스포드의 화학팀은 접촉하지 않았는지 의문이긴 하다. 어쨌든 플레밍의 논문에서 뭔가 좋은 느낌을 받은 Florey는 이 Penicillium 추출물을 집중적으로 연구하기 시작한다.

또한 그에겐 막강한 동지가 둘이나 합류하게 된다. 1933년에 유태계 독일인인

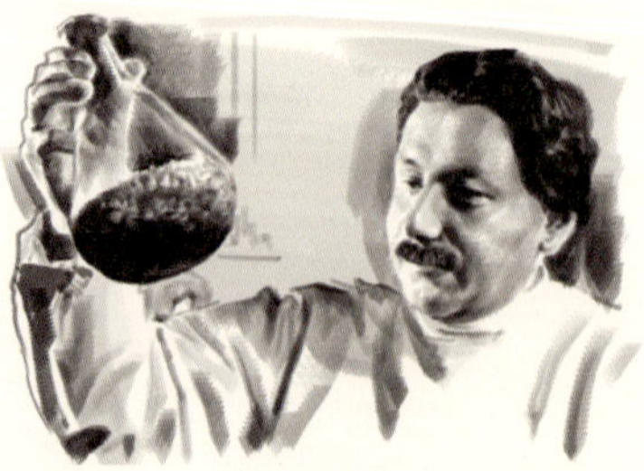
Ernst Chain

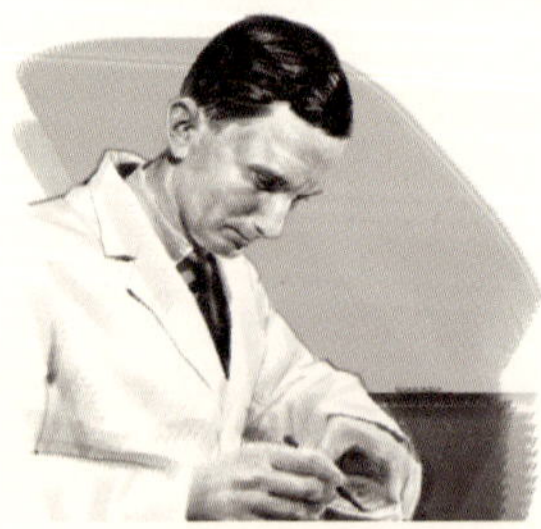
Norman Heatley

Ernst Chain이 나찌의 억압을 피해서 Florey에게 합류한다.

그는 추출물로부터 항생 물질을 정교하게 정제하는 역할을 맡는다.

이후 미생물 학자이자 곰팡이 전문가 Norman Heatley가 합류해서 Penicillium을 푸짐하게 키우는 역할을 한다.

즉, Heatley가 곰팡이를 풍부하게 키워서 추출물을 만들어내면, Chain이 이를 받아서 penicillin을 분리해 내고, Florey는 전반적으로 통솔하면서 꾸준히 실험을 진행한다. 그러던 중, 1939년 5월 들어 사슬알균을 사용한 쥐 실험에서 이 정제된 물질이 확실하게 치료 효과를 보이는 데에 처음으로 성공한다.

후속 실험에서도 계속 성공을 거두면서 확신을 얻게 되어, 1940년 8월 Lancet 지에 이 성과를 게재하게 되고, 드디어 본격적인 페니실린 시대가 시작된다.

03

그들이 다 모이다.

모든 실험이 다 성공적으로 종결되었으니, 그 다음 과정은 당연히 임상 실험이었다.

이에 Florey를 중심으로 더 많은 다학제 전문가들이 모여들어 옥스포드 팀이 결성된다.

그리고 이 당시에 Florey 팀의 성과가 실린 Lancet 논문을 읽은 플레밍은 10년의 한이 풀린 것에 너무나 감격해서 이 팀을 방문한다.

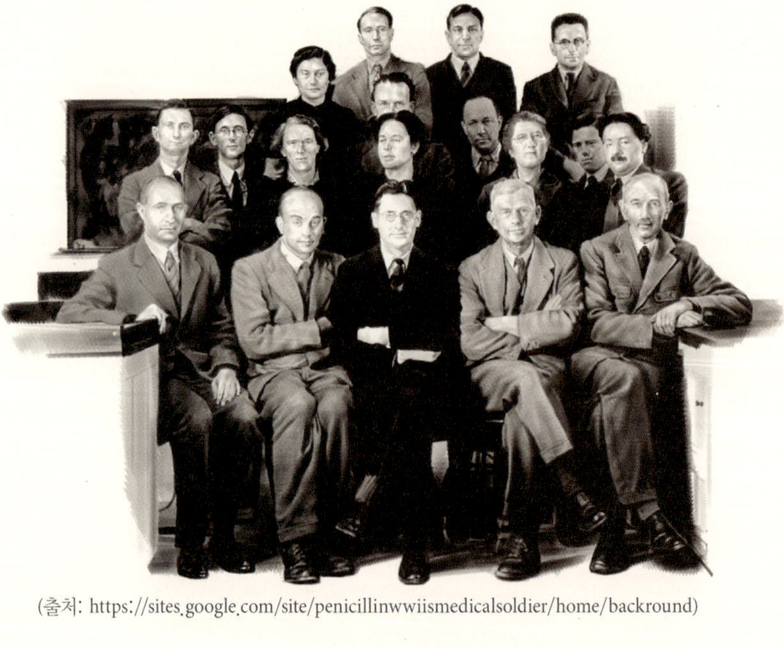

(출처: https://sites.google.com/site/penicillinwwiismedicalsoldier/home/backround)

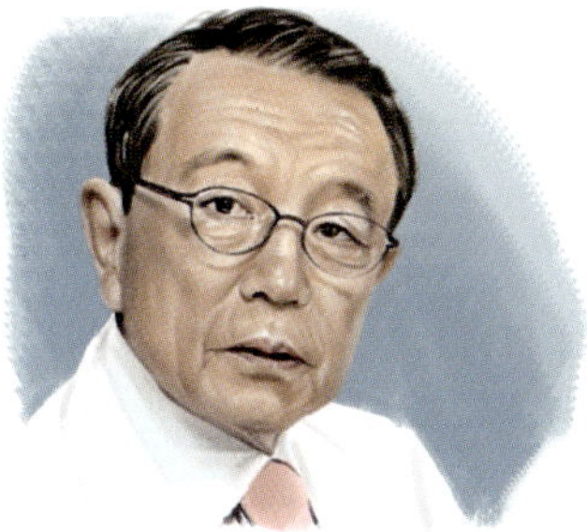

故 박승철 교수님

그런데 플레밍이 방문했을 당시, Chain은 그를 보고 기겁을 했다고 한다.

"아직까지 살아 계셨어요?" 하면서 말이다.

그는 플레밍이 이미 세상을 하직한 줄 알고 있었다고 한다.

내가 연구를 하고 있는데 故 박승철 교수님께서 연구실 문을 벌컥 열고

"유 교수, 요즘 좋은 성과 거두고 있다며?" 하면서 들어오신다면 딱 이런 기분이 아닐까?

그래도 그렇지, Chain은 참으로 버르장머리가 없었음을 알 수 있다.

(그러고 보니 나 또한 버릇이 없다고 생전의 박승철 교수님께 어지간히도 많이 혼났었다. Rest in peace.)

실제로 Chain은 너무나 외향적이고 괄괄한 성격이라, 내성적이고 묵묵히 성실하게 일을 하던 Heatley와는 거의 원수지간이었다고 한다.

이런 식이면 팀을 꾸려나가기가 정말 힘들었을 텐데, 아무 문제없이 잘 통솔한 Florey의 리더십도 보통은 아니었던 것 같다.

1941년 2월에 환자를 대상으로 첫 임상 시험이 시작된다.

첫 환자는 옥스포드의 경찰관으로, 임무 수행 중에 장미 가시에 생채기를 입어 (릴케?) 포도알균에 의한 봉와직염과 골수염, 그리고 패혈증에 걸린 환자였다. 페니실린을 맞고 처음엔 눈에 띄게 회복되었으나, 안타깝게도 페니실린 재고가 바닥나버려서 결국 사망하고 만다. 지금이야 골수염은 적어도 평균 8주는 치료해야 한다는 건 상식이지만, 당시에야 어디 알았겠는가? 이렇게 첫 환자의 실패 사례에서 두 가지 값진 교훈을 얻는다. 페니실린이 분명 효과가 있다는 것, 그리고 충분한 양을 준비해서 충분한 기간 동안 투여해야 한다는 것.

이후 속개된 임상실험은 그야말로 드라마틱한 성공을 거두게 된다. 하지만 옥스포드 팀은 더 이상의 임상 실험을 지속할 수 없었다. 바로 제2차 세계대전으

로 영국 자체 사정이 말이 아니었기 때문이다. 그래서 Florey는 Rockefeller 재단의 연구비를 받아 미국으로 이주하였고, 그곳에서 미국 다학제 팀을 꾸리고 임상 실험을 재개한다. 그런데 이 과정에서 Florey는 Chain과의 관계가 틀어지게 된다.

미국으로 이주할 때 Chain 대신 Heatley를 택해서 같이 도미했기 때문이다. 왜 그랬는지는.. 좀 알 것 같기도 하다.

영국과는 달리 풍족한 미국은 임상 실험뿐 아니라 대량 생산법까지 성공적으로 개발하여 1942년에 Merck사를 통해 대량 시판이 된다.

특히 미국 또한 태평양 전쟁에 참전하면서 수요가 급증하여 대량 생산이 가속화된다. Florey는 영국에 다시 돌아가서 연구를 계속하며 미국 측과 보조를 맞춘다. 그리고 전쟁터 곳곳에서 드라마 같은 치료 성과를 거두게 되어, 페니실린은 단숨에 대 스타로떠오르고, 기존 sulfonamide보다 월등한 주류로 자리를 굳힌다.

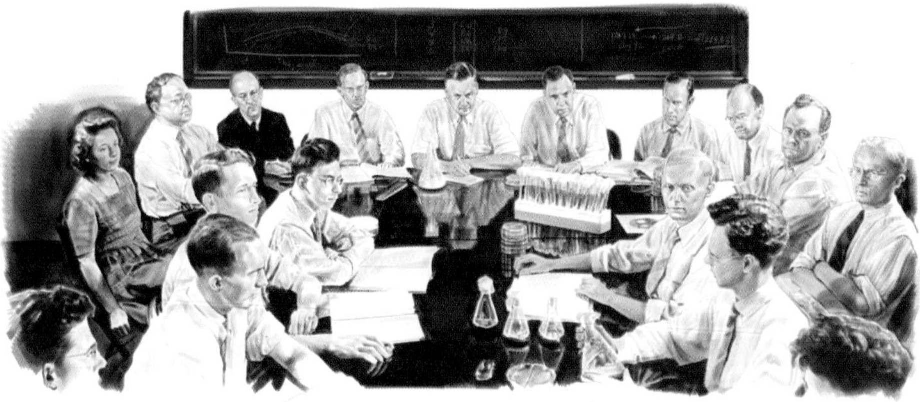

(출처: http://www.historynet.com/here-is-where-penicillin-comes-to-peoria.htm)

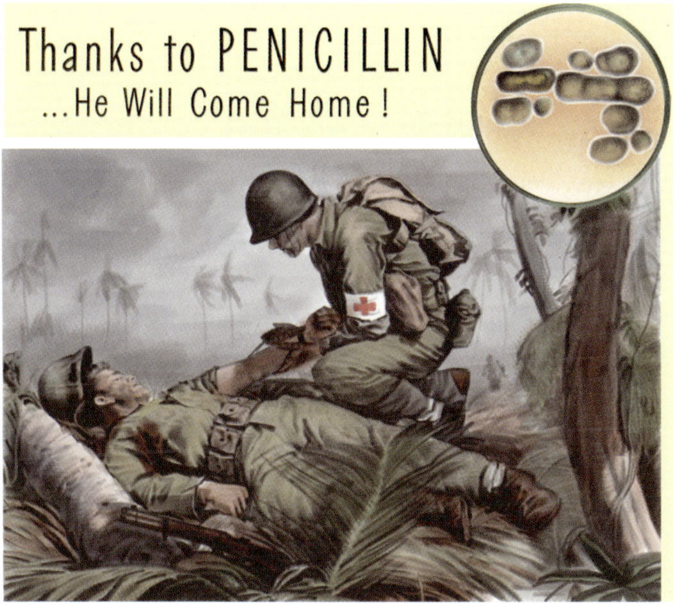

(출처: https://sites.google.com/site/penicillinwwiismedicalsoldier/home/backround)

페니실린 시대가 시작된 것이다.

Fleming과 Florey, 그리고 Chain은 페니실린의 발견과 실용화의 공로를 인정받아 1945년에 노벨상을 수상한다. 그런데, 수상자 명단에 누구 한 사람 빠진 것 같지 않은가?

다름 아닌 Heatley가 어찌된 셈인지 노벨상 위원회의 인정을 받지 못하였던 것이다. 그의 부당한 누락은 훗날 다시 조명되었으며 오늘날 그도 페니실린 발견의 공로자로 인정을 받고는 있으나, 한번 지나간 노벨상은 다시 돌아오지 못한다. 전형적인 unsung hero였다고 할 수 있다.

04

페니실린 시대가 열리다.

다시 원점으로 돌아와서, penicillin 자체에 대해 들여다 보기로 하자.

페니실린은 beta-lactam 항생제로 분류된다. 이름 그대로 beta-lactam ring을 기본 구조로 하고 있기 때문이다.

Lactam은 cyclic amide로, cyclic ester인 lactone과 amide가 합쳐진 구조 산물이다.

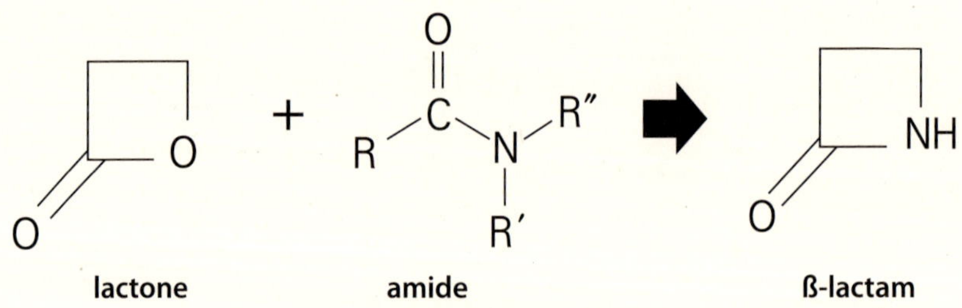

이 중에서도 4각형이 beta-lactam이다. (3각형은 alpha-lactam, 5각형은 gamma-lactam.. 하는 식이다)

여기에 oxazolidine에서 산소가 황으로 치환된 thiazolidine (thioester + amine)이 결합하여 최종적인 penicillin 구조가 완성된다(6-amino penicillanic acid). 한편 oxazolidine은 훗날 oxazolidinone으로 구조가 조정되면서 또 다른 항생제인 linezolid 탄생의 토대가 된다. 이 이야기는 나중에 다루기로 하겠다.

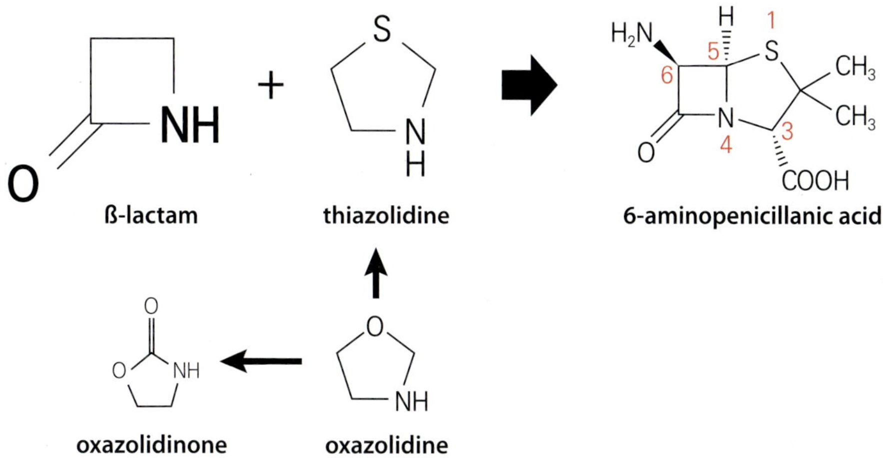

이 lactam ring은 carbonyl 기를 가진 구조이며 여차직 하면 쉽게 풀릴 수 있는 매우 불안정한 구조이다.

페니실린 개발 초기에 플레밍이 개고생을 했던 이유도 바로 여기에 있다.

또한 페니실린 출시 이후에 출현하게 되는 beta-lactamase가 집중 공략하는 페니실린 구조 내의 표적도 바로 여기다.

잘 알려져 있다시피, penicillin은 세균의 penicillin binding protein (PBP; 이건 사람의 입장에서 붙인 이름이고, 세균의 입장에서는 transpeptidase이다)과 결합하고 나면 여간해서는 잘 분리되지 않아서, 이 효소가 제대로 활동할 수 없게 한다.

PBP와 잘 결합하는 이유는 페니실린의 구조적인 면에 있다. 원래 PBP를 구성하는 아미노산들 중에 가장 앞장서서 활약하는 serine 기는 carbonyl 구조를 매우 선호한다. 이러한 carbonyl 구조를 갖고 있는 것이 D-alanine이며, 이는 세균 세포벽의 주요한 대들보이다.

이러한 세포벽 구성성분이자 PBP의 표적인 D-Ala-D-Ala와 beta-lactam 구조를 비교해 보면 beta-lactam은 꽤 많은 carbonyl (R-CO-R) 구조 단위로 치장하고 있어서 D-Ala-D-Ala와 비슷하게 보이고 있다.

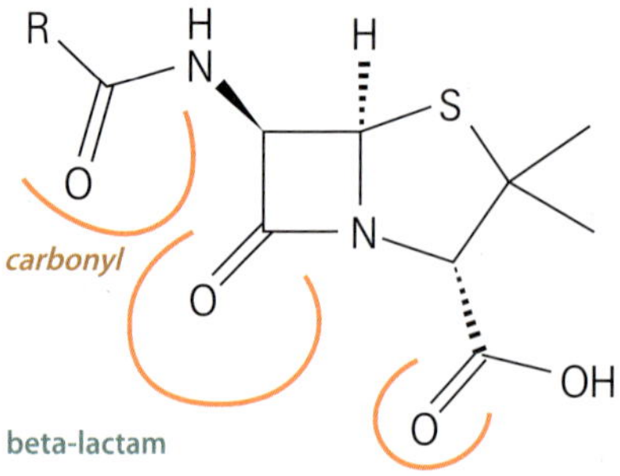

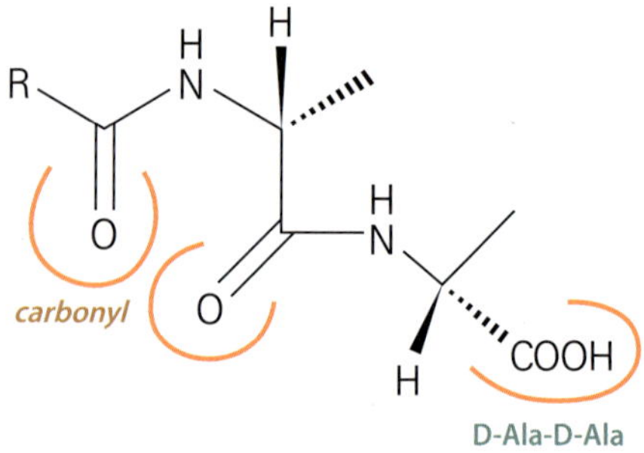

PBP의 active site에서 serine이 원하는 carbonyl이 인지되는 이상, 그것이 D-Ala인지 여부는 묻지도 따지지도 않고 일단 달라붙고 볼 것이다. 문제는 D-Ala와 결합했을 때와는 달리, hydrolysis 같은 후속 반응들이 매우 느리다는 것.

그 결과, 진도를 나가지 못하고 결국 cell wall 생성 과정은 중단되다시피 함으로써 대들보가 빈약해지고, 사상누각처럼 cell wall 이 흔들흔들 부실해진다. 거기에다 autolysin까지 합세해서 녹여대니, 견디지 못하고 기둥과 세포 벽이 무너진다. 그리하여 균이 죽는 것이다.

Penicillin 은 penicillin A, penicillin B식으로 제제마다 알파벳을 붙여서 부르는데, 여기엔 무슨 대단한 뜻이 있는 건 아니다.

개발 초창기에 실험실에서는 페니실린 성분이 포함된 추출물에 임의로 I, II, III,.. 식으로 숫자를 붙여 부르곤 했는데, 어느 시기부터는 알파벳을 붙여서 부르기 시작한 것이 여기까지 온 것이었다.

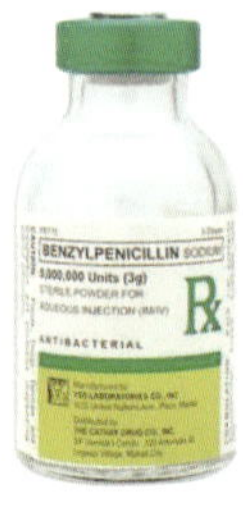

그 중에서 penicillin G가 처음 시판된 benzylpenicillin이다.

Penicillin V는 1948년에 나온 phenoxymethyl penicillin으로, 경구 복용이 가능한 제품이다.

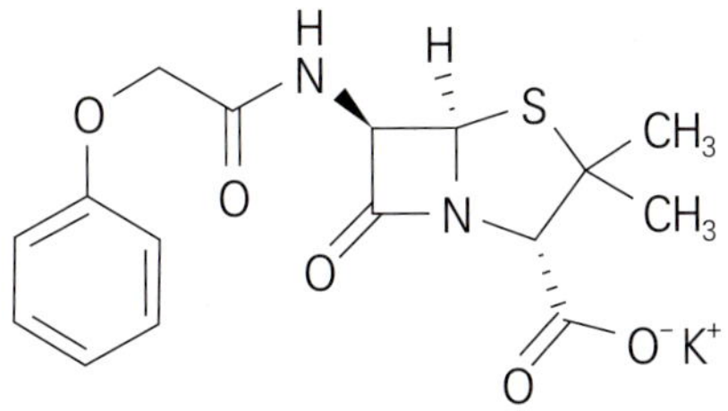

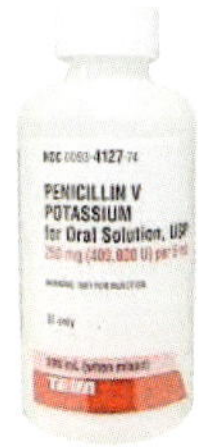

그리고 고전적인 penicillin 제제는 용량 표시를 현재도 g이나 mg이 아닌 unit으로 표기하고 있다. 이는 개발 여명기에 100% 순수한 penicillin을 정제할 수는 없었기에 정교하게 mg으로 표기할 수 없었기 때문이다. 그래서 세균을 죽이는 용량을 편의상 unit로 표기하였었다. 현재는 초창기보다 훨씬 정교하게 정제를 하기 때문에 g이나 mg으로 표기해도 되겠지만, 관례상 계속하고 있는 걸로 보인다. 잘 아시다시피, 이후에 개발된 페니실린 제제들은 모두 g 혹은 mg으로 표기하고 있다. Penicillin을 놓고 볼 때, 지금으로 따지자면 1mg은 대략 1,600 단위에 해당한다. 그러므로 매독의 치료 용량인 240만 단위는 대략 1.5g 정도가 될 것이다. 이는 penicillin 이후 나온 beta-lactam 제제들의 치료 용량들과 비교해도 얼추 맞긴 한다.

1948년에 나온 procaine penicillin과

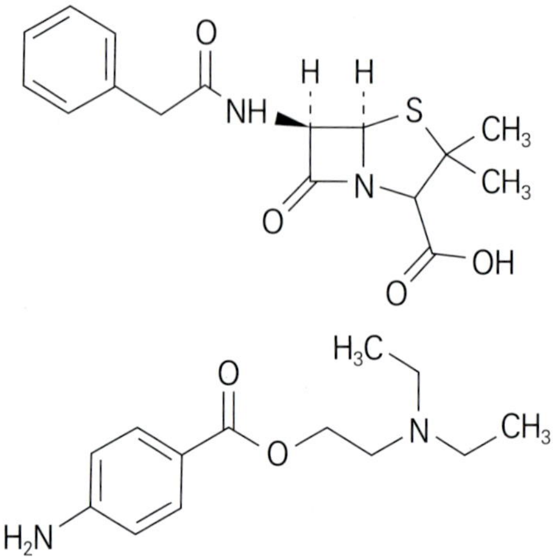

1950년에 나온 benzathine penicillin은

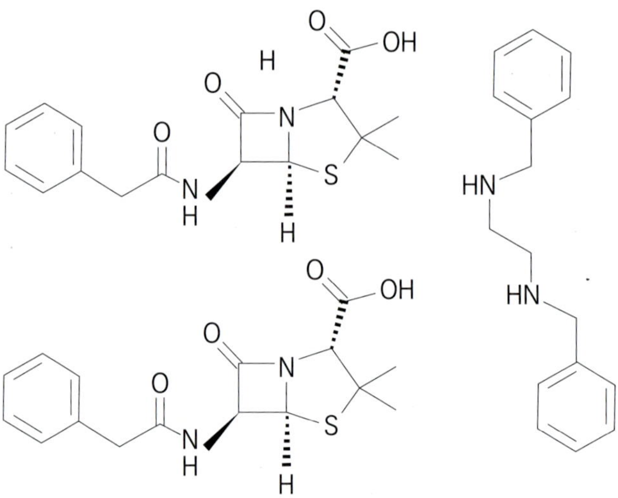

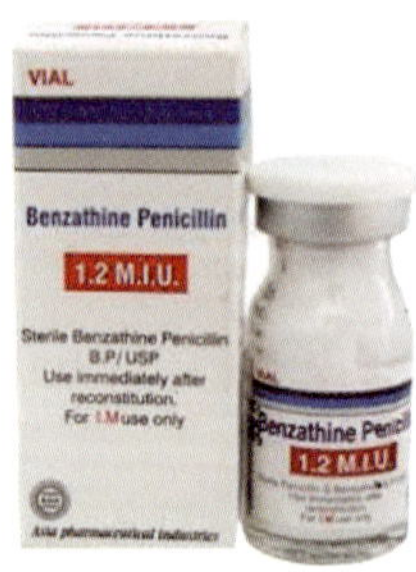

둘 다 결정 형태로 체내로 주입되어 penicillin이 천천히 유리되어 나오도록 조성되어 있다. 그러므로 이는 근육 주사로만 주입하며, 정맥에 투입하면 위험하므로 절대 안된다.

Procaine은 lidocaine의 출현 전까지 잘 쓰이던 마취제다. 이를 penicillin에 병합시켰던 원래 의도는 근육 주사시의 통증을 경감하기 위함에 있었으며, 부수적으로 천천히 유리되는 소득까지 얻은 셈이다.

Benzathine은 diamine 구조를 지닌 stabilizer로, 체내에 주입된 penicillin이 장시간 천천히 유리되도록 해 준다.

*** Penicillin 개발의 역사적 의의**

첫째, 진짜가 나타났다. 게다가 다른 제품들에 비해 인체에 해를 거의 끼치지 않는 놈으로.

둘째, Penicillin을 필두로, beta-lactam의 시대가 열렸다.

셋째, 아마도 가장 큰 영향으로는 미국 Rutgers 대학교에서 토양 세균을 연구하던 Waksman 에게 크나큰 동기 부여를 주었다는 것이다. 1940년 Lancet에 실린 Florey 팀의 페니실린 논문을 보고 큰 충격을 받은 Waksman은 곧장 자기 실험실의 주제인 토양 세균 연구에서 항생물질을 찾아내는 작업에 박차를 가하였다. 그래서 또 하나의 대박 항생제 Streptomycin을 내놓게 된다.

05

Aminoglycoside 가문 이야기

01 4대 명문가

02 Waksman 그리고 streptomycin

03 결핵치료의 지평을 열다, 그리고 노벨상 논란

04 Schatz와 Waksman의 저작권 싸움 – 학문적 진실성과 예우의 기로, 혹은 하극상

05 두 번째 주자 neomycin, 1949

06 kanamycin, 혹은 황금 마이신

07 내성을 피하고 싶어서

08 또 다른 가문, Genta-MICIN

01

4대 명문가

페니실린 시대가 열리고 1년 후, 또 다른 거물급 항생제가 개발된다.

이름하여 Streptomycin.

이를 기폭제로 하여 Aminoglycoside라는 또 하나의 명문 항생제 가계도가 만들어진다.

Aminoglycoside는 이름 그대로 amino sugar가 glycosidic bond로 얽혀 있는 물질이다.

좀 더 자세히 들어가 보면, 좀 짜증날 정도로 복잡한 구조를 가지고 있다.

Aminocyclitol 구조에 aminosugar가 복수로 달라붙어 있는 그런 구조다.

"...응? "

뭐라고?

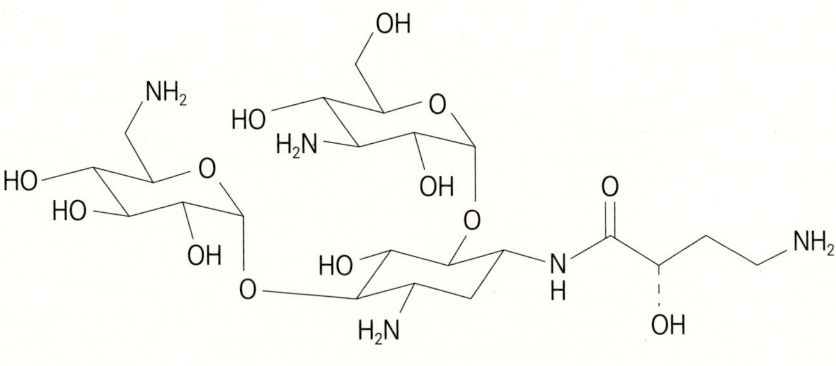

(Amikacin)

사실 페니실린을 비롯한 beta-lactam 구조들은 한두 번 종이에 그려보면 금방 파악된다.

반면에 aminoglycoside 제제들은 그렇지 못하다.

주된 이유는 아마 sugar의 구조 때문일 것이다.

마치 지네처럼 생긴 6개짜리 탄소 구조도 복잡한데, ring 모양까지 만드는 바람에 외워야 할 것이 2배로 늘어난다.

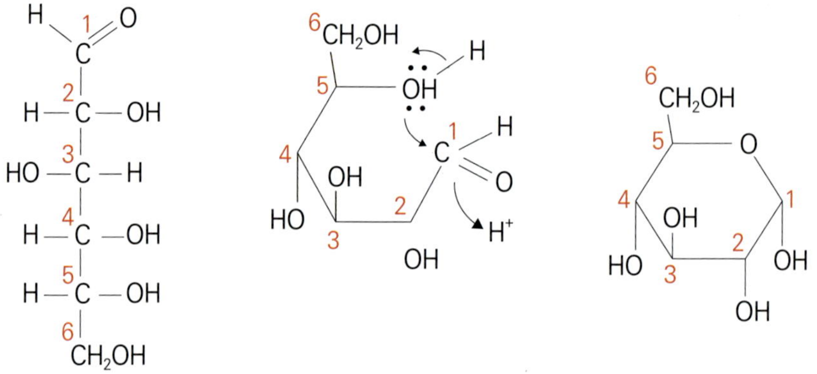

그것도 모자라서, 실제로는 꾸불텅 꾸불텅한 제3의 구조까지 알아야 한다.

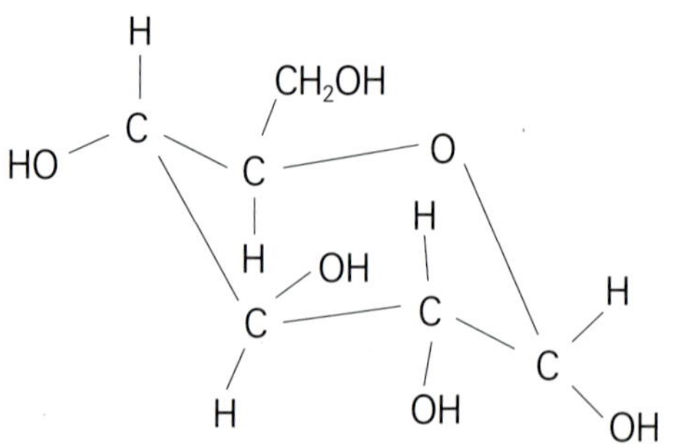

이 고비를 넘기지 못하면 인체 내에서 일어나는 대사들을 이해하는 첫 걸음부터 막힌다.

사람뿐인가?

세균을 비롯한 미생물의 구조와 이에 따른 치료 방법의 이해도 원천 봉쇄된다.

그리고 이 aminoglycoside에 대해서 기본적인 이해도 할 수 없다.

하긴, 세상 일이 어느 하나라도 만만한 게 있던가?

정도의 차이가 있을 뿐이지, 모든 것은 다 고통을 수반해야만 얻을 수 있다.

No pain, no gain.

그래서, 좀 고통스럽지만 sugar와 aminosugar, 그리고 aminocyclitol에 대한 기본부터 익히면서 시작하자.

먼저, cyclitol.

접미어로 -ol이 붙는 걸로 보아 alcohol 구조, 즉 hydroxyl (-OH) 기가 붙는 것임을 알 수 있다.

문자 그대로, cyclohexane에

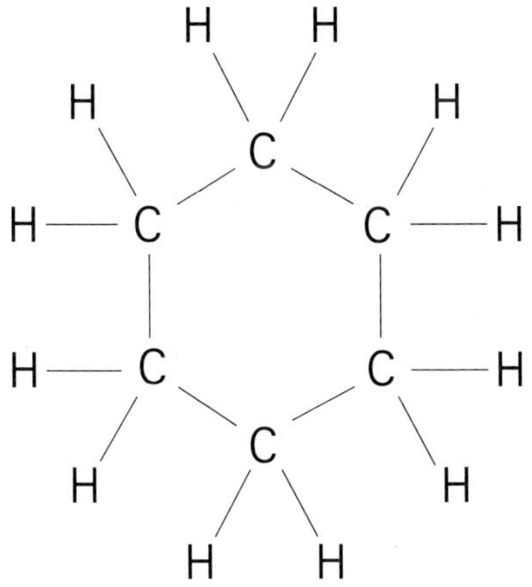

hydroxyl 기가 잔뜩 달라 붙은게 cyclitol이다.

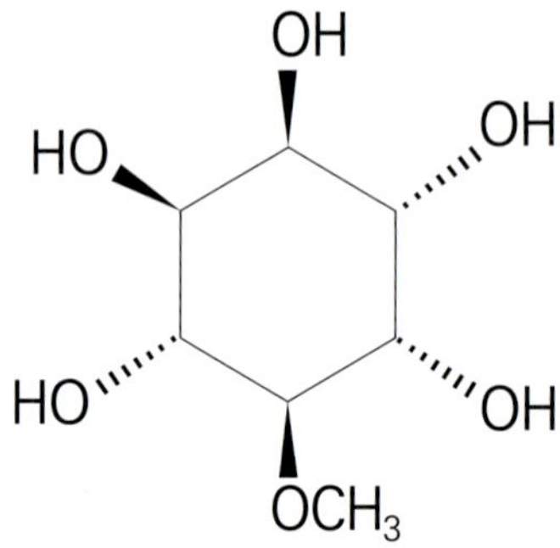

여기에 amine 기가 붙으면 aminocyclitol이다.

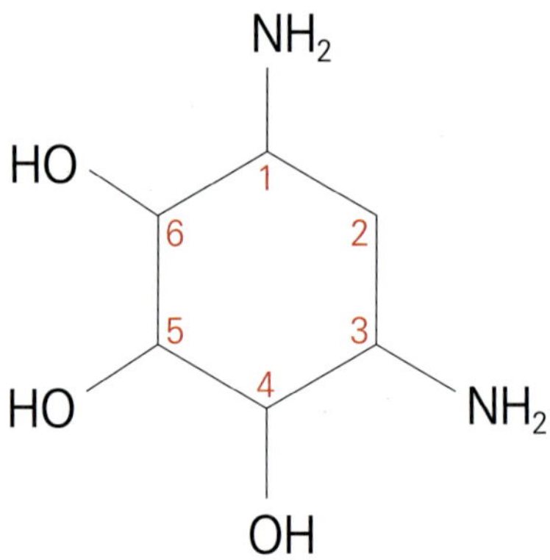

(aminoglycoside의 기본 뼈대인 2-deoxystreptamine)

Amino sugar는 정확히 말해서 2-amino-2-deoxy sugar이다.

다시 말해서 sugar의 C2에 있던 hydroxyl 기가 amine group으로 대체된 것이다.

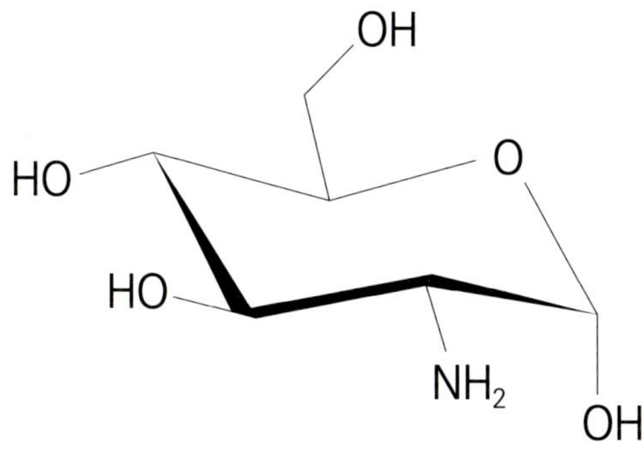

Amino sugar는 세균에서도 매우 중요한 요소이다.

다름 아닌 peptidoglycan의 구성분으로서 N-acetyl-D-glocosamine (GlcNAc)와 N-acetyl Muramic acid (MurNAc)가 대들보를 이루며, 특히 penicillin의 작용 기전을 논할 때 항상 등장한다.

이 Aminocyclitol에 amino sugar가 glycosidic bond를 하면서 복수로 달라붙은 구조가 바로 aminoglycoside이다. 내 눈에는 마치 스타트렉의 엔터프라이즈호 우주선을 닮은 것처럼 보인다.

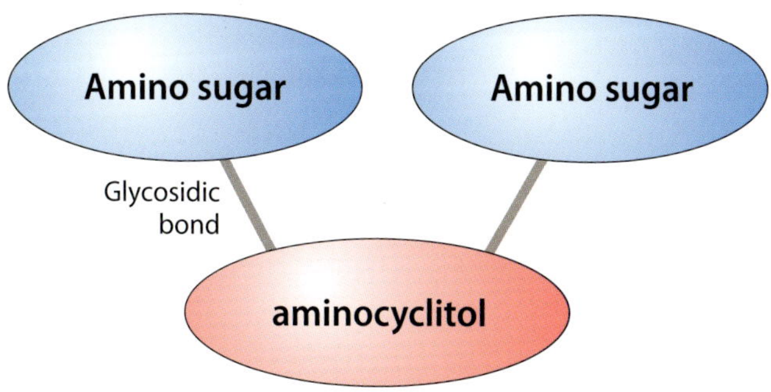

Aminoglycoside 가문을 분류하는 기준으로서의 aminocyclitol 구조물은 크게 두 가지가 있다.

Streptidine과 2-deoxy streptamine.

맨 처음 개발된 Streptomycin이 streptidine 구조이고 이후에 나온 aminoglycoside 제제들은 2번 탄소에 hydroxyl (-OH) 기가 없는 구조인 2-deoxy streptamine을 갖추고 있다.

이를 기반으로 aminoglycoside 가문은 다음과 같이 4개의 가문으로 분화된다.

Streptomycin, Neomycin, Kanamycin, Gentamicin.

그리고 이들 각각에서 다양한 aminoglycoside 제제들이 나온다.

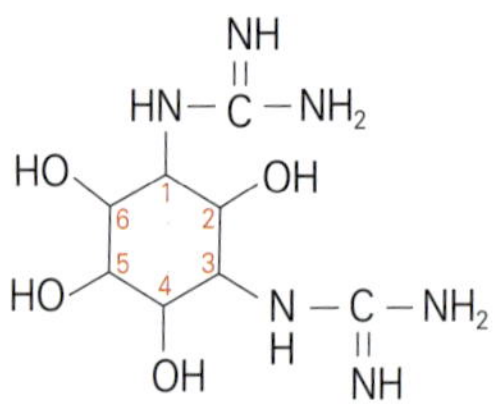

Streptidine

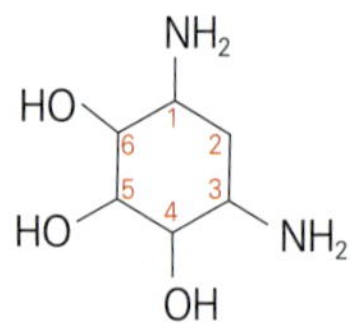

2-deoxystreptamine

Streptomycin 1943년

Neomycin 1949년

- Paromomycin

Kanamycin 1957년

- Amikacin
- Arbekacin
- Tobramycin

Gentamicin 1964년

- Isepamicin
- Netilmicin
- Sisomicin

그럼, 시기 상으로 가장 먼저 나온 streptomycin 이야기부터 시작하도록 하겠다.

02

Waksman 그리고 streptomycin

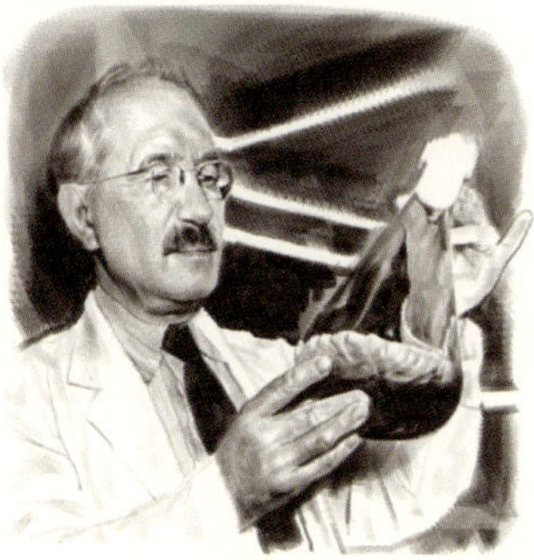

Selman Waksman

Selman Waksman은 우크라이나 태생의 유태인으로, 1910년에 미국으로 이민 와서 Rutgers 대학에 입학한다.

학부생 때부터 이미 흙 속의 세균을 연구하기 시작하여, 동 대학원 박사학위 취득 후에도 Rutgers 대학에서 이 주제에 집중적으로 몰두하였다.

꾸준한 연구 과정을 통해, 그는 흙 속의 세균이 어떤 물질을 분비하여 다른 세균 종들을 죽이는 텃세를 부린다는 사실을 알고 있었다. 특히 *Streptomyces* (처음엔 *Actinomyces*)에 주목하고 있었고, 이 균에서 여러 후보 물질들을 추출해서 살균력을 검증하곤 했다. 살균 효과는 꽤 좋았으나, 문제는 안전성이어서, 동물 실험을 하면 예외없이 독약으로 작용하곤 하는 좌절을 겪고 있었다. 그러니, 1940년에 Lancet에 실린 페니실린 논문을 접하고 열 받지 않을 수가 없었을 것이다.

(여기서 잠깐: *Streptomyces*를 진균, 즉 곰팡이 균으로 알고 있는 이들이 의외로 많다. 아마 -myces로 끝나는 이름이고, 페니실린을 추출한 *Penicillium*도 곰팡이니까 당연히 이 Streptomyces도 곰팡이라고 오해한 탓일 거다. 그러나

*Streptomyces*는 세균이다. 아울러, 훗날 또 다른 *aminoglycoside*를 만들어내는 *Micromonospora*도 엄연한 세균이다.)

Waksman의 고난은 1943년 그의 문하로 들어온 제자 Albert Schatz에 의해 해결이 된다. Albert Schatz는 *Streptomyces griseus*에서 나온 물질이 세균을 죽이고(사실 정확한 기전은 bacteriostatic 이지만), 동물에게도 유해하지 않음을 발견한다.

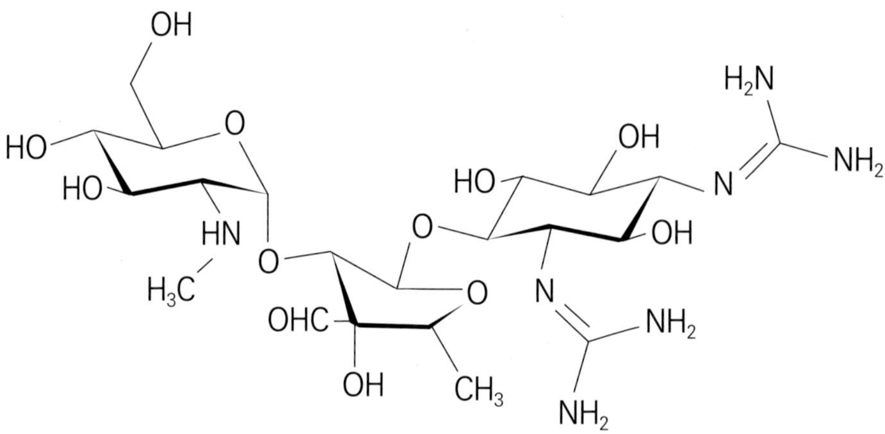

구조 면에서 amine기가 풍부한 데서 짐작할 수 있듯이 전반적으로 양성 전하를 띤다. 따라서 음성 전하가 있는 곳으로 달려든다. 이것이 세균과 조우하게 되면 음성 전하가 있는 구조로서 가장 먼저 만나는 것이 세균 표면이다. 그래서 세균 표면에 잘 달라붙는다. 그리고 active transport 과정을 통해서(즉, energy를 쓴다는 의미) 세균 세포 내로 들어간다(혐기성 균은 aminoglycoside를 안으로 들여보낼 energy가 충분하지는 않다. 그런 이유로 aminoglycoside가 혐기성 균에 대해서는 치료 효과가 신통치 않은 것이다). 그 다음 단계로 세균 내부에서 또 만나게 되는 음성 전하를 띤 물질이 바로 RNA이다. 좀 더 자세히 설명하자면, 30S ribosome에 작용하여 mRNA의 번역에 분탕질을 치고(streptidine이 바로 여기에서 역할을 한다. 다른 모든 aminoglycoside의 경우는 2-deoxystreptamine이 맡아서 한다), peptide를 달고 있는 tRNA가 A site에서 P site로 자리를 옮기는 것(translocation)도 방해한다. 결과적으로 세균의 peptide가 제대로 생성이 안된다. 음성 전하를 띤 구조물에 잘 달라붙는다는 것이 세균에만 해당하는 것은 아니어서, 인체 내에서는 특히 신장이나 청각 기관에 있는 음성 전하를 띤 phospholipid에 매우 강하게 결합한다. 그래서 aminoglycoside의 주요 부작용인 신부전이나 청력 손상이 일어나는 것이다.

제2차 세계대전 말기부터 미국 군부대에서 치료제로 시도를 하게 되며 첫 번째와 두 번째 환자는 치료에 실패하지만, 1946년 세 번째 환자부터 성공을 거두게 된다. 이 세 번째 환자가 훗날 미 상원 의장과 세 차례나 미 대통령에 대권 도전을 했던 Robert Dole (Bob Dole) 의원이다.

Streptomycin이 치료 효과를 보이는 세균들 중에 특히 주목을 받은 것이 바로 결핵균이다. 그동안 결핵은 뾰족한 치료제가 없었으며, 기존에 나온 페니실린은 효과가 없었다. 그런데 Schatz는 이 streptomycin이 결핵균에 치료 효과가 있다는 사실까지 발견한다. 이것이야말로 penicillin과 차별화할 수 있는 streptomycin의 최고 매력 포인트가 아니겠는가?

그래서, 결핵 환자의 치료제 가능성 검증을 목적으로 1947년 Sir Austin Bradford Hill의 주도하에 임상 시험이 시행된다.

Streptomycin 투여군 결핵 환자 55명과 control군 55명을 대상으로 한 시험의 결과는 고무적이긴 했다. 6개월 후 평가 결과, 투여군 중에서 28명이 호전되고 3명이 사망한 반면, control 군은 14명이 사망하고 호전된 환자는 단 한 명도 없었으니. 그런데, 어느 정도 시일이 지난 후에 호전 환자들 중 상당수가 재발하였다. 짐작하다시피 내성 때문이었다. 이렇게 첫 임상 시험은 초반의 성과에 이어 내성이라는 벽에 부딪힌다. 이 걸림돌은 훌륭한 파트너 약제가 곧 출현하면서 돌파구를 연다.

03

결핵 치료의 지평을 열다. 그리고 노벨상 논란

1944년, 스웨덴의 화학자 Jörgen Lehmann은 1902년에 합성된 물질인 para-aminosalicylic acid (PAS)를 결핵균이 잘 받아들인다는 사실에 착안하여, 이 약을 결핵 치료에 활용해 보기 시작하였다. 그 결과는 꽤 괜찮아서, 또 다른 결핵 치료제로서의 가능성을 보여주게 된다. 그리하여 이번에도 1947년 임상 시험을 했던 Hill의 주도 하에 1948년에는 PAS와 streptomycin을 병합하여 두번째 결핵 치료 임상 시험을 시작한다. 결과는 매우 극적이었다. 1947년 시험에 비하여 치료율이 훨씬 높았으며, 무엇보다도 내성 발현율이 매우 낮게 나온 것.

이 성과로 인하여 드디어 제대로 된 결핵 치료법이 처음으로 정립된다. 이 임상 시험을 계기로 결핵 치료는 복수의 약제를 병합해서 시도한다는 원칙 또한 수립되어, 훗날 4제 요법의 토대가 된다.

이 두 번의 임상 시험을 주도한 Sir Austin Bradford Hill은 오늘날 임상 시험의 시조 격인 학자로 많은 업적을 쌓았는데, 인과관계를 검증하는 Hill's criteria를 만들었으며, 그 유명한 폐암과 담배의 인과 관계를 밝힌 이도 바로 그다.

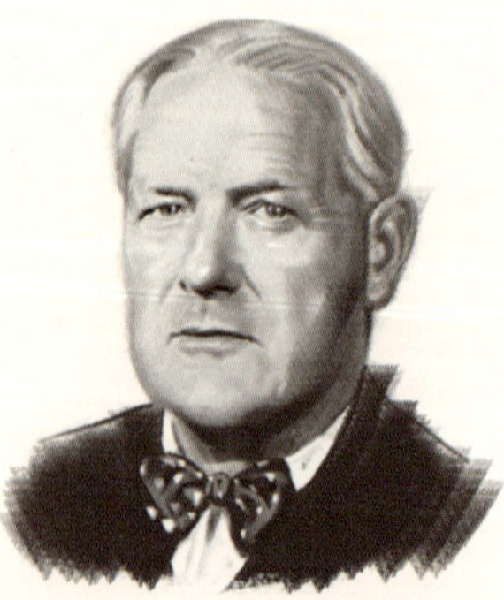

Sir Austin Bradford Hill

PAS는 이름 그대로 salicylic acid 종류에 속하는 물질이다. Salicylic acid의 어원은 라틴어 salix인데, 이는 버드나무를 뜻한다. 이 버드나무의 진통 효과는 우리 조상들도 잘 알고 있었던 것 같다. 충무공 이순신 장군의 일화에도 나오는데, 무과 시험을 보던 중 낙마하여 다리가 부러졌는데, 곧장 버드나무를 골절된 다리에 동여 매고 시험을 완주했다고 한다. 대단한 투혼이었으나, 시험에는 결국 떨어졌다는 게 좀 허무한 결말이긴 하다. 몇 년 후에 합격하시긴 하지만 말이다.

이 버드나무 껍질에서 추출한 salicin을 화학적으로 처리하여 salicylic acid를 만든다.

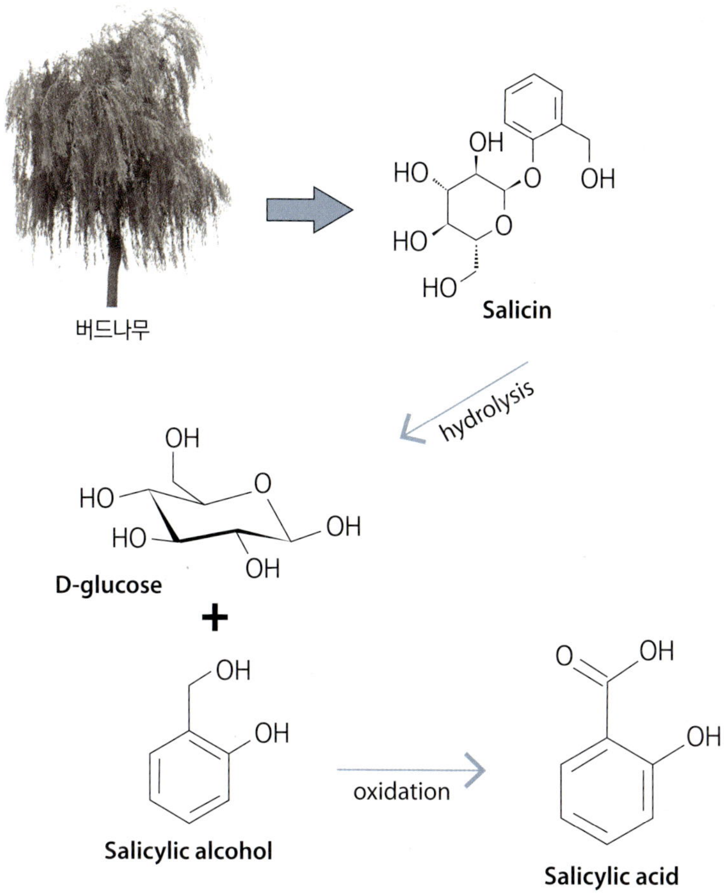

이 salicylic acid의 화학 구조에 acetyl을 붙이면 그 유명한 아스피린이 만들어지며, PAS는 amine를 붙여서 만들어진다.

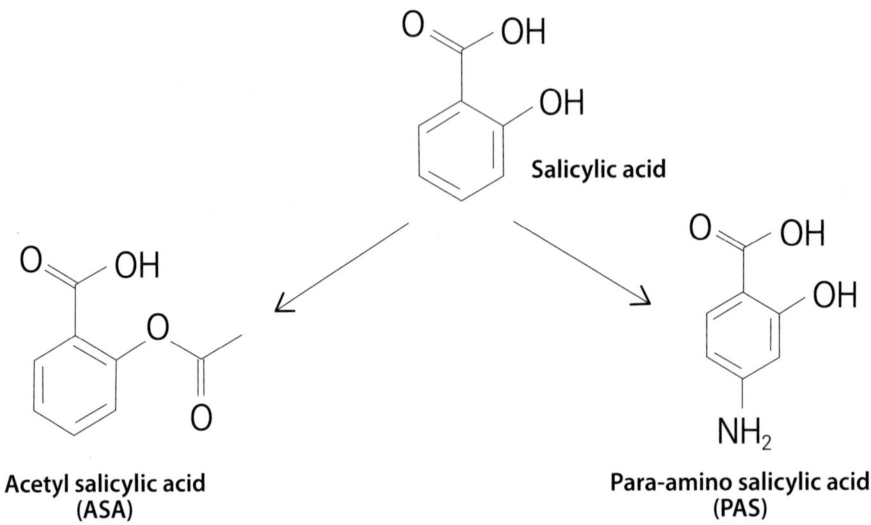

이 PAS 구조를 보면 어딘지 모르게 낯이 익다.

그렇다.

항생제 역사 초기에 만들어진 sulfonamide가 경쟁하는 그 물질, para-amino-benzoic acid (PABA)와 한 끗 차이로 닮은 꼴이다.

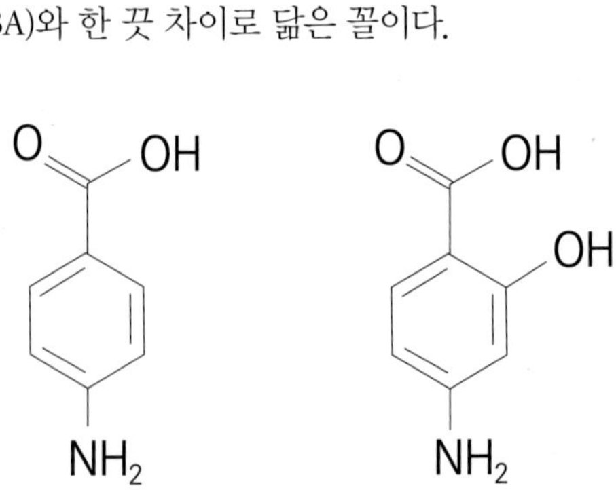

PABA PAS

이 구조를 보면 PAS가 어떤 식으로 세균에 작용할지 충분히 유추할 수 있다. 닮은 꼴이므로 당연히 PABA와 경쟁을 한다. 그 결과 dihydropteroate synthase를 방해한다.

다시 말해서, **PAS는 아스피린의 구조를 하고 있으면서, 하는 짓은 sulfonamide처럼** 하는 약제다.

아울러, 결핵균의 철분 섭취 수단 siderophore 기능을 하는 mycobactin을 억제하여, 결핵균이 제대로 대사하면서 먹고 살기 어렵게 하는 것도 중요한 기전이다.

PAS와 streptomycin의 조화로, 이전까지 불치병으로 포기하고 있던 결핵 치료에 새 지평이 열렸으니, 이에 대하여 노벨상 위원회에서 주목하지 않을 수 없었다. 이미 1949년부터 Waksman과 Lehmann은 수상 후보에 올라 수년간 위원회의 엄중한 검토를 받는다. 그런데 Lehmann은 결국 수상자에서 탈락한다. 아마도 그가 PAS를 만들어 낸 것이 아니라 쓰임새를 재발견했다는 점에서 점수가 깎인 것이 아닌지 모르겠다. 결국 1952년 노벨상은 Waksman에게 돌아간다. 이 결과에 대해 Lehmann이 언짢아 했는지는 잘 모르겠다. 정작 공개적으로 분노를 표출한 이는 따로 있었다. 바로 사실상의 streptomycin 발견자 Albert Schatz였다.

04

Schatz와 Waksman의 저작권 싸움 – 학문적 진실성과 예우의 기로, 혹은 하극상

"말 해봐요, 저한테 왜 그러셨어요?"
"넌 내게 모욕감을 줬어."
– 영화 〈달콤한 인생(감독: 김지운)〉 中에서 –

Schatz와 Waksman의 다툼을 보면 자연스럽게 이 영화가 생각난다.

앞서 언급했듯이 Albert Schatz는 Waksman 팀에 합류하여서 streptomycin을 발견해냈다.

오늘날 다 밝혀지게 되지만, streptomycin의 주제를 처음 잡은 것도 Schatz였고, 실험을 한 이도 Schatz였으며, 검증까지 한 이도 Schatz였다. Waksman은 Schatz의 상관이었지만 streptomycin의 발견과 검증에 직접 관여한 것은 아니었다.

뭐, 이게 무슨 비난 받을 사안은 아니다. 연구팀의 수장이란 그런 것이니까. 연구팀을 꾸리고, 유지하고, 열심히 일하는 연구원들을 독려하며, 직접 파이펫을 잡고 실험하지 않더라도 전반적인 실험의 방향을 잡아주는 것이 리더의 의무이니까. 비록 직접 육체 노동을 하진 않지만, 이런 전반적인 감독 업무는 아무나 할 수 있는 것이 아니다.

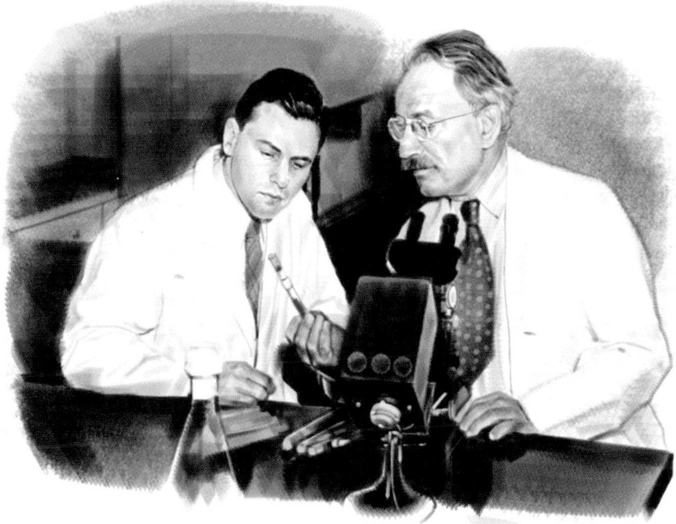

(출처: https://www.nytimes.com/2012/06/12/science/notebooks-shed-light-on-an-antibiotic-discovery-and-a-mentors-betrayal.html)

그런데, Waksman의 경우는 좀 달랐다.

이 성과물을 가지고 Schatz로 하여금 1저자로 논문을 내게 하였고, 그게 끝이었다.

이후 streptomycin을 가지고 활동을 하면서 의식적으로 Schatz를 절대 언급하지 않았다. 그렇게 Schatz는 잊혀 갔다. Waksman은 그나마 그에게 들어온 막대한 로열티 중에서 소액을 Schatz에게 보내주었다. 그런데 이게 Schatz를 자극한 것이었다. 원래 1저자 논문까지 쓰던 무렵에 Waksman은 Schatz에게 이 정도면 됐으니 이후부터 streptomycin의 저작권은 자기가 주도하겠다는 일종의 타협을 하였다. 당시 Schatz는 이걸로 무슨 이윤을 얻을 것도 아니라는 학자로서의 순수한 마음으로 허락하였다. 그런데, 이와 관련해서 선심 쓰듯이 소액의 돈이 자기에게 들어온 것이다. 그리고 정신 차리고 보니, 그의 스승은 자신이 발견한 물질을 가지고 막대한 부를 얻고 있었다(이 거금의 반은 훗날 Rutgers 대학에 설립되고 현재까지 활발한 연구가 이뤄지고 있는 Waksman 연구소의 자금이 된다).

여기서 당신이라면 어떻게 하겠는가?

적어도 우리나라에서는 그냥 한을 품고 속으로 삭히는 이가 더 많을 것이다. 솔직히 내가 이런 상황에 처했어도 싸울 자신은 없다.

자기는 일개 연구원일 뿐이고, 상대는 모든 이가 우러러 존경하는 대 학자이다. 게다가 학계에 인맥도 탄탄하고 권력까지 갖고 있다. 조직 앞에서 개인은 얼마나 하찮은가? 제대로 싸워볼 수나 있겠는가?

하지만 Schatz는 투쟁을 택했다.

즉시 Waksman을 고소했고, 이후 지리한 법정 싸움이 시작된다.

그 결과 로열티의 일부를 받을 수 있게 되었고(그것도 거금이었다), streptomycin의 '공동' 발견자로 인정을 받았다.

해피 엔딩 같은가?

아니었다.

노벨상 위원회에서는 그를 단지 Waksman 휘하의 연구원에 지나지 않는다고 평가하였고, 그는 학계에서 '왕 싸가지'로 찍혀서 이후 주류 과학자로서 올라갈 수 없었다. 비록 주류에서 밀려난 주변부에서 나름 나쁘지 않은 커리어를 보내긴 했지만 말이다.

그렇다고 해서 Waksman의 향후 업적이 폄하되는 것은 아니다. 그는 후속 연구를 통해 1949년에 두 번째 aminoglycoside인 neomycin을 발견해 낸다. 이것 말고도 *Streptomyces*나 *Actinomyces*균에서 여러 다양한 항생제들과 항암제들을 꾸준히 개발해냈다.

그리고 항생제, 즉 antibiotics라는 용어를 처음 만들어냈다는 것은 잘 알려진 사실이고, 또한 -mycin이라는 용어를 처음 만들어낸 장본인이기도 하다. mycin은 *Streptomyces*에서 추출한 항생제라는 뜻이다.

사실 우리가 옛날부터 '마이싱'이라고 부르던 약제들은 연원을 따져보면 거의 다 Streptomyces를 출생지로 하고 있다. 예를 들어 erythromycin은 *Streptomyces erythreus* (나중에 *Saccharopolyspora erythraea*로 개명)에서 왔고, rifampicin (rifamycin)은 *Streptomyces mediterranei* (훗날 *Nocardia mediterranei* → *Amycolatopsis mediterranei* 차례로 개명)에서 왔으며, thienamycin (imipenem의 원형)은 *Streptomyces cattleya*에서, aureomycin (chlortetracycline)은 *Streptomyces aureofaciens*에서 추출된 것이다.

글쎄... 그 당시의 관례를 잣대로 보면 Waksman이 과연 나빴다고 할 수 있는가, 아니면 시대상과는 관계없이 학자로서의 양심의 문제인가를 섣불리 판단하고 싶지는 않다. Schatz가 상대적으로 약자이니까 심정적으로는 동정이 가지만 말이다. 리더와 행동 대원의 역할, 그리고 이에 상응하는 대가를 어떻게 해야 공정하게 배분할 수 있느냐는 아직도 속 시원하게 정해주기가 어려운 사안이다.

05

두 번째 주자 Neomycin, 1949

제1 저자 논문을 쓰게 해 줬고, 로열티의 소액을 건네 줬으니 그걸로 됐다고 여겼던 Schatz가 자기를 법원에 고소하기 1년 전, Waksman은 또 다른 제자였던 Hubert Lechevalier와 이름 모를 어느 연구원(아무리 찾아도 누구인지 안 나옴)과 함께 또 다른 항생제를 추출해 낸다.

출처는 역시 *Streptomyces fradiae*였고 아마도 1949년 당시에는 '새로운' 마이신이라고 생각을 했었는지, 이 물질을 Neomycin이라 명명하였다.

Neomycin은 단일 물질이 아니며, neomycin-B, -C, -A의 혼합물이다.

이들 중 주요 성분은 neomycin-B (framycetin)이며, 일부가 neomycin-C (neomycin B의 이성질체이다. 딱 한 군데만 다른)이다.

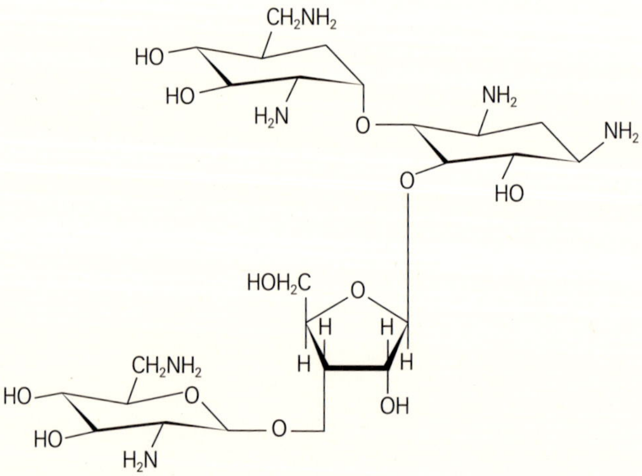

Neomycin-A (neamine)는 B와 C가 분해된 산물로, 실제로는 별 작용이 없는 물질이다.

이쯤에서 좀 짓궂은 생각이 드는데,

Schatz는 Waksman을 들이 받았지만, Lechevalier는 어땠을까?

Streptomycin의 전력도 있고 하니, 이 neomycin의 발견에도 아마 Lechevalier가 대부분을 주도했을 것이다.

그러나 그는 Schatz와는 달리 조용히 지낸 듯하다.

아마도 마이신으로서는 최초 발견도 아니고, 무엇보다 그의 주 관심사는 *Actinomycetes* 균주였기 때문이 아니었을까 한다.

그는 부인인 Mary Lechevalier와 함께 같은 대학 연구소에서 은퇴할 때까지 꾸준하게 *Actinomycetes* 연구에 매진하고 많은 업적을 남긴다. 좋아하는 주제로 평생의 반려자와 함께 평생 연구를 했으니 얼마나 행복하셨을까, 하는 부러움이 든다. 연구자의 로망 중 하나가 아닐까.

Neomycin 가문은 이후 50년대에 *S. krestomycenticus*에서 Paromomycin이 나오게 된다.

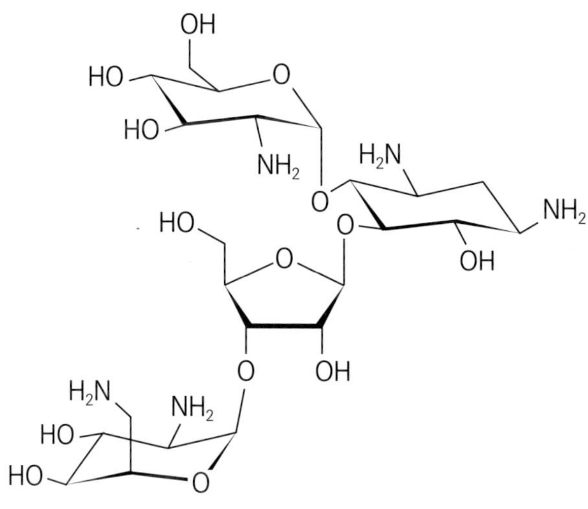

언뜻 보기에 기존의 neomycin과 비교해서 거의 차이를 알아보기 힘들지만, 자세히 보면 amino sugar 중 하나가 $-CH_2NH_2$대신 $-CH_2OH$로 바뀌어 있음을 알 수 있다. 겨우 한 군데 차이일 뿐이지만, 쓰임새는 neomycin과는 전혀 달라서, 아메바를 비롯한 기생충 치료에 쓰이고 있다.

그리고 1950년대 들어 aminoglycoside는 세 번째 종류가 나오게 되고, 이를 기점으로 내성 문제를 화학적 조정으로 해결하는 혁신을 일으킨다. 그 주인공은 유럽이나 미국이 아닌 일본에서 나온다.

앞으로도 계속 다루게 되겠지만, 항생제 역사에서 일본인 학자들의 맹활약과 기여도의 비중은 매우 높았다. 앞장서서 이들을 이끈 이가 우메자와 하마오(梅澤濱夫) 박사다.

06

Kanamycin, 혹은 황금 마이신

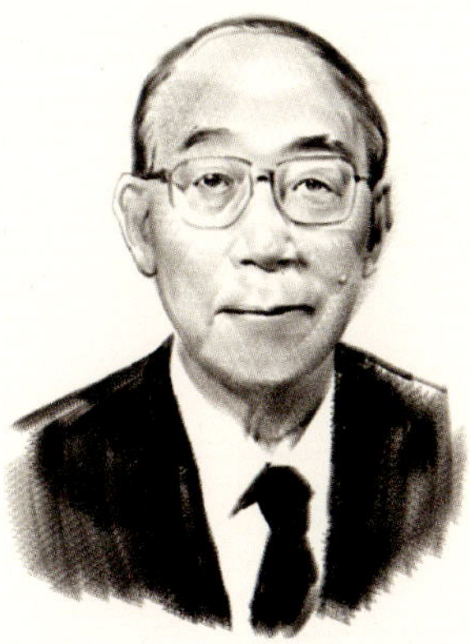

Hamao Umezawa

일본의 만화 작가 무라카미 모토카(村上紀香)의 대표작 중에 『타임 슬립 닥터 Jin』이라는 장편 만화가 있다. 21세기 일본의 신경외과 의사가 본의 아니게 시간의 터널에 빠져서 19세기 중후반 메이지 시대로 가게 되고, 거기서 현대 의술(주로 수술)을 펼치며 사카모토 료마, 사이고 타카모리 등의 실제 역사 인물들과 엮이는 이야기이다. 주인공은 나름 조심을 한다고 했지만, 과거로 와서 현대 의료 기술을 발휘하게 되니 어쩔 수 없이 의학사의 미래에 일부 손상을 주게 된다. 대표적인 사례가, 주인공이 곰팡이를 이용하여 가내 수공업 수준으로 페니실린을 만들어내는 것. 적어도 이 만화의 세계에서는 일본이 플레밍보다 거의 반 세기 먼저 페니실린을 자체 개발한 셈이다.

물론 말도 안되는 설정 파괴이지만, 아주 터무니 없는 것은 아니다.

2차 세계대전 패전 후 일본 사회는 모든 분야에서 미국의 지배를 받게 되는데, 보건 후생 쪽도 미국에서 파견한 인원들에 의해 운영된다. 이때, 미국의 penicillin을 연구하는 학자인 포스터(JW Foster)가 *Streptomyces chrysogenum*을 들고 입국하여 일본 후생성과 함께 일본에서 페니실린을 자체 생산하는 프로젝트를 시작하게 된다. 이 작업에 일본 측 대표 수장으로 동참한 이가 바로 우메자와 하마오(梅澤濱夫; Hamao Umezawa) 박사다.

그리하여 미국 기술의 도움에 힘 입었지만, 일본은 자체적으로 페니실린을 대량 생산하는 국가가 된다. 또한 이 과정에서 미국과 일본을 오가던 우메자와 박사는 이후 항생제 개발에 평생을 바치게 된다. 당연히 streptomycin도 생산하게 되는데, 곧 이어 들이닥친 streptomycin 내성 문제에 봉착하여, 이의 해결책과 대안 마련에 몰두하기 시작한다.

결국 *S. kanamyceticus*로부터 streptomycin 내성균에도 듣는 항생 물질을 만들어내는데 성공하였다.

얼마나 기뻤을까!

그래서 이 항생 물질에 황금 마이신이라는 뜻으로 kanamycin이라는 이름을 붙여준다(황금, 즉 金의 일본 훈독 발음은 kana - かな 혹은 kane かね이다).

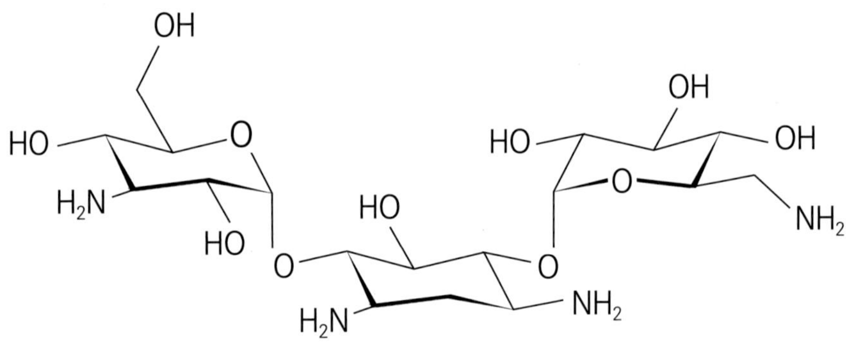

우메자와 박사는 이 정도 업적에 그치지 않고 미생물에서 수도 없이 많은 항생 물질과 항암 물질(대표적인 게 *S. verticillus*에서 추출한 bleomycin이다)들을 계속 추출해 냈으며, 일본 미생물화학 연구소 설립에도 이바지하여 후학 양성과 더 많은 연구 업적을 달성하는 등, 일본의 항생제 개발에 큰 기여를 한다.

그가 거둔 업적들 중에 aminoglycoside 분야로만 다시 범위를 좁혀서 봐도, kanamycin 발견에 그치지 않고 항생제 역사에 결정적인 틀을 제공한다. 항생제 내성을 극복하기 위하여 내성 효소들을 규명하고 화학적인 구조 조정을 통해 이들 효소들의 몽니를 둔화시켰다. 다시 말해서, semisynthetic antibiotics 개념을 시작한 것이다.

07

내성을 피하고 싶어서

우메자와 박사는 streptomycin과 kanamycin이 안 듣는 원인으로서 균이 내는 aminoglycoside 파괴 효소들에 주목을 하고, 이들을 집중적으로 파고들었다. 그 결과 N-acetyltransferases (AAC), O-nucleotidyltransferases (ANT), O-phosphotransferases (APH)가 aminoglycoside를 망치는 주범임을 알아낸다. 여기서 그치지 않고, 주로 공격받는 aminoglycoside 구조 부위들을 화학적으로 잘 조정하면 이들 효소들의 작용을 무력화시킬 수 있다는 아이디어에 착안하게 된다(이 대목에서 항상 드는 생각이 있다. 이 정도까지 성과를 거두었고 이런 아이디어까지 냈다면 노벨화학상 내지 노벨의학상을 받으셨어야 하지 않은가? Waksman이나 Florey와 비교해 봐도 꿀릴 게 없는데 말이다. 정말 의문이다).

이쯤에서 이 글 초반부에 나왔던 스타트렉 엔터프라이즈 호를 다시 소환해 보자.

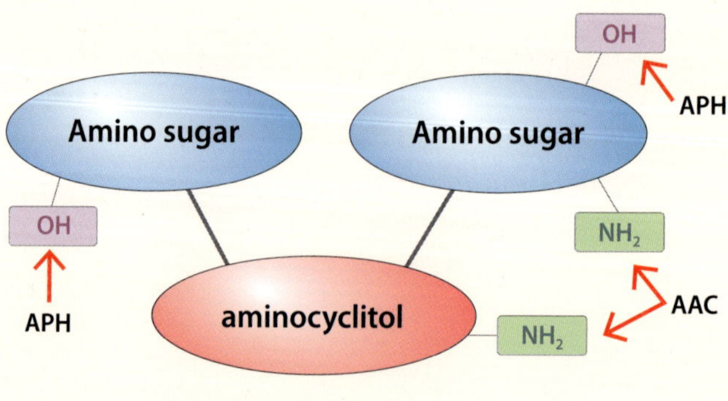

Kanamycin 구조를 중심으로 고찰해 보면,

aminocyclitol의 $-NH_2$ 기와 한쪽 amino sugar의 $-NH_2$ 기가 AAC에게 공격받는 부위이고, 양 amino sugar의 -OH 기는 APH의 공격을 받는다.

그래서 기존의 kanamycin 구조들에 달려 있는 각종 hydroxyl 기(-OH), amino 기($-NH_2$)에 다른 화학구조를 붙이거나, 아예 없애거나 하는 식으로 수도 없이 시행 착오를 하면, 이들 효소들을 무용지물로 만들 수 있지 않겠냐는 것이 기본 개념이다.

이렇게 해서 1971년에 dibekacin을 개발하고,

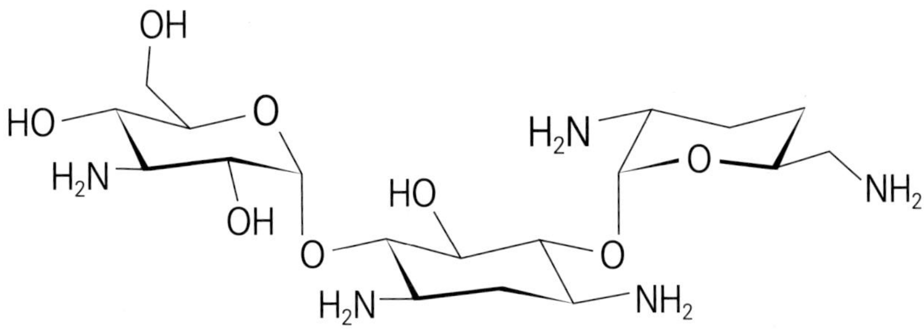

이어서 1973년에 arbekacin이 나오게 된다.

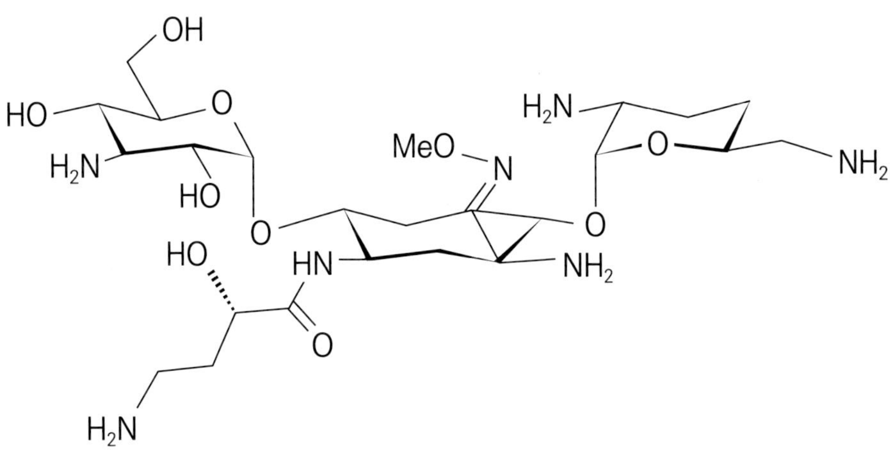

Arbekacin은 우메자와 박사 사후인 1990년에 가서야 일본에서 시판되는데, 다른 aminoglycoside와는 다르게 그람 양성균, 특히 MRSA 치료에 탁월한 효과를 보인다.

이러한 틀에서 kanamycin의 후예들은 계속 나오게 된다.

1971년에 amikacin이 나오고 1976년에 시판이 됐으며, 1975년에 *S. tenebrarius*로부터 tobramycin이 나온다. Tobramycin은 기존 kanamycin 구조에서 3'-OH 기를 아예 제거한 3-deoxy-kanamycin B이다.

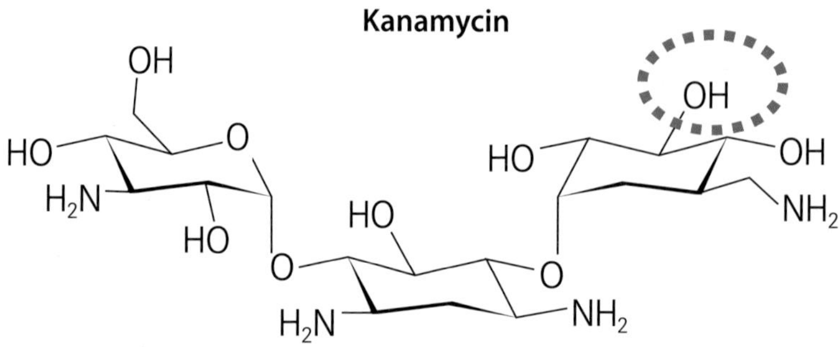

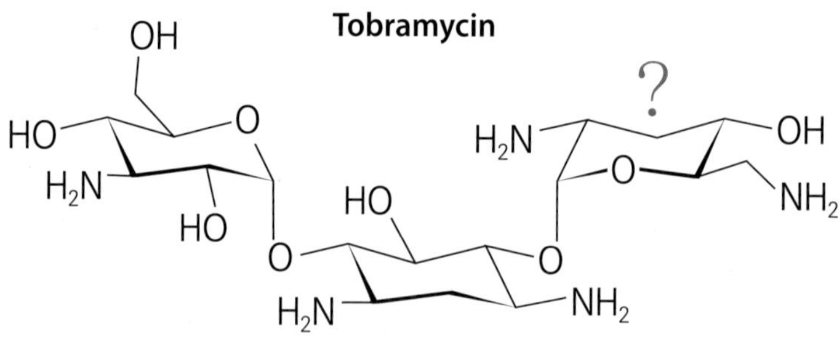

이런 변형을 통해 APH에 당하지 않게 된다. 물론 다른 부위들은 여전히 공격받지만, 기존의 kanamycin에 비하면 형편이 훨씬 나아진 셈이다.

특히 amikacin의 경우는

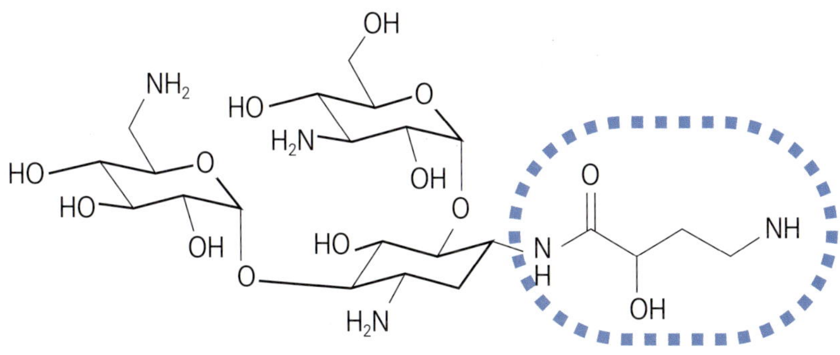

1번 amino 기를 L-hydroxy amino buteroyl amide (L-HABA)로 대체하여 웬만한 효소들로부터 끄떡없이 견디는 맷집을 갖추게 된다.

그래서 aminoglycoside 항생제들 중에 가장 내성에 강한 항생제로 등극한다. 물론 완벽한 것은 아니지만.

08

또 다른 가문, Genta-MICIN

Streptomyces 일색이었던 항생제 계에 드디어 새로운 가문이 대두된다.

1963년 Schering 사 소속이던 Weinstein 등은 *Micromonospora purpurea*를 발효시킨 끝에 gentamicin을 추출해 낸다.

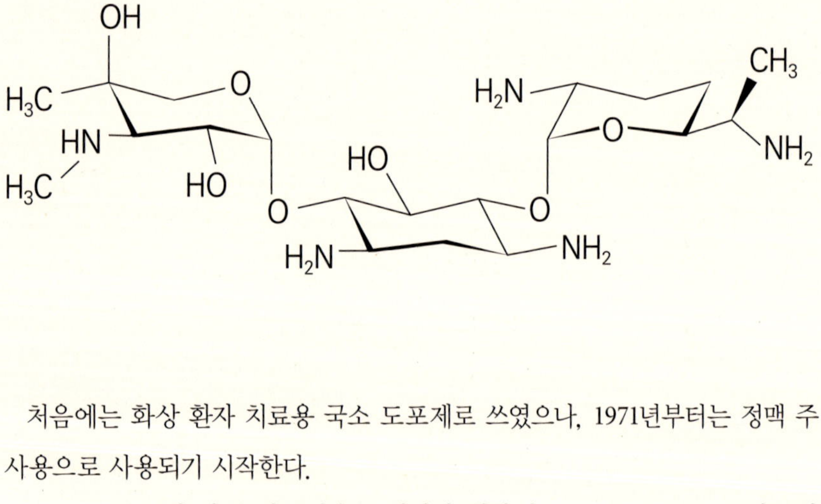

처음에는 화상 환자 치료용 국소 도포제로 쓰였으나, 1971년부터는 정맥 주사용으로 사용되기 시작한다.

*Streptomyces*와 다른 가문임을 표현하기 위하여, *Micromonospora* 가문의 마이신은 -mYcin 이 아닌 -mIcin으로 명명하였다.

이후 isepamicin, netilmicin, sisomicin 등이 속속 개발된다.

Netilmicin이나 sisomicin은 기존 약제들에 비해서 신독성과 청력 손상 면에서 유리하다고 알려졌었으나, 여러 연구진들의 검증에 의하면 꼭 그런 것만은 아닌 것으로 결론이 나고 있는 듯하다.

사실 aminoglycoside의 가장 골치 아픈 문제가 바로 이 두 가지 부작용이다.

근본적으로 이 약제의 구조를 이루는 amine 기가 문제이다. 이 amine 기는 양성 전하를 띠게 되기 때문에, 체내에 들어오면 음성 전하를 띤 것이라면 좋다고 달려들 수밖에 없다. 물론 다행히도 세균들이 음성 전하를 띠기 때문에(lipopolysaccharide 내독소가 대표적) 치료 효과에 큰 기여를 하기도 한다. 그런데, 콩팥, 특히 근위세뇨관(proximal tubule)의 phospholipid는 음성 전하를 띠고 있다. 그러니 aminoglycoside가 이 부위를 마다할 리 없으며, 결합 후 얼렁뚱땅 콩팥 세포 내로 들어가 축적된다. 특히 핵과 미토콘드리아에 가서 축적된다. 이렇게 불청객으로 와서 눌러앉아 있으니 그 부위가 기능을 제대로 할 리 없다. 그래서 미토콘드리아의 오동작과 이로 인해 수반되는 해로운 물질들, 예를 들어 radical 같은 것이 콩팥 세포에 손상을 주게 되고, 궁극적으로는 신독성이 생기는 것이다.

그나마 aminoglycoside 종류들 별로 콩팥에 달라붙는 취향이 달라서, neomycin이 가장 잘 달라붙고, streptomycin 이 가장 덜 달라붙는다. 따라서 neomycin 이 신독성 생길 확률이 가장 높은 약이다.

콩팥을 선호하는 상대적 순위를 매기자면,

neomycin > gentamicin ≒ tobramycin > amikacin > streptomycin.

청력 손상 기전은 확실하게 규명되지는 않았지만, amine 기 자체가 청각 신경세포에 잘 달라붙는다는 점, 그리고 역시 산소 radical이 관여하는 것으로 알려져 있다는 점 등으로 보아 신 독성과 기전 면에서 유사한 것으로 추정되고 있다.

청각신경 상대적 선호도 순위는 콩팥 순위도와 비교해서 1등과 꼴찌가 서로 뒤바뀐다.

Streptomycin ≒ gentamicin > tobramycin > amikacin > neomycin.

2018년 현재 검증 중인 최신 aminoglycoside로 plazomicin이 있다.

-micin이라는 이름에서 유추할 수 있듯이 *Micromonospora* 가문 출신이며, sisomicin의 자손이다.

기존 sisomicin의 구조에서 1번에 hydroxy aminobutyric acid (HABA)를 붙이고, amino sugar 날개의 6번에 hydroxy ethyl 기를 붙여서 보강하였다.

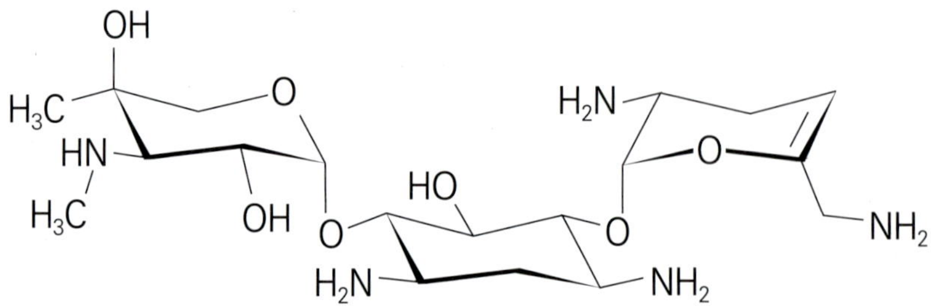

Sisomicin

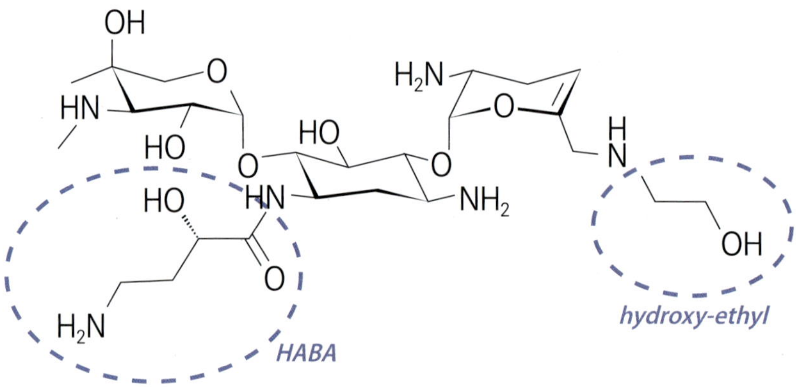

Plazomicin

이는 신세대 주자로서 기대를 받고 있는데, ceftobiprole이나 daptomycin과 같이 쓰면 MRSA, 심지어 VRSA까지 들을 수 있고, *Pseudomonas aeruginosa*, carbapenem 내성 *Acinetobacter*까지 효과가 있을 수 있다는 보고들이 나오고 있기 때문이다. 특히 최근 의료관련 감염의 뜨거운 감자인 carbapenem 내성 Enterobacteriaceae (CRE)에 다른 aminoglycoside 종류들과 비교하여 탁월한 효과를 보이고 있어서 더욱 주목받고 있다. CRE는 근본적으로 carbapenem에 저항을 하는 것이기 때문에, 이론적으로는 aminoglycoside와는 무관하다. 그럼에도 불구하고 실제로는 carbapenem은 물론이요, aminoglycoside에도 잘 듣지 않는 다약제 내성을 보인다. 그 이유는 CRE가 carbapenemase를 내는 내성 유전자뿐 아니라 aminoglycoside 파괴 효소(aminoglycoside modifyng enzyme; AME)를 만드는 유전자도 갖고 있기 때문이다. 그렇다면 aminoglycoside 가문 중에서 plazomicin이 유독 탁월한 CRE 치료 효과를 보이는 까닭이 자연스럽게 설명이 된다. 웬만한 AME에 끄떡하지 않기 때문이다. 그래서 carbapenemase에 아랑곳하지 않는 항생제라는 근원적인 조건에다가, 대부분의 AME에 잘 견딘다는 장점이 더해져서 CRE에 우수한 치료 효과를 보이는 것이다. 단, 여전히 NDM-1과 같은 metallo-beta-lactamase를 내는 CRE에는 효과가 좋지 않다. NDM-1 유전자를 가진 CRE는 Arm/Rmt (aminoglycoside resistance methylase / ribosomal RNA methyltransferase) 유전자도 동시에 보유하고 있는데, 이 유전자에 의하여 rRNA가 methylation 됨으로써 plazomicin마저 듣지 못하게 되기 때문이다. 그래서 현재까지는 serine에 기반을 둔 carbapenemase 생성 CRE에만 유효하다. 2018년 현재 미 FDA에서는 합병증 있는 비뇨기계 감염에만 허가를 내주고 있으며, 혈액 내 전신 감염에 대해서는 허가를 유보하고 있다. 다제 내성균 감염이 가장 큰 문제가 되고 있는 현 시점에서 우리가 갖출 수 있는 가능성 있는 무기로서 계속 주목해야 할 가치가 있다.

*** Aminoglycosides 의 역사적 의의**

첫째, 최초의 제대로 된 결핵 치료제다. 그동안 결핵에게 일방적으로 당하던 인류가 최초로 반격의 서막을 열게 되었다.

둘째, 학문적 업적의 지분은 어떻게 조정해야 공평한 것인지를 진지하게 논의하게 된 계기가 되었다.

셋째, 페니실린에 이어 이이제이를 모범적으로 전개한 사례가 되었다.

넷째, 기존 추출물을 화학적으로 조정 및 개선시켜서 내성에 대처할 수 있게 만든 semisynthetic 항생제 개발의 효시다.

다섯째, 본격적으로 항생제 개발의 가지 수가 기하 급수적 증가를 하는 시대를 열었다.

06

4개의 사슬 – Tetracycline 가족사

01 가축 사료와 Chlortetracycline, 1945
02 화수분 *Streptomyces*
03 Tigecycline – 구조로 내성을 이겨내다.

01

가축 사료와 Chlortetracycline, 1945

Tetracycline은 문자 그대로 4개(tetra)의 고리(cycline)로 이루어져 있다.
이 고리의 정식 명칭은 hydro-naphthacene nucleus이다.
일명 tetracene이라 한다.
acene이란 benzene을 기본 단위로 하는 구조다.
고리가 한 개면 그냥 benzene.

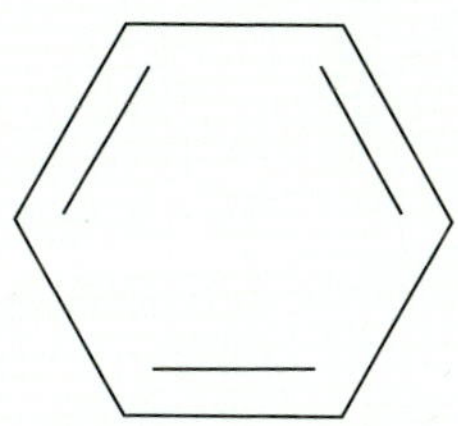

Benzene 고리가 2개면 naphthalene.

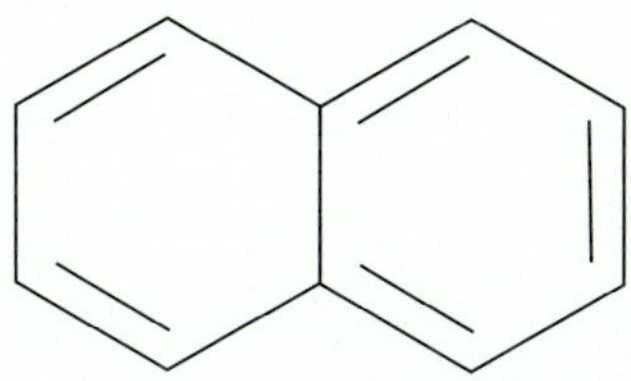

3개면 anthracene,

4개면 naphthacene 혹은 tetracene이다.

항생제와는 별개의 이야기지만, tetracene은 organic light-emitting diodes, 즉 텔레비전 화면에 쓰이는 OLED의 기반이기도 하다.

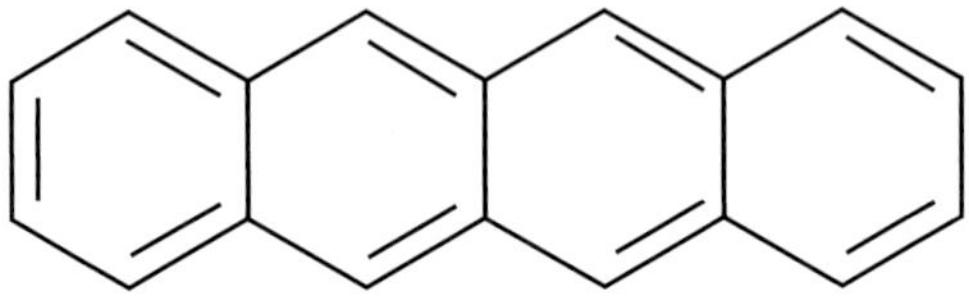

여기에 각종 기가 붙어 있는게 tetracycline의 기본 뼈대 구조이다.

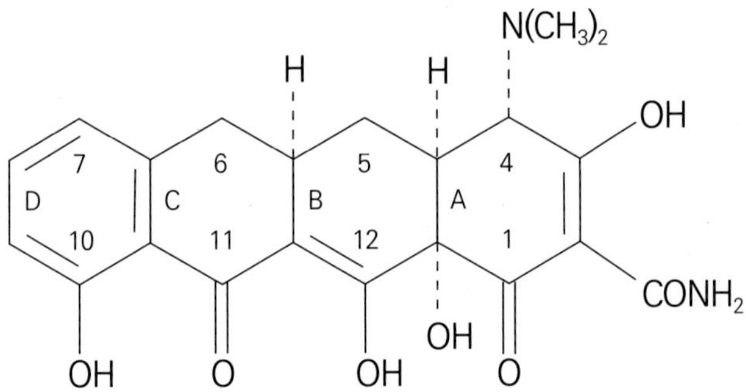

이 핵심 구조는 최초 발견 이후 1950년대에 다듬어진 것이고, 실제 첫 발견은 1945년에 이루어졌다.

Lederle 사의 Benjamin Minge Duggar가 *Streptomyces aureofaciens*로부터 황금색(aureo-)의 항생 물질을 추출하였으며, 그 색깔에 따라 aureomycin이라 명명하였다. 이는 나중에 chlortetracycline 구조로 밝혀진다.

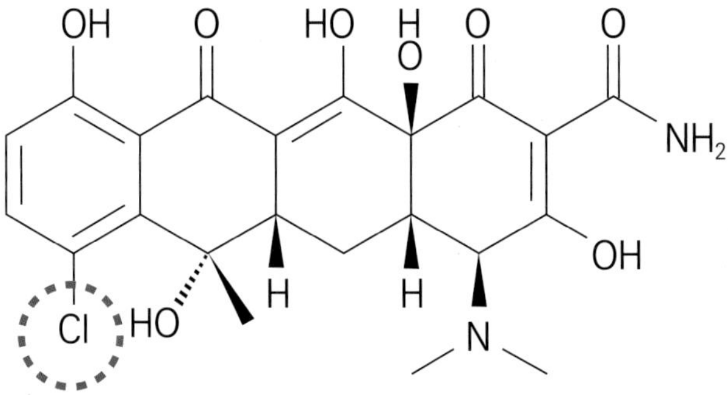

이 약제는 tetracycline 가문의 효시로서의 의미도 있지만, 또 하나 커다란 영향을 준 것이 있다.

이 추출물은 한때 *S. aureofaciens*가 동시에 만들어내던 vitamin B12로 오인되는 바람에, 가축 사료에 쓰이는 실험 재료가 된다. 결국 vitamin B12가 아닌 aureomycin이 가축들을 무럭무럭 살찌우게 된다는 것이 밝혀지게 되었다. 그리하여 축산업계에서 사료마다 각종 항생제를 넣게 되는 첫 계기가 되었고, 이는 오늘날 각종 항생제 내성으로서 인류에게 부메랑이 되어 돌아오고 있다.

1950년에는 *S. rimosus*로부터 oxytetracycline (Terramycin)이 추출되었으며

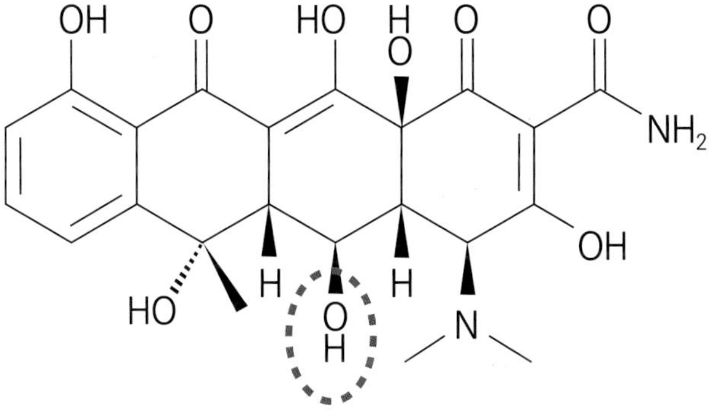

1952년에는 aureomycin에서 chlorine을 제거함으로써 tetracycline이 정립된다.

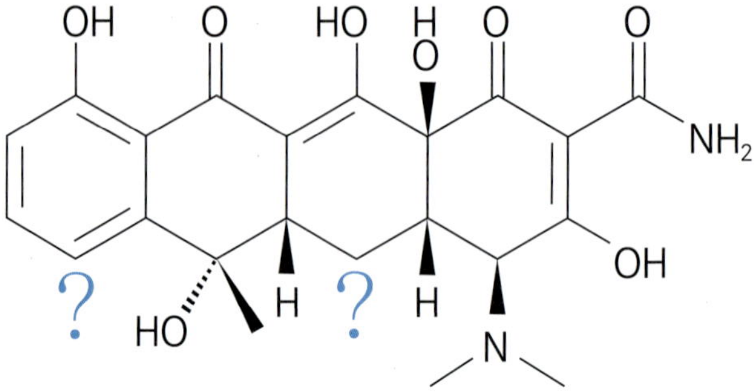

이를 시초로 하여 tetracycline 가문은 semisynthetic의 길로 나아간다.

그 결과, 1967년에 doxycycline이 나오는데, 이는 기존의 구조에서 C-6의 hydroxyl (-OH) 기를 제거함으로써 신독성을 줄이고, 70S ribosome까지 침략하여, 세균뿐 아니라 원충(protozoa - 예를 들어 말라리아)까지 공략할 수 있는 능력을 얻는다.

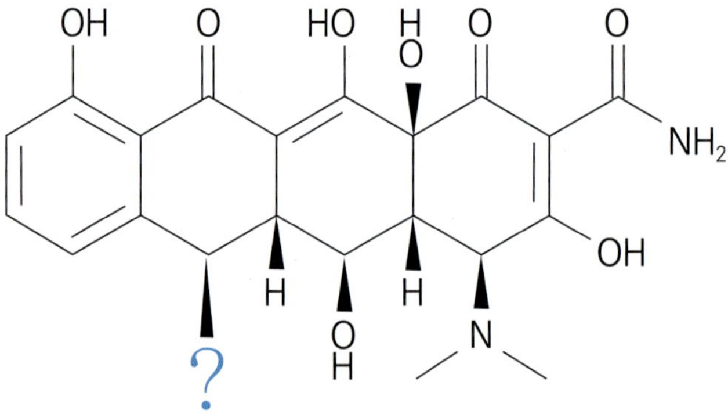

1971년에는 minocycline이 시판된다.

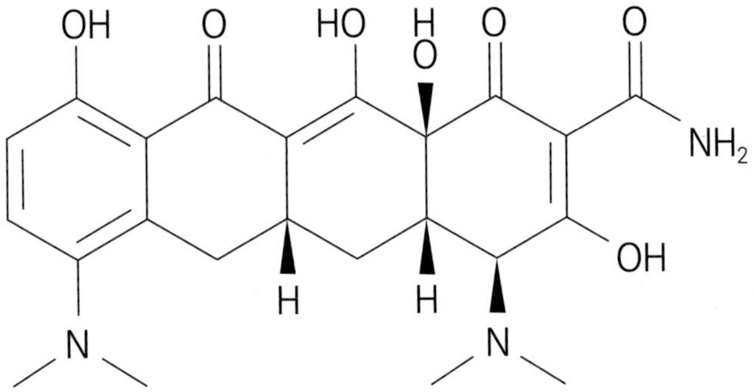

이 minocycline에서 진화하여 2005년에 나오는 것이 바로 glycylcycline (tigecycline)인데, 여기에 앞서서 한 가지 짚고 넘어갈 것이 있다. 다름 아닌 *Streptomyces*이다.

02

화수분 Streptomyces

지금까지 나온 항생제들의 역사를 접하다 보면 유난히 자주 나오는 출연진이 하나 있다.

바로 *Streptomyces* 종이다.

*Streptomyces*는 -myces 라는 돌림자 때문에 곰팡이로 자주 오인 받는다.

원래 myces라는 용어가 mushroom, 즉 버섯이나 진균(곰팡이)을 뜻하는 그리스어이기 때문이다.

게다가 이 *Streptomyces*는 문자 그대로 사슬 모양(Strepto)으로 hyphae가 칙칙폭폭 자라나는 모양이라, 겉모습만 보면 영락없는 진균이다.

하지만 *Streptomyces*는 하고 다니는 외양은 진균 같지만, 실제로는 엄연한 세균이다.

왜냐? 세포 구조에서 이미 결판이 났다. 진핵세포(eukaryotes)가 아니고 prokaryotes 거든.

족보를 따져보면 다음과 같다.

Eubacteria → Actinobacteria (phylum) → Actinobacteria (class) → Actinomycetales (order) → 여기서 몇 가지 중요한 family로 갈라진다 *Actinomyces*로 가는 Actinomycetaceae, *Micromonospora*로 가는 Micromonosporaceae, 그리고 *Streptomyces*로 가는 Streptomycetaceae이다.

이 균은 덩치에 비해 지나치게 큰 유전체(genome)을 보유하고 있는 탓인지 몰라도, 필요 이상으로 왕성하게 대사를 한다. 그리하여 생존을 위해 반드시 있어야 하는 1차 대사 산물에 더해서, 없어도 생명 유지에 지장이 없는 2차 대사 산물까지 잉여로 만들어 낸다. 이 2차 대사 산물들이 인류에게 본의 아니게 아낌없이 선사하는 선물 보따리인 것이다.

여기서 각종 항생제, 항암제, 항진균제, 면역억제제, 제초제 등이 나온다.

이들이 화수분이자 미생물계의 엘도라도임을 안 이상, 학계에서 그냥 놔둘 리가 없다.

그래서 현재까지 다음과 같이 푸짐한 항생제 선물들을 우리 인류가 쪽쪽 뽑아 왔다.

*Streptomyces*가 배출한 항생제들

S. alboniger → Puromycin

S. ambofaciens → Spiramycin

S. aureofaciens → Chlortetracycline

S. erythraeus → Erythromycin

S. fradiae → Neomycin, Actinomycin, Fosfomycin, Dekamycin

S. garyphalus → Cycloserine

S. griseus → Streptomycin

S. knanamyceticus → Kanamycin

S. lincolnensis → Lincomycin, Clindamycin

S. mediterranei → Rifampin

S. niveus → Novobiocin

S. nodosus → Amphotericin B

S. noursei → Nystatin

S. orchidaceus → Cycloserin

S. orientalis → Vancomycin

S. roseosporus → Daptomycin

S. spectabilis → Spectinomycin

S. tenebrarius → Tobramycin

S. venezuelae → Chloramphenicol

S. clavuligerus → Cephalosporin

S. rimosus → Oxytetracycline

아낌없이 주는 나무 *Streptomyces*에게 감사드리자.

03

Tigecycline
- 구조로 내성을 이겨내다.

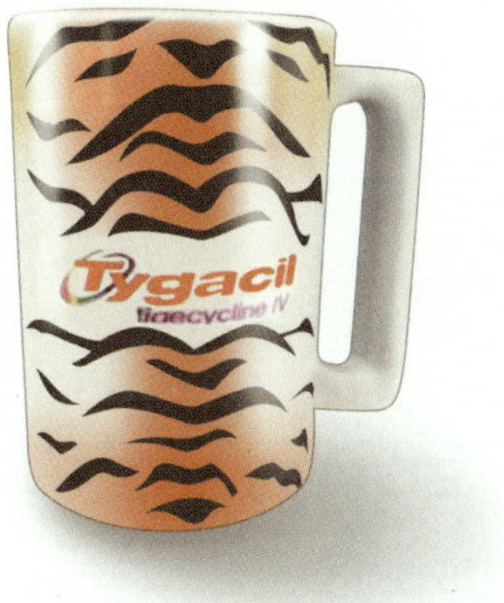

Tigecycline.

티게싸이클린이라고 발음하기도 하지만 타이거싸이클린이라고 발음하기도 한다. 난 후자를 선호한다.

멋있으니까.

실제, 이 약제 광고 모델이 호랑이이다.

이 약제는 minocycline 구조에 보강을 한 또 하나의 semisynthetic antibiotics이다.

Semisyntheic의 공통적인 목적에 걸맞게, 구조의 화학적 변형을 통해 내성을 이겨냈다.

Tetracycline 가문의 약제들은 한 때의 전성기도 잠시뿐, 곧장 세균의 내성에 시달린다.

대표적인 내성 기전이 바로 적극적으로 퍼내서 쫓아내는 펌프였다.

이에 인간 진영은 tetracycline, 특히 minocycline의 구조에 변형을 가하여, 마침내 1990년대 중 후반에 9번째 탄소 부위에 덩치가 큰 물질을 붙이게 된다. 공식적으로는 9-tert-butyl-glycyl amido 기였다.

이를 통칭하여 glycylcycline이라 하였다. 3세대 tetracycline인 셈이다.
하나하나 뜯어서 보면 다음과 같다.
tertiary butyl은 이렇게 생겼다.

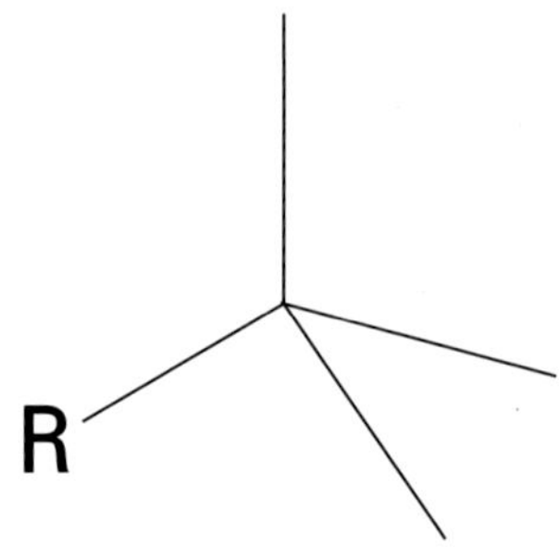

Glycyl, 즉 아미노산 중에서 glycine은 이렇게 생겼다.

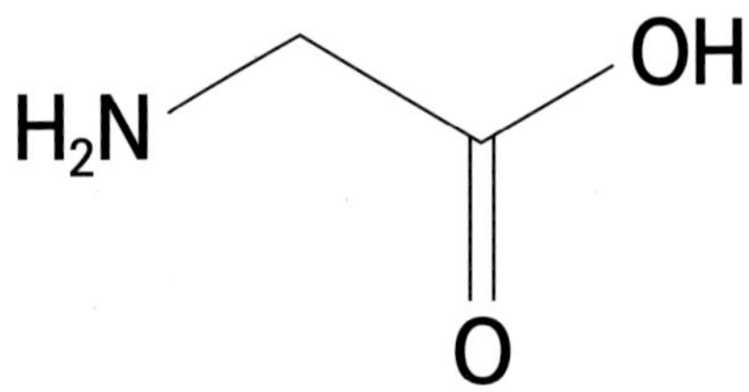

마지막으로 amide를 최종 접착제로 해서 9번 탄소에 붙인다.

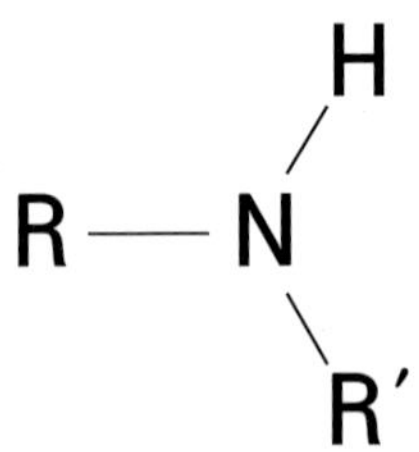

그 결과가 바로 tigecycline이다.

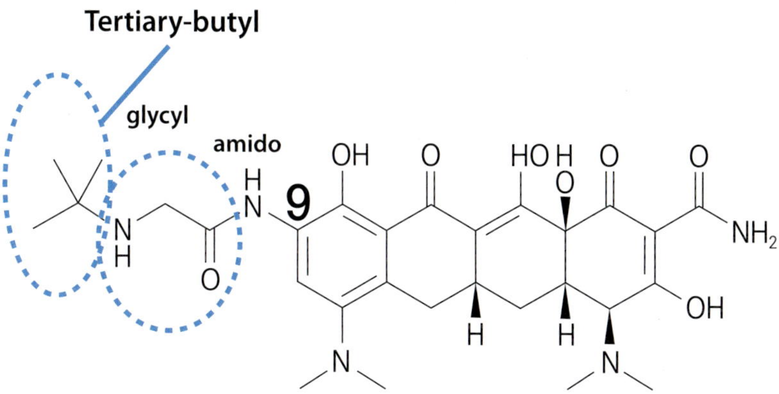

딱 봐도 기존의 minocycline에 비하여 덩치가 매우 크다. 이렇게 크니 efflux pump가 퍼내서 쫓아내기엔 너무나 버겁다.

게다가 반응성이 매우 좋아서, 세균의 30S ribosome이 돌연변이를 일으켜서 모양을 바꿔도 아랑곳하지 않고 그냥 달라붙는다. 이 결합력은 tetracycline의 무려 다섯 배이다.

이렇게 침투력이 좋기 때문에, 인체에 들어오면 혈류에 머물지 않고 심부 조직 여기 저기에 잘도 파고든다. 그래서 volume of distribution (Vd)가 kg당 7-10L나 된다. 다만, 그만큼 혈류에 유효 농도로 남아 있기 어렵기 때문에 역설적으로 혈류 감염이나 패혈증의 치료에는 핸디캡이 된다.

그리고 efflux pump를 잘 극복하긴 하지만, 예외적으로 MexXY efflux pump에는 취약하다. 특히 이 pump는 *Pseudomonas aeruginosa*가 장만하고 있는 펌프이다. 그래서 *P. aeruginosa* 치료에는 효과가 신통치 않다.

이 3세대 tetracycline (glycylcycline)은 공식적으로는 피부연조직 감염과 복강내 감염으로 승인되어 있으며, 또한 colistin과 함께 carbapenem 내성균의 치료에 사용되고 있다.

Tigecycline에 이은 glycylcycline으로 eravacycline이 개발 과정에 있다.

Fluorocycline 계통 항생제로, 기존 tigecycline에다가 fluoride와 pyrrolidine ring을 붙여서 더 강화한 제제이다.

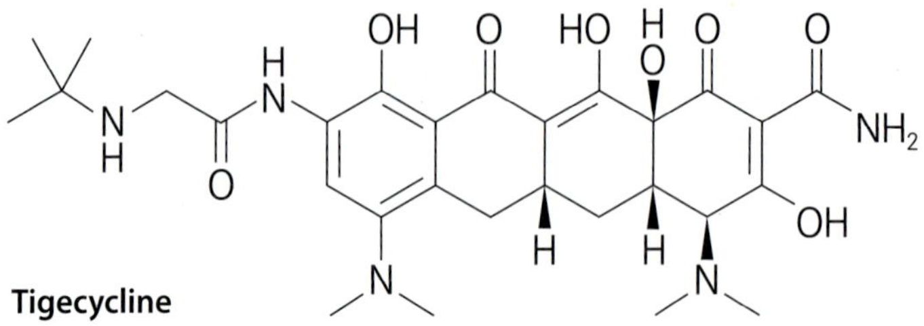

Tigecycline

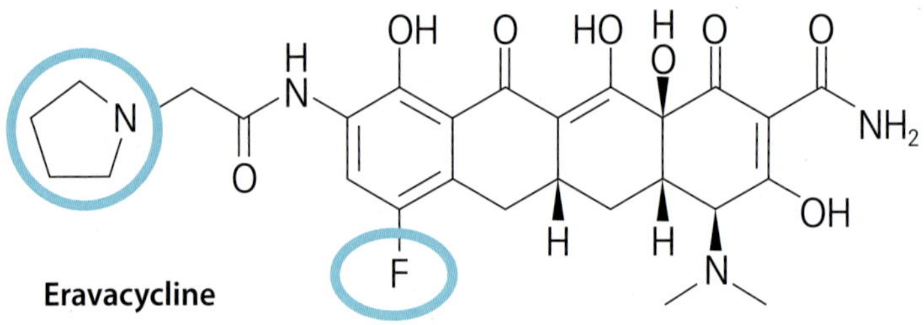

Eravacycline

그러나 현재까지 만족스러운 성적이 나오지 않아서 아직 더 검증이 필요하다.

*** Tetracycline의 의의**

첫째, 항생제의 항균 범위가 점점 넓어지기 시작한다.
둘째, semisynthetic 항생제, 즉 화학적 조정으로 내성을 극복하는 기술이 더욱 가속화된다.

07

화려하게 꽃 피고 사라진 chloramphenicol

화려하게 꽃 피고 사라진 chloramphenicol

화양연화(花樣年華).

Chloramphenicol을 볼 때마다 왠지 모르게 떠 오르는 단어다.

화려한 데뷔, 짧았던 전성기, 그리고 잊혀짐.

1947년에 *Streptomyces venezuelae*에서 추출되었고, 불과 2년 사이에 이는 para-nitrobenzene ring과 propanediol, 그리고 dichloracetamide가 합쳐진 구조임이 규명되었다.

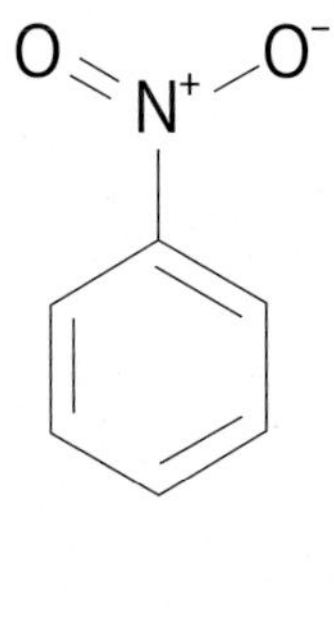

이것이 propanediol에 가서 붙고

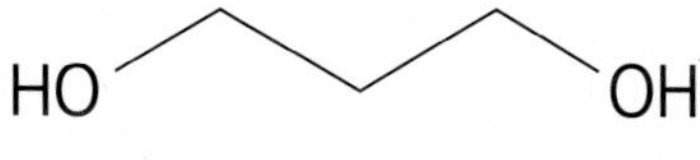

거기에 acetamide가 추가되면서

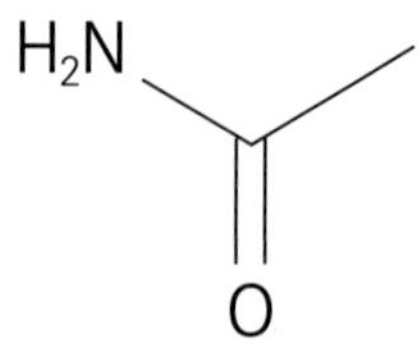

Chlorine을 두개 붙여 DiChlorAcetamide로 만들면 최종 결과는 다음과 같다.

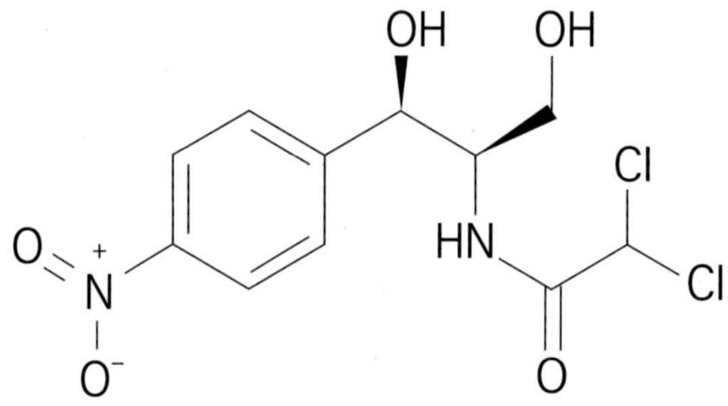

이것이 chloramphenicol이다.

화학 구조가 규명되었으니, 굳이 *S. venezuelae*에 의존할 필요 없이 직접 합성할 수 있게 되었다. 그래서 1949년부터는 화학적으로 직접 만들어서 시판하게 된다. 이는 자연 산물 항생제를 전적으로 인공 합성하여 생산하게 된 최초의 사례이다.

또한 그 당시까지 나온 항생제들 중에 가장 광범위한 치료 범위를 과시하여 화려하게 데뷔한다.

그런데, 오늘날도 그러하지만 이 '광범위'라는 용어의 뉘앙스를 잘 숙고해 보아야 한다.

그람 양성, 음성, 혐기성 모두 가리지 않고 유효하다는 것은 그 자체로 이로운 일이지만, 한편으로는 무차별 공격을 한다는 의미도 된다.

원칙적으로는 세균의 50S ribosome에서 peptidyl transferase를 억제하는 것이 기본 기전이지만, 이 약제의 구조적 본질 면에서 내포하고 있는 위험성도 같이 작용하여 인체 세포에도 악영향을 줄 수 있다는 것이다.

이 약제의 기본 구조들인 nitrobenzene만 해도 혈액 및 골수, 간, 신장, 중추신경계에 해가 될 수 있으며, carcinogen이기도 하다.

Acetamide도 황을 받고 대사되어 thioacetamide로 변환될 경우 carcinogen으로 작용한다.

1949년에 공개되고 60년대 중반까지 좋은 치료제로 각광을 받았지만, 이 약제로 인해 생길 수 있는 부작용들, 예를 들어 재생불량성 빈혈, gray baby syndrome, 중추신경계 이상, 암, 등등으로 인해 점차 사용하는 빈도가 크게 줄어든다. 게다가 Chlormaphenicol이 쓰이는 질환마다 더 좋은 후배 항생제들이 속속 출현하여 입지가 더욱 좁아지게 된다.

결국 오늘날 임상에서는 거의 쓰이지 않게 되었다.

항생제 역사 최초의 광범위 항생제로 짧은 전성기를 보내고 은퇴한 셈이다.

필자는 어쩌면 chloramphenicol을 치료제로 사용해 본 마지막 세대일 것이다.

전공의 시절이던 80년대 중반, 당시엔 매우 흔했던 장티푸스 치료에 ampicillin, bactrim과 더불어 이 chloramphenicol을 가끔 사용하곤 했다. 또한 원인균을 모를 때 경험적 치료 시도 수단으로도 사용했었다.

딴 건 몰라도 효력이 나타나는 속도 하나는 진짜 빨랐던 걸로 기억한다.

보통 어느 항생제를 주면 열이 떨어지는 시기가 통상적으로 3일 안팎인데, chloramphenicol은 마치 해열제처럼 한 나절이면 뚝하고 떨어지곤 했었다. 하지만 상기한 여러 부작용들 때문에 사용을 꺼리게 되었고, 특히 장티푸스 치료할 때는 bactrim을 훨씬 더 자주 사용했다(정희영 교수님께서 bactrim을 선호하신 영향도 있다). 그리고 오래지 않아 ceftriaxone이라는 거물이 나타났고 곧이어 fluoroquinolone이라는 또 다른 거물이 출현한다. 그래서 나와 chloramphenicol과의 짧은 만남은 이대로 영원히 끝나게 된다. 아듀!

*** Tetracycline의 의의**

첫째, Streptomyces에의 의존을 탈피해서 인공 합성으로 생산하기 시작한 최초의 사례이다.
둘째, 사실상 최초의 광범위 항생제이다.
셋째, '광범위'라는 매력적인 용어의 이면에는 '부작용'이라는 그림자도 있다는 교훈을 준다.

사족: 최근 다제 내성균의 대두에 따라 과거에 사용했던 항생제들의 재평가에 이은 재도입이 활발해지고 있다. 대표적인 성공 사례가 colistin이다. 이 재평가 대상 중에 chloramphenicol 도 포함되어 있는데, 원천적으로 광범위 항생제이기 때문이다. 여러 임상 보고에 의하면 VRE, MRSA, 다제 내성 그람 음성균에서 꽤 개가를 올렸다고 한다. 그러나 속단은 금물인 게, 엄격한 통계적 검증하에 이뤄진 것이 아니고 간헐적인 보고라는 점에서 재도입에는 아직 신중한 입장이다. 그래도 재기의 소지를 약간 보이고 있다는 점에서는 고무적이라 할 수 있겠다.

08

거대한 굴렁쇠 - Macrolide 변천사

01 거대한 굴렁쇠에 붙은 두 설탕들
02 Erythromycin을 발견하고도 잊힌 Aguilar
03 사내 연애를 막으니 2세대 macrolide가 나오다.
04 3세대 ketolide와 논란

01

거대한 굴렁쇠에 붙은 두 설탕들

Macrolide는 따지고 보면 aminoglycoside와 고향이 같은 셈이다.

둘 다 *Streptomyces*에서 추출되었으니까.

Aminoglycoside는 이미 언급했듯이 aminocyclitol에 sugar가 붙은 구조인데, macrolide도 유사한 형태를 하고 있다.

Macrocyclic lactone이라는 본체에 1개 혹은 2개의 sugar가 붙은 모양새이다.

Aminoglycoside가 작은 원에 설탕이 붙은 방식이라면, macrolide는 매우 큰 고리에 설탕이 붙은 구조라 할 수 있다.

Macrocycle이란 적어도 12개 이상의 원자들로 이루어진 큰 고리를 말한다. 이런 구조가 세포에 슬그머니 침투하는 데 큰 기여를 한다. 이런 기본 구조를 뼈대로 해서 14개에서 16개의 원자로 이뤄진 macrocyclic lactone으로 ring을 만들고, cladinose와 desosamine이라는 2개의 당이 달라붙어서 macrolide를 이룬다.

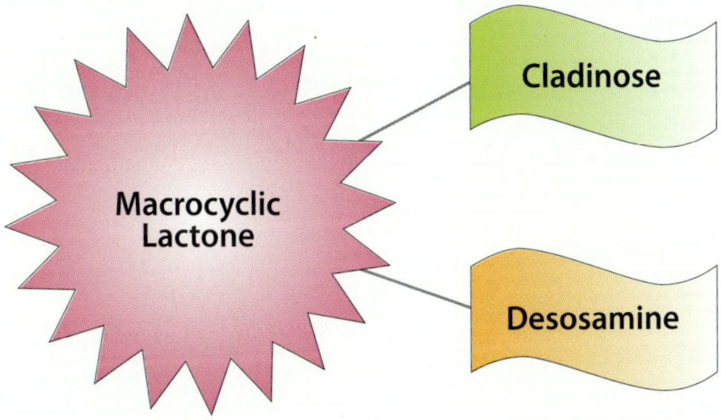

Desosamine은 methyl 기 두개를 지닌 amino 기를 달고 있는 deoxy-sugar이다.

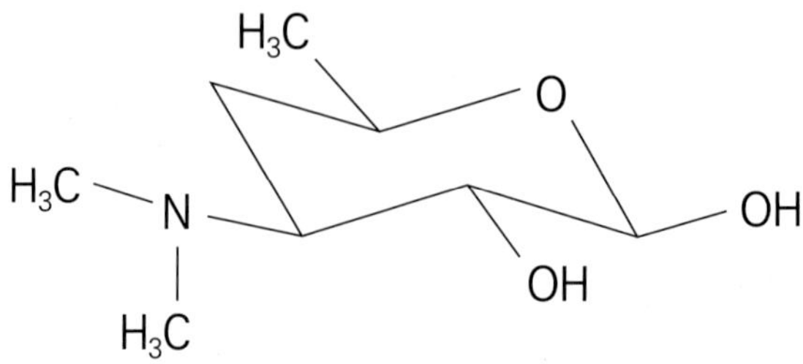

Cladinose는 hexose deoxy-sugar인데,

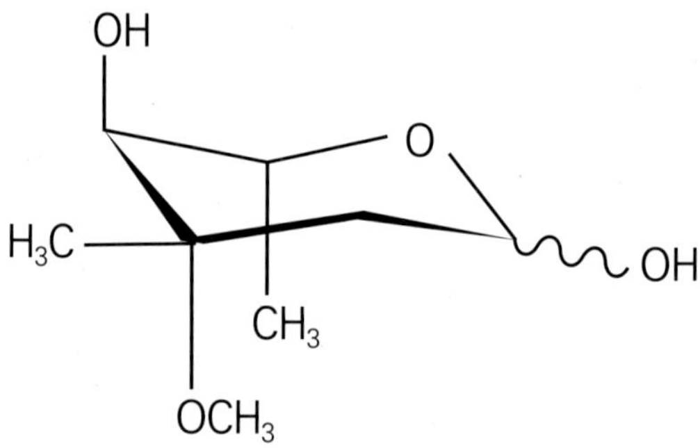

나중에 다루겠지만 이것이 ketone으로 대체된 것을 3세대 macrolide인 ketolide라 한다.

이렇게 해서 구성된 macrolide의 전형적인 예인 erythromycin의 모양은 다음과 같다.

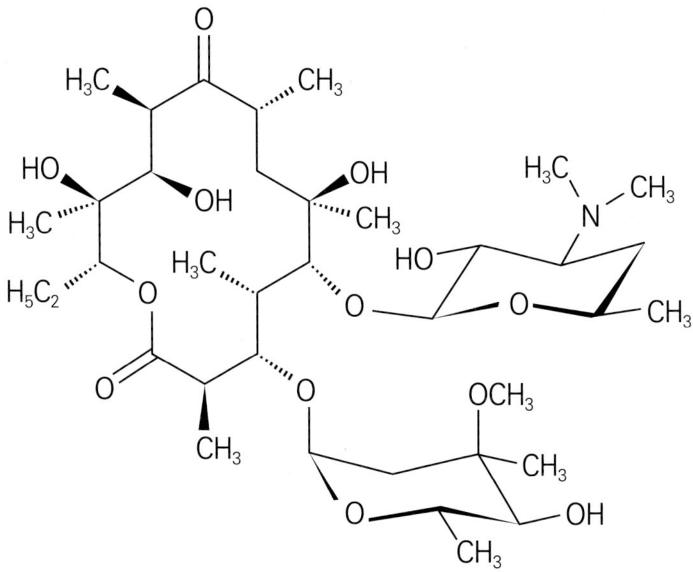

이렇게 아무리 먼저 구조의 개요를 자세히 설명하고 난 후에도, 막상 실제 구조를 접하면 마치 서울 시내 지하철 노선도 보는 것처럼 복잡하고 골치 아프기는 역시 마찬가지일 것이다. 재미도 없는 이런 구조에 대해 처음부터 굳이 이렇게 설명하는 이유는 다음과 같다.

Erythromycin으로 대표되는 1세대 macrolide 항생제에 이어 후대에 계속 개발되는 2세대 및 3세대의 기반이 이런 구조의 조정에 있기 때문이다. 이는 제2세대 macrolide인 clarithromycin 때 다시 자세히 설명하기로 하겠다.

이 글에서는 macrolide를 다루되 항생제에 국한해서 전개하고 있지만, 사실 macrolide 자체의 범위는 생각보다 광범위하다. Macrocylic lactone 구조를 갖고 있는 물질이면 모두 이 범주에 해당하기 때문이다.

예를 들어 이식 후 면역 억제제로 쓰는 tacrolimus, sirolimus도 macrolide이며, 항 진균제인 amphotericin-B도 엄밀하게는 polyene으로 분류되지만, 구조 면에서 보면 macrolide에 해당된다.

이 구조물은 세균의 50S ribosome에 영원히 달라 붙음으로써 peptidyl transferase의 작용이나 translocation 등이 제대로 진행을 못하게 하여 peptide로의 번역 및 생성을 방해한다.

이미 몇 번 다루었지만, 초창기 항생제의 역사를 보면 그리 아름답지 못한 상황들이 종종 연출되곤 하였다.

페니실린 팀의 내부 갈등은 그래도 나은 수준이었고, streptomycin에 얽힌 Waksman 대 Schatz의 법정 투쟁, Tetracycline 개발 과정에서의 4개 제약회사와 미 정부와의 장기간 법정 다툼 등등..

오늘날은 그렇지 않지만 그 당시 항생제는 막대한 부를 보장하는 블록 버스터 시장이었던 탓이었을 것이다.

1세대 macrolide는 필리핀의 한 의사가 발견했는데, 이에 얽힌 이해 갈등도 streptomycin이나 tetracycline건에 못지 않았다.

02

Erythromycin을 발견하고도 잊힌 Aguilar

사실 최초의 macrolide는 erythromycin이 아니다.

Brockmann과 Hekel이 *Streptomyces venezuelae* (chloramphenicol이 나온)에서 추출한 pikromycin이 최초다.

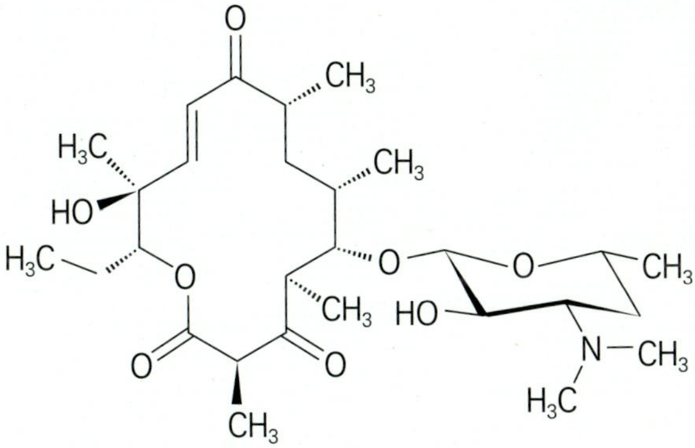

맛이 매우 써서 그리스어로 쓰다는 뜻인 Pikro-라는 이름을 붙여준 것이다.

말이 났으니 말인데, pikromycin뿐 아니라 웬만한 macrolide는 약이라는 걸 감안하더라도 꽤 쓴 맛이다.

이 macrolide는 설탕이 cladinose 하나만 붙어 있다.

애석하게도 이 약제는 항생제로 쓰기엔 많이 약했기 때문에 실용화되지는 못

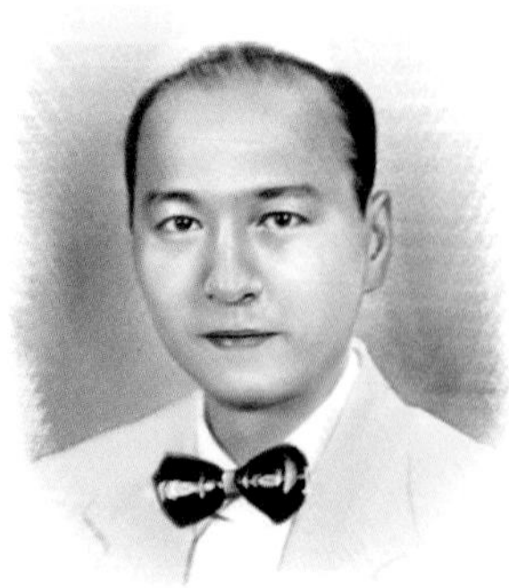

Abelardo Aguilar

하고, 이후 개발되는 macrolide 종류들의 구조적인 기본 틀로서만 기여하게 된다.

본격적인 1세대 macrolide는 1952년에 Ed Lilly 사 연구진에서 분리한 erythromycin이다.

이 약제의 원본은 1949년에 Lilly 필리핀 지사에서 연구에 임하던 의사인 Abelardo Aguilar가 발견한다.

그는 연구 과정에서 *S. erythraeus* (훗날 *Saccharopolyspora erythrae* 로 개명)로부터 추출한 항생 물질이 든 흙 검체를 본사 연구팀으로 보낸다. 이 재료를 바탕으로 항생 물질을 분리한 본사 연구팀은 erythromycin에다가 이 흙의 출처인 필리핀 Ilosone의 지명을 따서 Ilotycin이라는 명칭을 붙였고, 1953년 특허를 획득한다. 이후 이 약제의 판매로 막대한 수익을 거둔다.

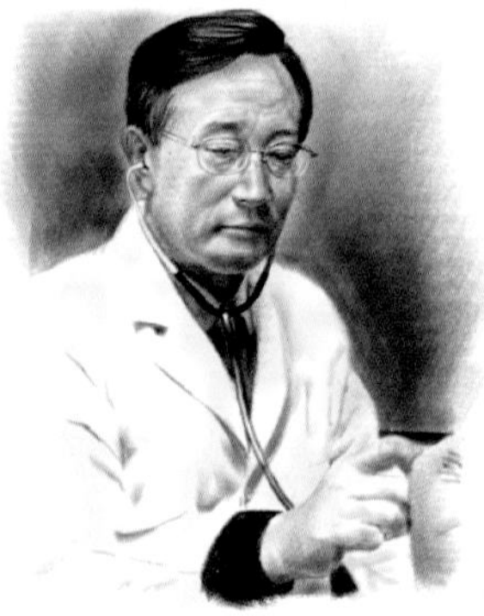

故 선우경식 선배님

그런데 그 와중에 Aguilar가 잊힌다. 과정상에서 일이 꼬인 탓이었다. Erythromycin을 개발하는 첫 삽을 뜨게 한 공로를 본사 상급자가 인정하고 가까운 시일 내에 그를 본사로 부르기로 하였는데, 상급자가 퇴사하면서 Aguilar가 잊힌 것이다. Aguilar도 필리핀 지사를 퇴사한 이후 개원을 하는데, 평생을 가난한 이들을 위한 자선 진료에 바쳤다고 한다.

이 대목에서 역시 평생을 빈민을 위하여 성요셉의원을 세우고 진료하신 故 선우경식 선배님이 연상되어 Aguilar에게 감정 이입을 하게 된다.

학생 시절이던 80년대에 주말 빈민 진료단 활동을 하면서 종종 뵈었던 모습이 눈에 선한데, 이제는 이 세상에서 뵐 수 없다니 실감나질 않는다. Rest in peace.

Aguilar는 자신의 발견물이 시발점이 된 본사의 번창을 보면서, 자기도 erythromycin 개발에 중요한 지분이 있다고 끊임없이 사측에 호소하였고, 이 약으로 인한 이윤 중 일부를 제공해 달라고 요구하였다고 한다. 그런데 이 금액은 개인적 이득을 위함이 아니고, 순전히 자기가 진료하는 극빈자들을 위하여 쓰겠다는 용도까지 밝히면서 말이다. 하지만 결국 이는 받아들여지지 않았다고 한다. 글쎄, 이 사안은 사측의 고의적인 무시 내지는 인종 차별에서 비롯된 만행이라 보는 시각도 있겠지만, 내막을 다시 되짚어보면, 본의 아니게 소통이 원활하지 못했던 이유도 한몫했던 게 아닐까 하는 추정도 든다. 첫 단추부터 잘못 끼워졌다는 인상도 주는 게, 애당초 Aguilar와 본사 상급자 간의 약속이 구두로만 이뤄진 것이지는 몰라도 확실한 행정적 조치나 하다 못해 그 흔한 문서조차 없었다. 그러니, 사측 입장에서는 느닷없이 이역만리 필리핀에서 어떤 이가 자기 지분을 주장하는데, 그가 누구인지 알 도리가 있나? 무슨 물증이나 근거가 아무 것도 없는데 그의 요구를 덮어놓고 들어주기가 어려웠을 것이다.

역시, 이해 관계가 예상되는 일이 있으면 무엇이든지 초기부터 확실하게 근거자료를 남기는 것이 중요하다.

한편 이 erythromycin은 1981년에 노벨상 수상자인 Robert B Woodward 팀에 의하여 *Streptomyces*의 매개 없이 완벽하게 화학적으로 합성하는 데 성공한다. 그리고 바로 이 팀이 macrolide라는 이름을 처음으로 붙여준다.

Erythromycin은 나름 넓은 항균 범위로 좋은 반응을 얻고 있었지만, 화학 구조면에서 중대한 문제점을 내포하고 있었다. 바로 이 문제점이 필연적으로 제2세대 macrolide가 나오게 되는 계기가 된다.

03

사내 연애를 막으니 2세대 macrolide가 나오다.

1세대 macrolide인 erythromycin은 macrocycle의 내부 구조 면에서 문제점을 가지고 있었다. 이를 이해하기 위해 먼저 macrocyclic lactone의 번호 매기기 체계부터 숙지하도록 하자.

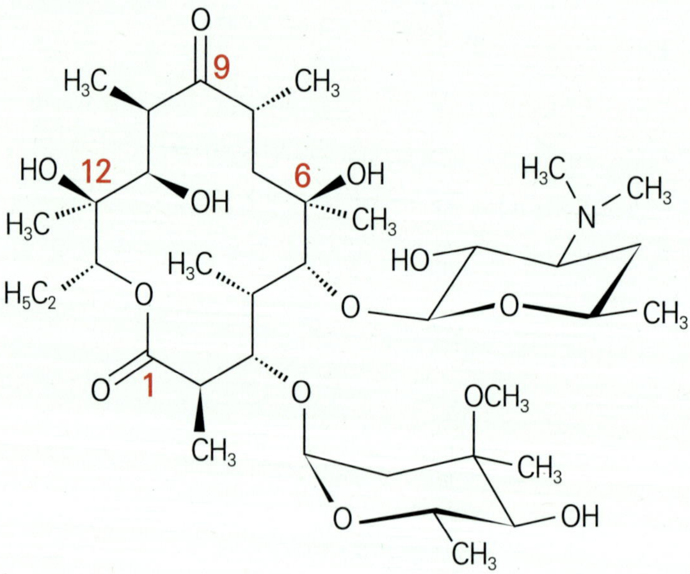

여기서 딱 세 군데인 6번, 9번, 12번만 집중하면 된다.

6번과 12번은 -OH 기를 지닌 alcohol 구조이고, 9번이 ketone 구조이다.

그런데, ketone과 alcohol이 서로 눈이 맞으면 썸을 타게 된다.

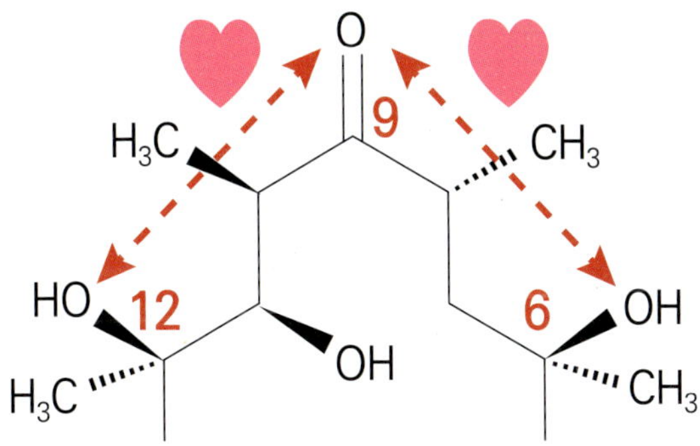

이렇게 서로 눈치만 보다가 본격적으로 둘이 사내 연애를 하게 만드는 결정적인 계기를 제공하는 것이 바로 산(acid)이다. 그렇게 해서 이 둘이 만나면 hemiketal이 생성된다.

일단 이렇게 hemiketal이 되면 erythromycin은 무력화된다.

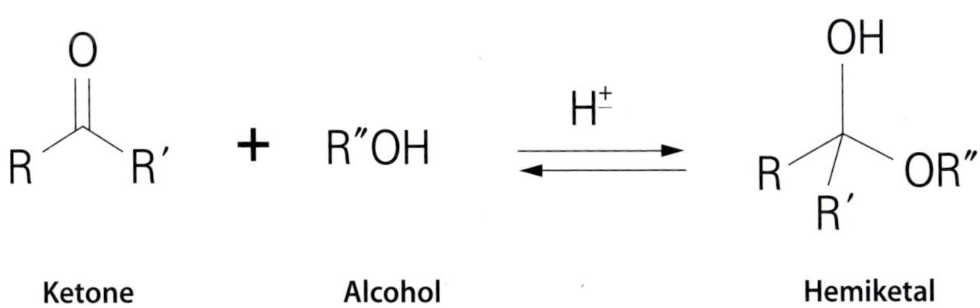

이런 상황이 실제로 인체에서 벌이지는 장소가 어디인지는 충분히 짐작할 수 있다.

산이 가장 풍부한 곳, 그 곳은 바로 위장이다.

그래서 erythromycin을 경구 복용하면 속 쓰림은 둘째치고, 항생제 자체가 무력화될 수 있다는 문제점이 나타난다.

그렇다면, 이 문제는 어떻게 해결해야 할까?

6번과 9번, 혹은 9번과 12번이 서로 사귀지 못하도록 하면 된다.

그래서 특히 가장 접근하기 좋은 6번을 집중적으로 조정해서 개발하는 데에 초점이 맞춰진다.

그 결과 제2세대 macrolide 시대가 열린다.

2세대 macrolides

2세대 macrolide부터는 semisynthetic 항생제의 범주가 된다. 이는 1980년 일본의 Taisho 사에서 clarithromycin을 개발하면서 시작되고, 1991년에 시판된다.

Clarithromycin의 구조를 보면 다음과 같다.

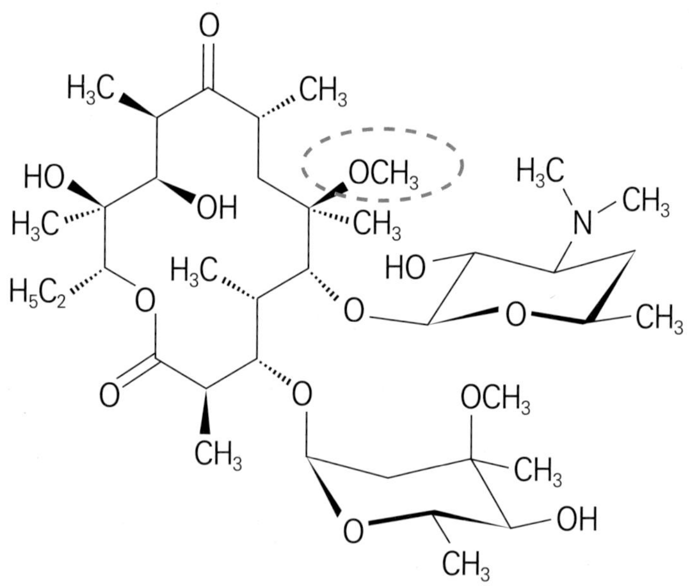

앞에서 소개한 erythromycin 구조와 무엇이 다른지 감별해 보려면 눈을 부릅뜨고 자세히 살펴봐야 한다.

알고 보면 겨우 구조 하나만 다르다. 6번의 -OH가 -OCH3 (methoxy)로 바뀐 것이 전부이다.

애개?

겨우 하나 바뀐 것이지만, 6번의 alcohol이 다른 걸로 대체됨으로써 6번과 9번 ketone과의 hemiketal 형성이 원천 봉쇄된다. 따라서, 위산 속에 들어가도 구조가 굳건하게 유지되며, 덤으로 혈액 내에서 머무는 기간(반감기)도 훨씬 늘어난다. 그래서 하루 4번 먹어야 하는 기존 erythromycin에 비하여 하루 한두번만 복용해도 충분하다. 이는 후속 2세대 macrolide 모두가 그러하다.

1987년에는 독일에서 roxithromycin이 나온다. 이는 9번의 ketone 기를 N-oxime side chain 으로 대체한 구조이다.

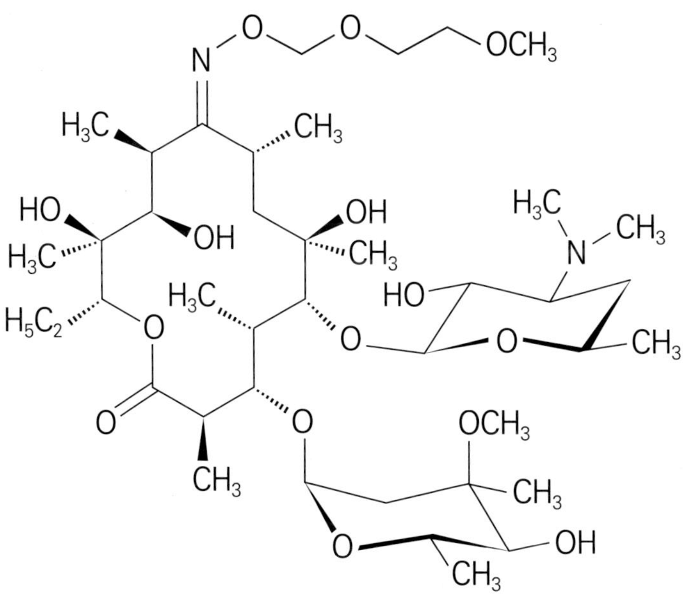

Azithromycin은 동구권의 크로아티아에서 1981년 개발된 약제이다. Azi-라는 이름에서 짐작할 수 있듯이, macrocycle에 질소를 집어 넣은 구조이다.

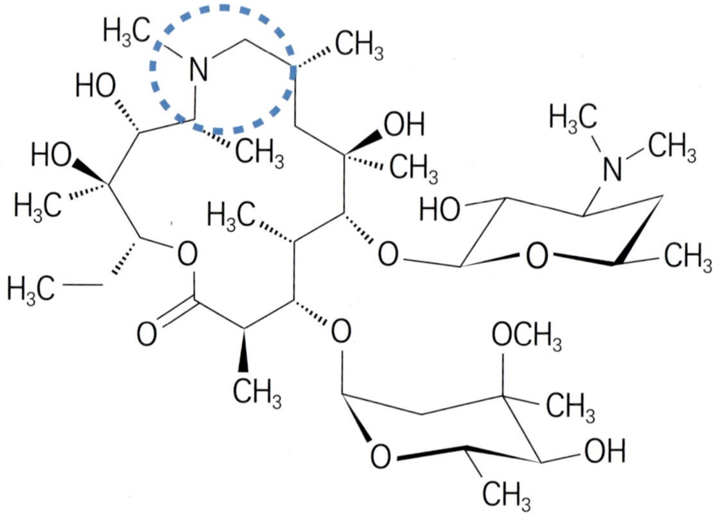

이로 인하여 훨씬 더 구조가 탄탄해지고, 반감기도 무려 60~70시간을 갖게 되어 하루 한 번 혹은 일주일에 한 번 투여가 가능해진다.

그리고 21세기 들어 제3세대 macrolide가 개발된다.

04

3세대 ketolide와 논란

3세대 ketolide로 telithromycin이 2001년에 유럽, 2004년에 미국에서 승인된다.

Telithromycin은 기존 macrolide 구조에서 cladinose 대신 keto group이 들어온다. 거기에다 11, 12번에 cyclic carbamate가 추가되고 alkyl-aryl side chain도 덤으로 붙는다.

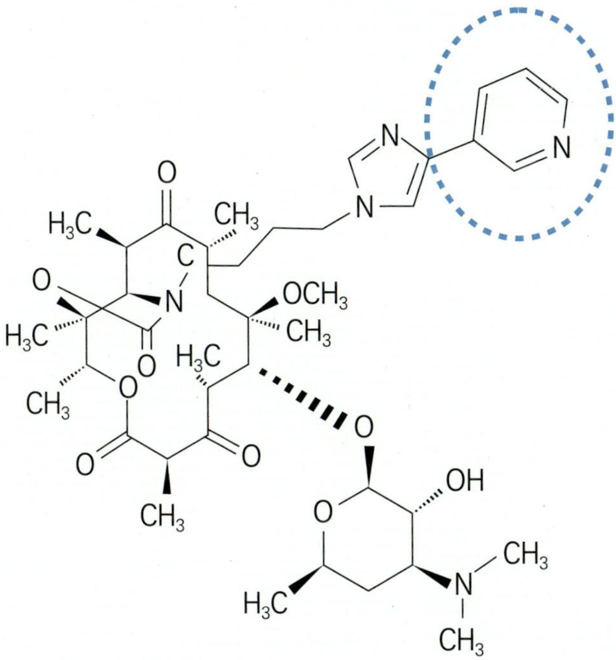

이 덩치 큰 구조를 보면 세균의 macrolide에 주요 내성 기전인 efflux pump가 이 약제에는 제대로 작동되지 못할 것임을 짐작할 수 있다. 거기에다 ribosome이 methylation으로 저항해도 아랑곳없이 가서 달라붙는 장점도 발휘한다. 또한 기존 macrolide의 주요 부작용 중 하나였던 ventricular arrhythmia (torsade de pointes)도 거의 일으키지 않는다.

이렇게 여러 장점들을 보면 2세대 macrolide 시대를 종식시키기에 충분하게 보였으나, 실제로는 그렇게 되지 못 하였다.

가장 큰 문제는 위 구조식에서 표시된 pyridine ring에 의하여 치명적인 간 부전 부작용들이 많이 나타났기 때문이었다. 그런데, 이 약제의 승인 과정에서 임상 시험을 한 연구진은 이러한 부작용이나 다른 제반 문제점들을 은폐했었음이 들통난다. 그래서 이 임상 시험을 주도한 의사가 구속되어 징역을 살게 되는 불상사까지 빚어지게 된다.

결국 이 약제는 여러 장점에도 불구하고, 치명적인 부작용과 승인 과정에서의 비윤리적인 범법 행위들 때문에 제대로 꽃을 피우지 못한다.

*** Macrolide 의 역사적 의의**

첫째, 호흡기 계통 감염질환에 대한 훌륭한 치료제가 나왔다.
둘째, macrolide 구조를 지닌 약제들의 개발로, 항생제뿐만 아니라 면역 억제제, 면역 조율제, 항진균제 등의 다양한 약제들이 나오게 된 토대를 제공하였다.
셋째, 신약 임상 시험에 있어서 철저하게 윤리를 지켜야 한다는 교훈을 제대로 주었다.

09

이제야 갚으리 그날의 원수들 - 결핵치료 정립사

01 INH의 발견으로 다시 시작되다.
02 Nicotine에서 시작된 INH
03 Navajo 원주민과 INH
04 합류하는 동지들, pyrazinamide, ethambutol
05 Rifampin, 판타스틱 4의 마지막 퍼즐

01

INH의 발견으로 다시 시작되다.

앞서 aminoglycoside 편에서 언급했듯이, 그동안 난치 내지는 불치병이었던 결핵은 streptomycin과 PAS의 개발로 치료의 활로가 처음으로 트였다. 성공적인 임상 시험 성적을 토대로 실전에서 쓰이기 시작하긴 하였으나, 내성의 발현과 부작용 등으로 1950년에 접어 들기까지는 아직은 완전히 만족스러운 치료 수준은 아니었다. 즉, 무언가 새로운 결핵 치료제가 나와야 하는 시점이었다.

그리고 마침내 1951년에 제3의 결핵 치료제가 발견된다.

이는 처음부터 결핵 치료제 개발 목적으로 행한 연구를 통해 성과를 얻은 건 아니었다. 기존 항생제들 중 sulfathiazide에 무언가 보완 내지 강화를 하면 결핵 치료에 도움이 되지 않을까 하는 실험을 하다가 우연히 발견되었다.

재미있는 사실은, 이 성과가 전혀 생면 부지인 복수의 연구 팀에서 거의 동시에 이루어졌다는 것이다.

Hoffmann-La Roche 연구소의 Herbert Hyman Fox 팀과 Squibb 사의 Harry L Yale 팀이 동시에 발견했는데, Yale 팀은 이렇게 얻은 물질을 가지고 즉시 임상 시험까지 진행시켜서 2년 내로 결핵 치료에 실전 적용을 시키게 된다.

그 물질은 IsoNicotinylHydrazine, 약자로 INH, 줄임 명칭으로 isoniazid라는 약제였다.

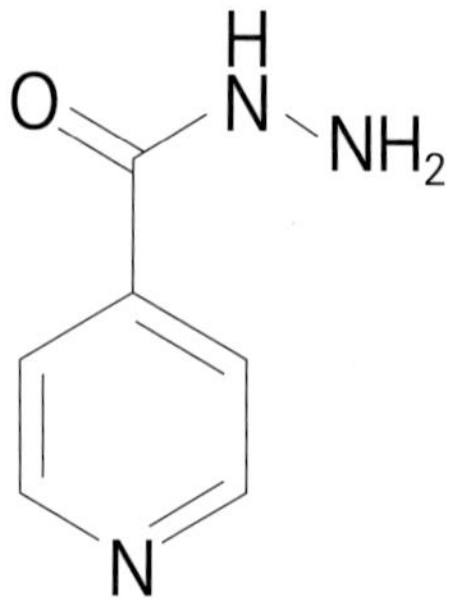

이렇게 되니 특허권을 두고 치열한 전투가 불가피하였다.

그런데, 허무하게도 그 어떤 제약사도 특허권을 갖지 못하는 결말로 끝나고 말았다. 이유는, INH 자체가 이미 40여 년 전에 발견되었기 때문이다.

도대체 40여 년 전에 무슨 일이 있었던 것일까?

02

Nicotine에서 시작된 INH

대부분의 항생제들은 *Penicillium*이나 *Streptomyces* 같은 미생물에서 추출되었지만, INH는 식물에서 나온 nicotine에 기원을 두고 있다. 이런 종류를 alkaloid라고 한다.

Alkaloid란 식물이 함유하고 있는 성분으로, 기본적으로 대부분이 질소를 함유하고 있는 화학 물질이다. Alkali라는 용어 자체가 아랍어로 식물을 태운 재를 의미한다. 식물이 나름 자기 방어책으로 마련한 것이라, 대부분 맛이 쓰고, 독약인 경우가 많다. 반면에 쓰기에 따라 약제로 쓰이기도 한다. 좋은 약은 입에 쓰다는 옛말이 있지만, 이걸 보면 꼭 맞는 말은 아닌 듯하다. 명칭은 보통 아편(morphine)이나 키니네(quinine) 같이 -ine으로 끝난다.

이 중에서 *Nicotina rustica* 혹은 *N. tabacum* (담배)에서 추출된 것이 nicotine이다.

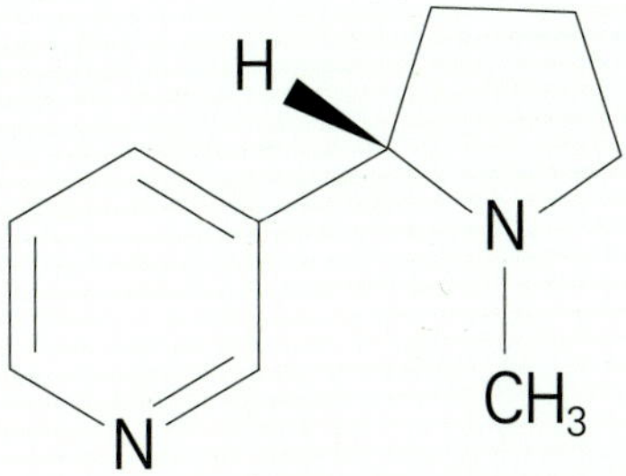

좌측이 pyridine과 우측의 pyrrolidine이 합쳐진 형태이다.

Pyrrolidine기 대신에 amide가 붙으면 이름 그대로 nicontinamide이다.

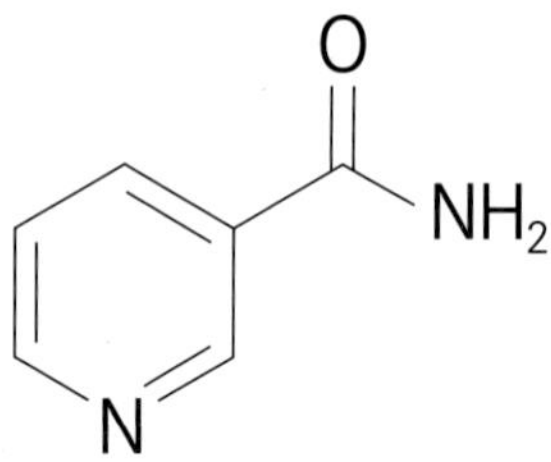

Amide 기가 살짝 위로 올라가서 이성질체를 만든 것이 Iso-nicotinamide다.

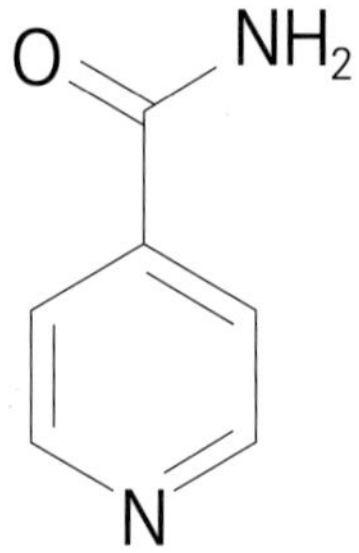

이쯤 되면 최종적으로 INH (iso nicotinyl Hydrazide)을 만들려면 어떻게 해야 하는지 쉽게 추정할 수 있다.

Hydrazine을 추가로 붙여서

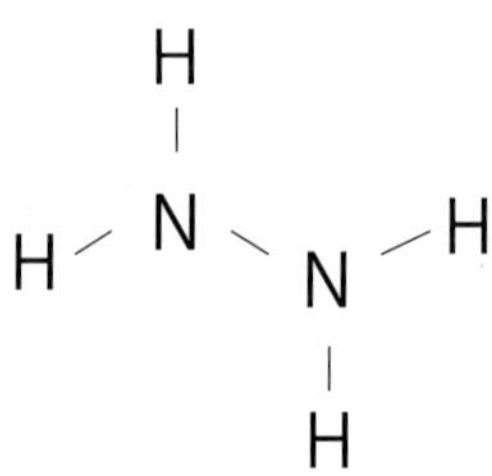

Hydrazide를 만들면 된다.

그 결과가 바로 isoniazid다.

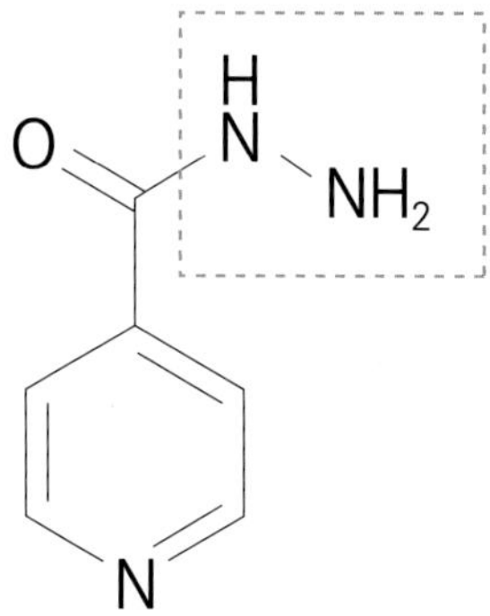

이것은 체내로 들어오면 결핵균의 catalase-peroxidase인 KatG에 의해 hydrazine이 똑 떨어져 나가면서 다시 isonicotine만 남는다. 그런데 그냥 남는 게 아니라 외각 전자를 하나 뾰족하게 날 세운 상태로 남는다. 즉, radical이 되어서 NADH에 탐욕스럽게 달려들어 뭔가를 만든다(isonicotinic acyl-NADH). 이것이 결국 결핵균의 세포벽을 붕괴시키는 것이다.

여기까지의 과정은 무려 1912년 독일에서 Hans Meyer와 Josef Malley가 박사학위 실험을 착실히 수행하면서 합성해 낸 것이었다. 이 둘은 자기들이 합성한 이 화학물이 수십 년 후에 수많은 결핵 환자들을 구하리라고는 미처 생각하지 못했을 것이다.

어찌 되었건 이 둘이 행복하게 박사학위를 취득한 이후 40여 년 동안 이 화학 합성물은 잊혀지고 있었다.

그리고 1950년대 초에 이 물질을 다시 우연히, 그리고 동시에 발견한 복수의 제약 회사들은 이 사실을 모르고 특허권 싸움으로 헛심을 썼던 것이다.

이런 저런 우여곡절 끝에 INH는 임상에서 새로운 결핵 치료제로 각광을 받기 시작하였고, 이윽고 속출할 후속 약제들과 판타스틱 4를 결성할 준비를 하고 있었던 셈이다.

한편, INH의 임상 시험 사례에 있어서 꼭 언급되는 사례가 있는데, 바로 Navajo 원주민을 대상으로 한 INH 임상 시험이었다.

03

Navajo 원주민과 INH

Navajo 원주민을 대상으로 시행한 10년간의 INH 임상 시험은 비윤리적인 Tuskegee 실험과는 대조적으로 인류애적인 것이었다.

Navajo 족은 대략 30만 명의 인구로, 미국에서 Cherokee족 다음 가는 규모의 원주민이다.

미 대륙 개척민(침략자?)들에게 고난을 당하던 끝에 현재는 아리조나, 유타, 뉴 멕시코, 콜로라도 4개주의 접경에 있는 보호구역에 수용되어 있다. Navajo라는 명칭은 원주민 언어로 골짜기에 인접한 평야라는 뜻이다.

Navajo 원주민에 대해 내가 처음 들은 것은 학창시절 정형외과 강의를 듣던 중이었다.

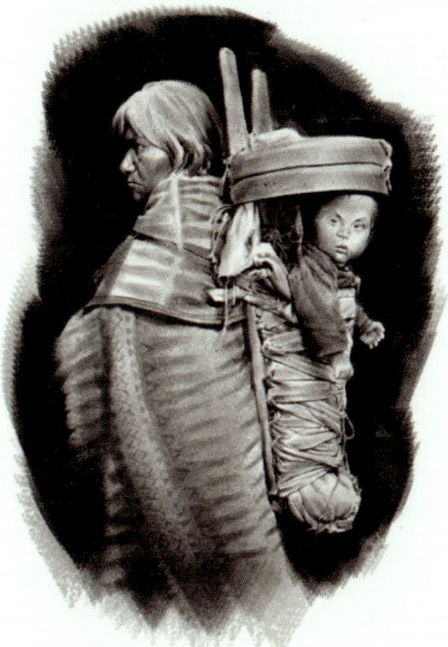

당시 엉덩이 관절을 강의하시던 교수님께서 Navajo족들 중에 엉덩이 관절 빠지는 경우(고관절 탈구)가 유난히 많이 발생했다고 하셨다. 아가를 포대에 싸서 키우던 관습 때문에 그러했고, 훗날 기저귀가 보급된 후 마치 우리나라처럼 등에 업고 키우기 시작하면서 탈구가 극적으로 감소했다고 한다.

이름도 독특했지만, 한국인스러운 외모에, 우리나라처럼 업어 키운다는 것이 유난히 인상적이어서 기억에 남아 있었다.

Navajo족의 언어는 매우 복잡하기 짝이 없어서, 암호로 쓰기에 안성맞춤이었다고 한다. 그래서 2차세계대전 때 암호병으로 근무한 이들이 많았으며, 이들을 윈드 토커(wind-talker, code-talker)라고 불렀고 훗날 영화화되기도 하였다.

이들은 보호구역 수용 이후에 잠깐동안 번영한 적이 있었지만, 경제 공황기 때부터 몰락하기 시작하여 50년대에는 가난함이 극에 달해있었다. 그런데 이 당시 코넬 의대에서 INH 임상 시험을 하고 있던 Walsh McDermott가 이들 원주민들을 주목하기 시작한다.

당시 Navajo 원주민 지역에서의 결핵 창궐은 심각한 수준이었다. 미국민 평균보다 무려 10배 이상에 달하는 발병률이었으니 그 심각성을 충분히 짐작할 수 있다. 그러나 가난으로 인하여 변변한 치료를 받지 못하고 속수무책으로 죽어가는 원주민들을 보며 McDermott는 이들을 위하여 INH 임상시험을 하기로 중대한 결심을 하게 된다. 그리하여 1952년부터 1962년까지 10년 동안 뚝심있게 INH 임상 시험을 진행한다.

Navajo 원주민 대상 임상 시험은 McDermott의 의협심뿐 아니라 또 다른 이점이 있었다. 워낙 가난해서 당시 치료제였던 streptomycin을 전혀 접하지 못한 집단, 즉 INH 입장에선 전인미답의 신천지였던 셈이다.

INH 임상 시험은 Navajo 원주민이 고마워하면서 적극 협조함으로써 초반에 대대적인 성공을 거둔다. 이러한 성과는 INH가 결핵 치료제로서 확실하게 쓸모 있음을 증명하는 강력한 기반을 제공한다.

이에 고무된 McDermott 팀은 대상을 Navajo 원주민 전체로 넓혀서 의욕적으로 확대한다. 그런데, 결국 이 팀은 좌절을 맛보게 된다.

INH의 효과가 떨어져서가 아니었다.

결핵의 창궐은 변변한 약제를 공급받지 못한 탓도 있었지만, 보다 근본적인 이유가 있었던 것이다.

바로 가난으로 대표되는 Navajo 원주민 사회 자체의 문제점, 즉 사회적 체제의 부조리였던 것이다.

이러한 기본 원인을 의료진들이 바로 잡을 수 있었겠는가?

게다가 임상 시험의 규모가 확대되면서 임상 시험 팀도 규모가 확대된 것 또한 나중에 문제가 된다. 의사뿐 아니라 간호, 인류학자, 사회 사업가, 사회 과학자, 그리고 정부 인사 등등으로 팀이 구성되었으니, 각자의 가치관이 다른 직종들끼리 다른 시각으로 각자 제 목소리를 내게 되어 얼마나 갈등과 불화가 많았겠는가?

이러한 경기 외적인 요인들로 인하여, 확대 임상 시험은 그다지 성공적이지 못한 채로 10년 연구가 끝나게 된다.

결국 INH 자체의 치료 효과는 충분히 증명되었으나, 진정한 질병의 정복은 적절한 치료 약제만으로 이뤄지는 것이 아니고 사회적인 문제를 비롯한 보다 넓은 시야로도 접근해야 한다는 소중한 교훈을 얻게 된다.

이제 판타스틱 4 완전체를 향하여 INH의 동지들이 속속 합류하는 이야기로 넘어가도록 하자.

04

합류하는 동지들, pyrazinamide, ethambutol

강력한 신인 INH를 보유하게 된 인류에게는 결핵과의 전투에 이기기 위해선 동지가 더 필요했다.

그래서 먼저 합류한 것이 INH의 사촌인 pyrazinamide였다.

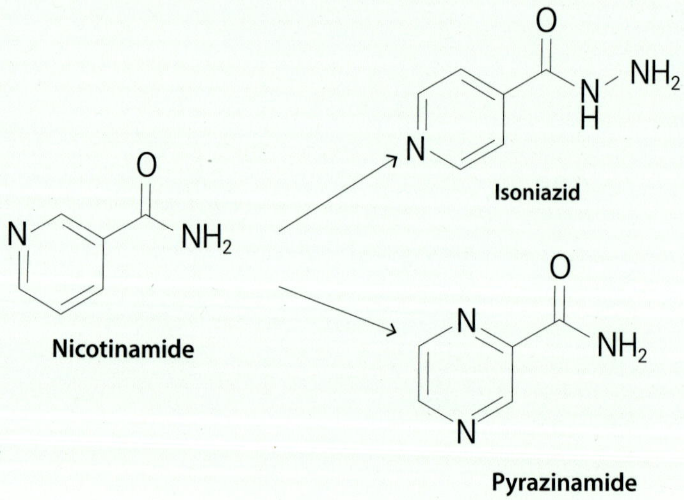

Pyrazinamide는 이미 1936년에 합성된 것이긴 했으나 1952년에 들어서서야 결핵 약제로서의 가치를 인정받았다. 그 사정은 다음과 같다.

INH의 개발로 고무된 학계에서 이와 비슷한 nicotinamide 구조를 가진 pyrazinamide에도 자연스럽게 관심을 가지고 수없이 검증하기 시작한다. 이 과정에는 우여곡절이 많았는데, 시험관에 결핵균과 이 약을 넣고 반응시키면 아무런 효과가 없었던 반면에, 동물 실험에서 실험을 하면 효과를 보이는 상이한 결과에 많이들 혼란스러워 했었다. 왜 그런지는 오늘날 다들 알다시피, 이 약제는 산성 환경에서만 진가를 발휘했기 때문이었다. 염증이나 고름이 있는 병변이 산성이니까 동물 실험에서만 효과를 보였을 수밖에. 결국 이 사실을 알게 되어 또 다른 결핵 약제로 합류하게 된다.

그리고 나서 약 10년이 흐른 1961년에 ethambutol이 합류한다.

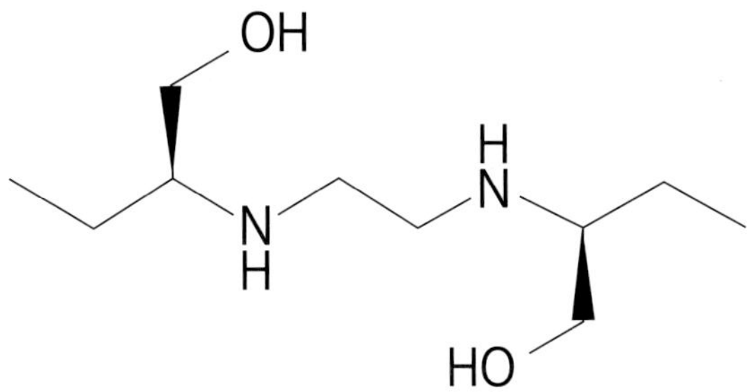

그리고 판타스틱 4의 마지막 퍼즐, Rifampicin이 1965년에 개발되고 1968년에 최종 합류한다.

05

Rifampin,
판타스틱 4의 마지막 퍼즐

1957년 이탈리아 밀란에 있는 Dow-Lepetit 연구소에 남부 프랑스에서 채취한 흙 검체가 도착한다.

거기에는 *Streptomyces mediterranei* (훗날 *Nocardia mediterranei* → *Amycolaptopsis mediterranei* → *A. rifamycinia*로 차례차례 개명됨)에서 나온 항생 물질이 들어 있었다. 이 물질의 효과를 검증하면서 연구진은 당시 인기 있던 영화 'Rififi'에서 따온 rifamycin이라는 이름을 붙여준다.

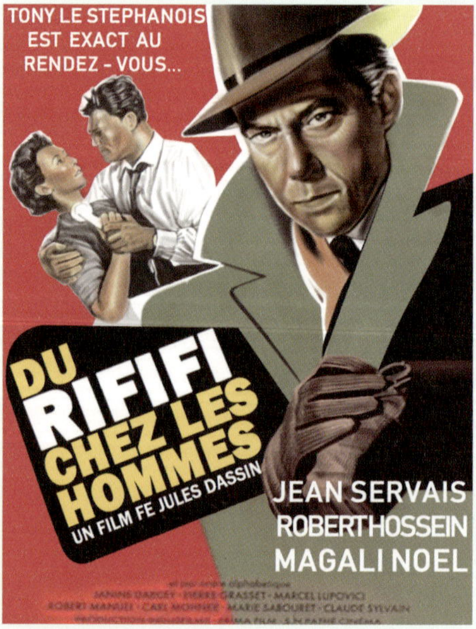

Rifamycin은 5가지 물질(A~E)들로 구성되어 있었으며, 이들 중 rifamycin-B가 가장 효과가 좋았다.

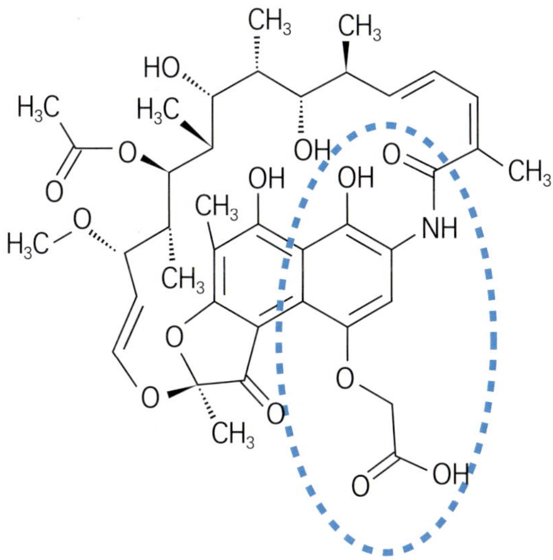

Rifamycin-B

이를 집중 연구하여 rifamycin-SV를 얻게 되었고

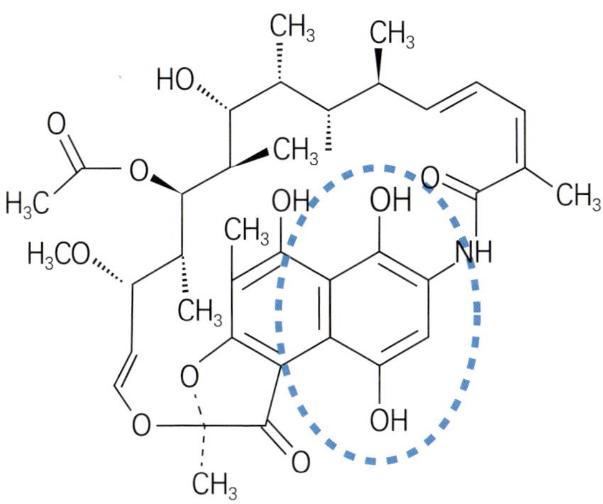

Rifamycin-SV

이 물질에 대하여 수차례 화학적인 조정을 하던 끝에 hydrazone을 붙이고

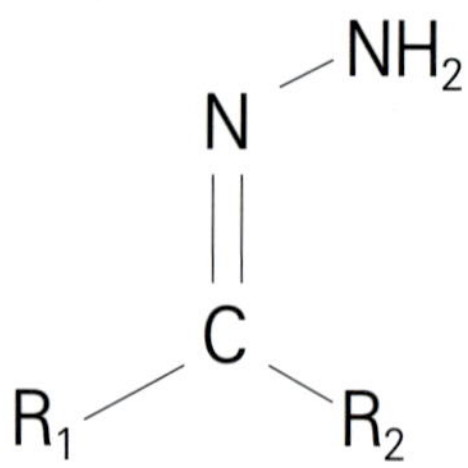

여기에 N-amino-N -methyl piperazine을 붙임으로써 rifampicin이 완성된다. 이때가 1965년이었다.

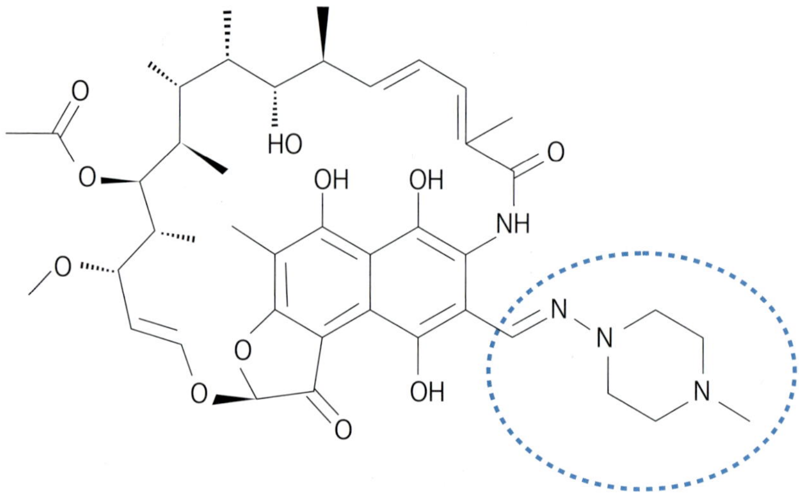

Rifampicin

기전 면에서 세균의 DNA-dependent RNA polymerase를 억제한다는 것을 밝혀낸다. 또한 이는 그람 양성균에 효과가 있음이 검증되었으며(처음부터 결핵균을 겨냥했던 것은 아니었다), 항결핵 작용도 훌륭함이 증명되어 INH를 비롯한 판타스틱 4에 합류한다.

1968년, 이탈리아에서 시판되고 1971년에 미 FDA 승인까지 받아 전 세계적으로 쓰이게 된다.

*** INH-rifampin, ethambutol, pyrazinamide 판타스틱 4 결성의 의의**

1. 제대로 된 4제 요법이 시작된다.
2. 그동안 도대체 언제까지 치료해야 하는지 정립이 안되던 결핵 치료 기간을 드디어 6~9개월로 확립하게 되었다.

물론 오늘날 이들 4제요법에 대한 내성이 적지 않게 발생하고 있지만, 과거 변변한 치료약제 없던 시절과 비교하면 우리 인류가 결핵 질환과 당당하게 맞짱 뜰 수 있게 되었다는 것은 정말 획기적이지 않은가?

10

Glycopeptide 가족사

01 미시시피의 진흙 vancomycin
02 Ribosome 안 거치고 만들어진 물질, vancomycin
03 vancomycin의 심술
04 Glycopeptide에 도끼를 쥐어 주다, Lipoglycopeptide

01

미시시피의 진흙 vancomycin

1953년 릴리사의 Edmund Kornfeld 연구팀에게 보르네오에서 채취한 흙이 배달되었다.

그 흙 속에는 *Streptomyces orientalis* (훗날 *Amylolatopsis orientalis*로 개명)와 그 분비물이 들어 있었다.

그리고 그 검체로 열심히 연구한 결과, 항생 물질을 분리해냈다.

이 항생 물질에는 정복한다는 뜻인 vanquish라는 단어를 따 와서 vancomycin이라는 이름을 붙여준다. 사실 그람 양성균에 한해서만 작용하는 비교적 좁은 항균 범주의 항생제라는 점을 감안하면 좀 과한 이름이긴 하다.

이 약제는 1958년에 FDA의 승인을 받고 시판되기는 했으나 실적은 신통치 않았다. 무엇보다 50년대의 정제 기술의 한계인지는 몰라도, 초기의 vancomycin은 순도가 불량하기 짝이 없었고, 겉보기에도 갈색의 걸쭉한 액체로 상당히 지저분해 보였으며 실제로 그러했다. 정제가 잘 안 되어 있으니 투여 시 두드러기 등의 부작용(Red man syndrome)과 더불어 콩팥 및 청각 손상 합병증이 빈번했다. 게다가, 당시 포도알균 치료제로 나왔던 nafcillin이나 cloxacillin이 더 우수한 치료 효과를 보이고 있었기 때문에 vancomycin이 끼어들 자리가 없었다. 그래서 methicillin 내성 황색 포도알균(MRSA)의 등장으로 다시 되살아나기 전까지 거의 30여 년 가까이 잊힌 존재로 지낸다.

미시시피의 진흙(Mississippi mud)은 미시시피 강변의 진흙을 이르는 말로, 흙과 물 그리고 금속 물질(석회 성분은 없음)까지 더해져 진한 갈색을 띤다. 그

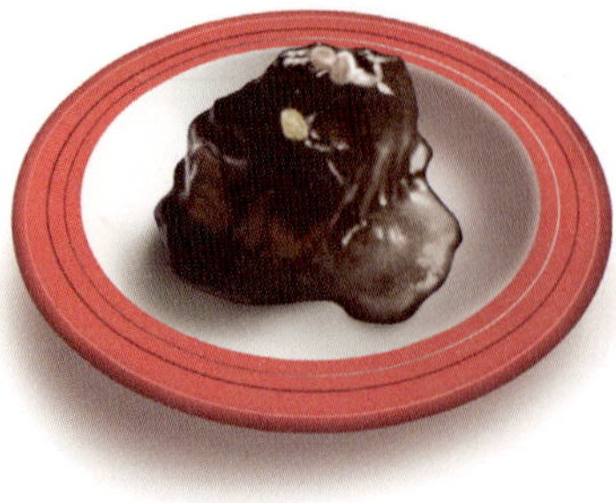

런데 미시시피 진흙은 또 다른 뜻으로도 쓰이는 데, 진흙 색깔과 거의 동일한 정도의 진한 진흙 색깔을 지닌 초콜릿 파이를 일컫는 명칭이기도 하다. 항상 아이스크림과 함께 나오는 초코파이로, 겉모습만 봐도 영락없는 칼로리 폭탄이다.

Vancomycin을 비롯한 glycopeptide는 그람 양성균에는 효과적이지만 그람 음성균에는 잘 듣지 않는다.

그 이유는 크게 두 가지로 설명된다.

첫째로, 그람 음성균은 porin을 통해 외부 물질을 받아들이는데, 보통 600 dalton (Da)까지가 한계이다. 그런데 vancomycin은 1,500 Da에 달하는 거대한 물질이라 그람 음성균 세포 내로 들어가기가 마땅치 않다. 이것만으로도 충분히 설명은 된다.

둘째로, 설사 그람 음성균 세포 내로 들어가는 데 성공한다 하더라도 역시 만족스러운 효과를 기대하기란 어렵다. 다음에 설명하겠지만, vancomycin은 peptidoglycan을 망가뜨리는 것이 주요 작용 기전이다. 그런데 그람 음성균은 양성균과는 다른 구조를 갖고 있어서, 세포 벽이 매우 얇으며, 따라서 peptidoglycan이 구조 중에서 차지하는 지분이 매우 적다. 그래서 vancomycin이 peptidoglycan을 망가뜨리는 데 성공하더라도 그람 음성균의 생존 대세에 그리 영향을 미치지 못한다.

그러면, vancomycin의 구조에 대해 알아보고, 이를 바탕으로 나온 후속 항생제들이 어떠한 개선 과정을 거쳐 탄생하게 되었는지 살펴보기로 하자.

02

Ribosome 안 거치고 만들어진 물질, vancomycin

Vancomycin은 *A. orientalis*가 만들어내긴 하는데, ribosome에서 mRNA를 번역하고 tRNA를 매개로 출력해내는 과정을 통하지 않고 생성해 내는 peptide (non-ribosomal peptide; NRP)다.

가만!
정말로 mRNA의 번역과 tRNA의 전사를 거치지 않고 peptide를 만들어낸다고? 그게 말이 됩니까?

말이 됩니다.

이쯤에서 우리는 아미노산과 peptide에 대해 살짝 잘못 알고 있던 개념을 하나 교정할 필요가 있다.

흔히 아미노산이라고 하면 인체 내에서 DNA의 지령하에 ribosome에서 제작해내는 20가지의 아미노산만이 전부인 줄 아는 이들이 의외로 많다.

그런데 자연에 있는 아미노산은 500가지가 넘는다. 다만, 우리 인간이 이 가운데 딱 20개만 쓰고 있을 뿐이다.

나머지 480여 개는 ribosome과 상관없이 특정 효소들이 하나씩 맡아서 생성을 하는 것이다.

특히 미생물에서 2차 대사산물로 NRP를 많이 만들어내며, 우리는 이들을 취하여 유용한 약제로 잘 쓰고 있다.

이식 때 사용하는 cyclosporin이라던가, 이전에 언급했던 gramicidin, 이번에 다룰 vancomycin, 나중에 다룰 daptomycin, teixobactin 등이 NRP에 해당한다.

Vancomycin은 잔가지를 수북하게 가지고 있는 tricyclic glycosylated NRP 구조를 하고 있다.

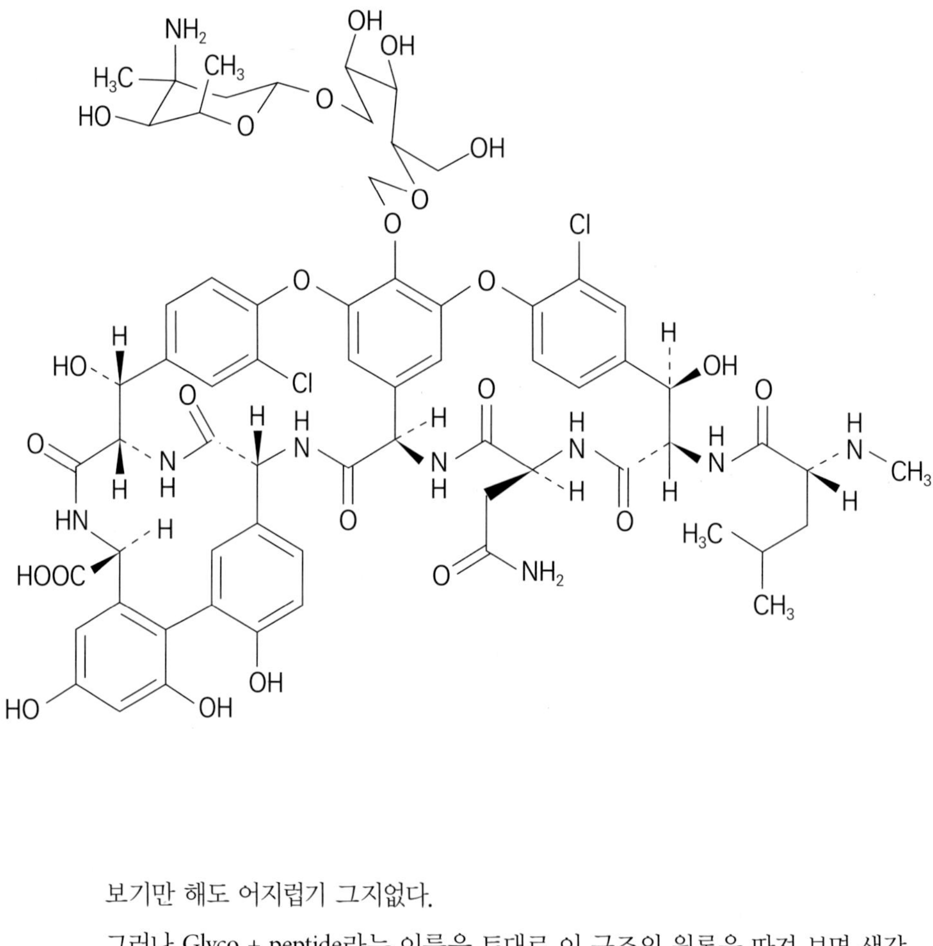

보기만 해도 어지럽기 그지없다.

그러나 Glyco + peptide라는 이름을 토대로 이 구조의 원론을 따져 보면 생각보다 복잡한 구조는 아니다.

Glycopeptide는 이름 그대로 peptide에 설탕이 결합된 구조이다.

세 개의 ring 모양 peptide (aglycone)에 leucine, asparagine, phenylalanine, tyrosine 등의 아미노산들이 다닥다닥 붙어 있고, 여기에다가 glucose와 amino sugar가 결합되어 glycopeptide 구조를 완성한다.

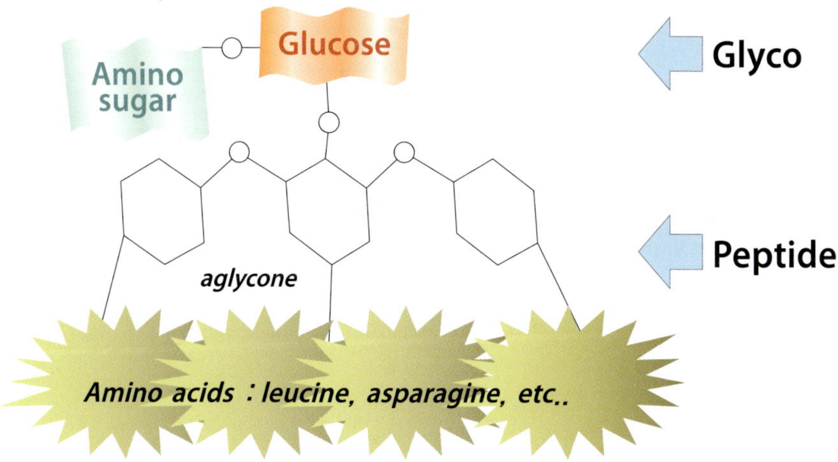

이들 구조가 복잡하게 어울리면서 입체 모양의 오목한 바구니 모양을 형성하는데, 이 일종의 입체 함정에다가 세균 세포벽 성분인 D-Ala-D-Ala를 잡아 가둔다.

03

Vancomycin의 심술

여기서 세포벽의 생성, 정확히 말해서 peptidoglycan 구조를 단단하게 죄어주는 과정을 살펴보자.

이미 penicillin의 작용 기전에서 다룬 것이고, 작용 장소도 동일하다.

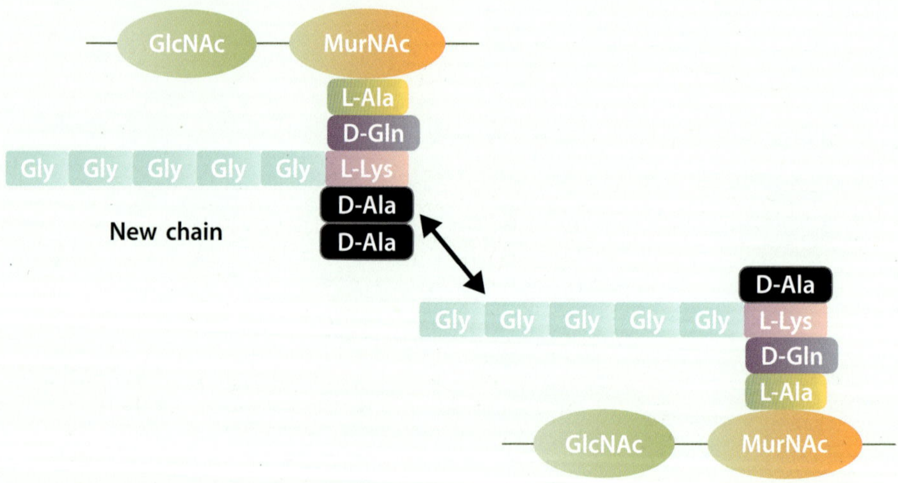

이렇게 5개의 glycine bridge가 D-Ala-D-Ala에 가서 달라붙는다. 그 결과, N-acetylglucosamine (GlcNAc)와 N-acetylmuramic acid (MurNAc)를 기간으로 하여, 여기에 종으로 매달려 있는 4~5개의 아미노산이 씨줄 날줄로 엮이면서 촘촘한 세포벽이 구축된다.

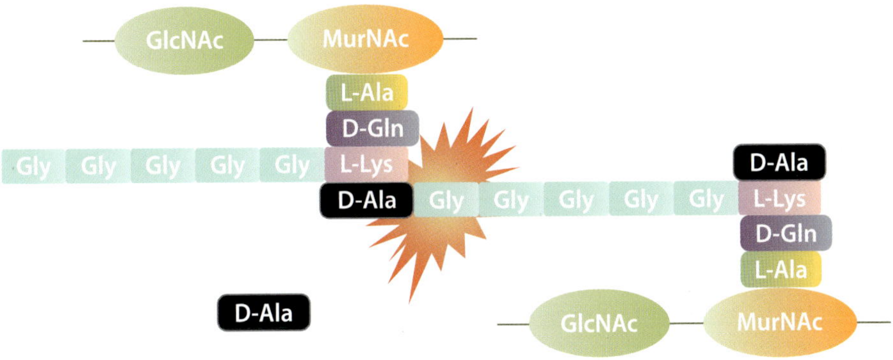

이 과정에서 penicillin과 vancomycin은 각각 다른 상대를 공격한다.

Penicillin이 매개체(penicillin binding protein)를 공격하는 반면에, vancomycin은 효소의 고객인 아미노산, 정확히는 D-Ala-D-Ala를 공격하는 것이다.

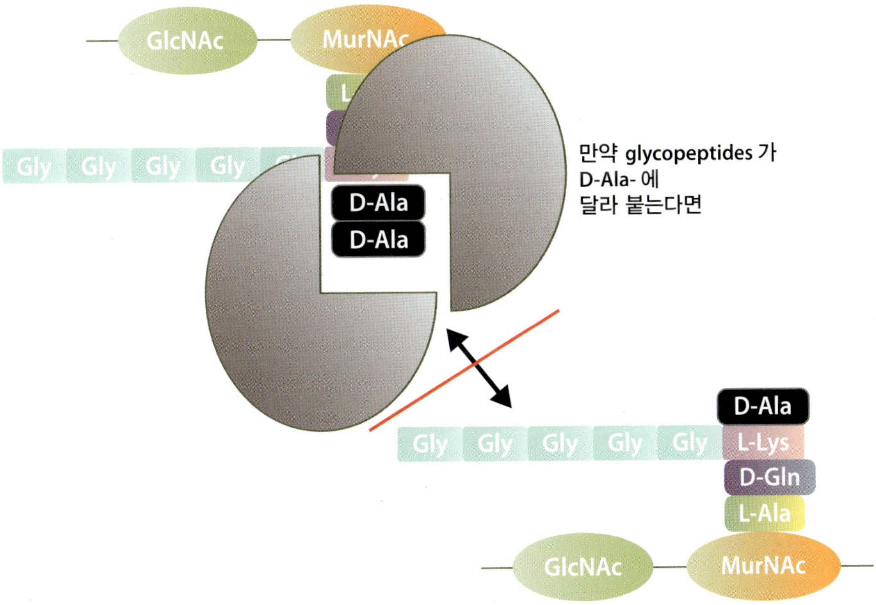

이와 같이 vancomycin이 마치 팩맨처럼 D-Ala-D-Ala를 덥석 물고 놔주지 않는다면, 그 큰 덩치로 물리적인 방해를 함으로써(steric hindrance) 더 이상의 과정이 진행되지 못한다. 그 결과는 세포벽의 붕괴에 의한 세균의 죽음이다.

Vancomycin은 MRSA의 창궐로 뒤늦게 전성기를 구가했으며, 과거보다 정제 기술도 좋아져서 최소한 미시시피 진흙 수준은 극복했으나, 여전히 콩팥 독성과 청력 손상은 주요 부작용으로 괴롭히고 있다. 그리고 급하게 주입할 경우 마치 알러지처럼 온 몸에 두드러기가 돋는 Red man syndrome도 여전한 문제다.

이들 문제는 아직 완벽하지는 못해도 후속 glycopeptide에서는 어느 정도 해결되어, 빈도가 덜하긴 하다.

04

Glycopeptide에 도끼를 쥐어 주다, Lipoglycopeptide

Vancomycin의 후배 약제가 나오기까지는 비교적 많은 세월이 흘러서, 1988년에 가서야 Actinoplanes teichomyceticus에서 추출한 teicoplanin이 나오게 된다.

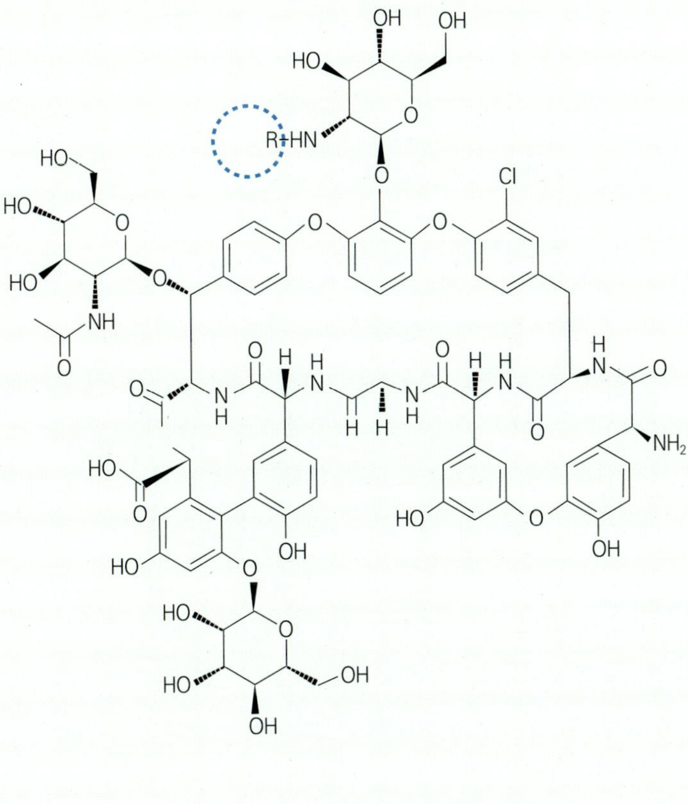

기존의 glycopeptide 구조에 fatty acid가 잔뜩 매달려 있다. 즉, 세포막 같은 lipid 구조에 잘 침투할 수 있음을 의미한다.

이런 구조를 함으로써 teicoplanin은 vancomycin이 발휘하는 세포벽 생성 차단에 더하여 세포막 또한 도끼처럼 쪼개버리기까지 한다.

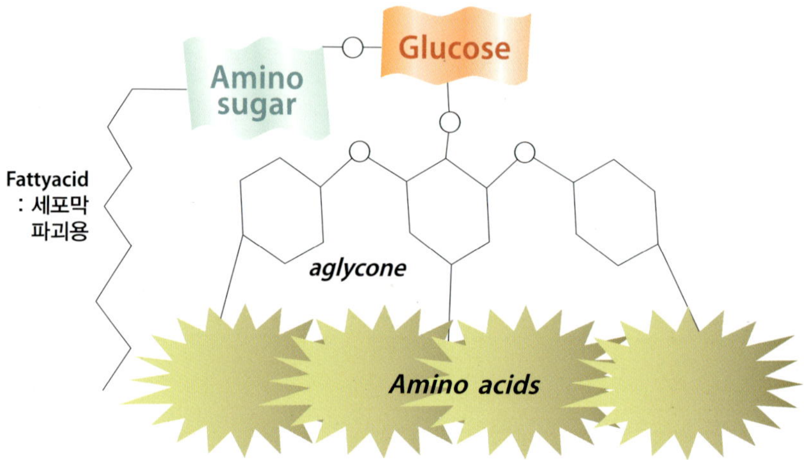

그래서 teicoplanin은 엄밀히 말해서 lipo-glycopeptide로 분류하는 것이 더 정확할 것이다.

그런데, 이렇게 추가 무기까지 장착하고 있다고 해서 teicoplanin이 vancomycin보다 치료 효과가 더 높은 것은 아니다. 그래서 미국 FDA에서는 vancomycin만으로도 충분하다고 여겼는지 teicoplanin을 현재까지 승인하지 않고 있다. 다만 vancomycin보다는 red man syndrome이나 신독성, 청력 손상등의 부작용이 현저히 낮다. Vancomycin이 red man syndrome을 일으키는 이유는 IgE와는 무관하게(그래서 알레르기가 아니다) mast cell에 직접 작용해서 히스타민 등의 물질을 뱉어내게 하기 때문이며, 신독성 등을 일으키는 이유는 세포에 작용하여 oxidative phosphorylation 작업량을 올리기 때문이다. 아시다시피 oxidative phosphorylation은 Krebs cycle의 명맥을 이어 받아 진짜 중요한 일을 해낸다. 우리가 살아 있게 해주는 에너지인 ATP를 잔뜩 만들어 내는 것이다. 그런데, 이

와중에 동시적으로 또 한 가지 조용히 돌아가는 작업이 있으니, 바로 산소를 물로 환원시키는 일이다(이렇게 함으로써 호흡이 완성된다). 이 과정에서 본의 아니게 radical이 과잉 생성되어 세포에 손상을 줌으로써 신 독성이나 청력 손상이 초래된다.

그렇다면 teicoplanin은 왜 vancomycin보다 이들 부작용이 적을까?

이는 완전히 규명되어 있지는 않으나, 적어도 mast cell에 직접 작용하지는 않으며, oxidative phosphorylation에 끼치는 영향도 적기 때문일 것으로 추정되고 있다.

Teicoplanin 이후 후속작들도 lipoglycopeptide 구조물들로서 나온다.

2009년에 telavancin이 승인되었으며

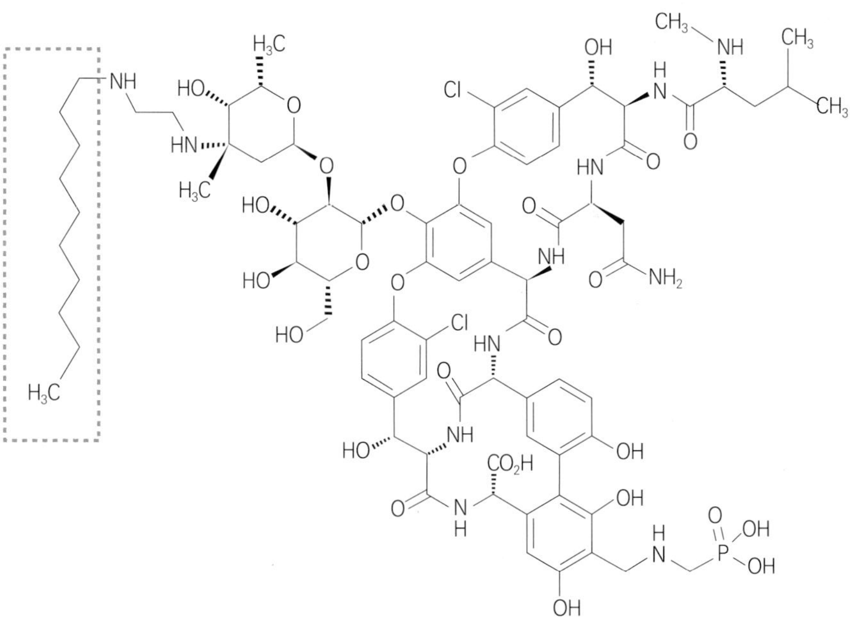

2014년에 dalbavancin 그리고 oritavancin이 승인된다.

*** Glycopeptide의 의의**

첫째, 당연한 의의이겠지만, MRSA에 대한 첫 대항마로서 항생제 역사에 큰 의미를 가지고 있다.

둘째, 기존 항생제에 지나치게 내성이 강하거나 만연할 경우, 해결책은 두 가지이다. 새로운 항생제를 개발하거나, 과거에 만들어졌지만 잊혀진 항생제들을 되짚어 보는 것. Vancomycin의 경우가 바로 후자의 전형적인 첫 사례인 셈이며, 이는 향후에도 몇 차례 성공한다. 대표적인 또 하나의 예가 colistin일 것이다. 어쩌면 이 두 번째 의의가 더 중요한 것일지도 모르겠다.

11

Polyene, 곰팡이에게 반격 개시!

01 뉴욕(NY)에서 온 Nystatin
02 Amphotericin-B, 양날의 검
03 Amphotericin-B가 곰팡이를 죽이는 방법
04 잘 쓰면 명약, 아니면 독약
05 기름에 넣어서 해결하다.

01

뉴욕(NY)에서 온 Nystatin

인류가 세균에게 본격적으로 선전포고를 하고 전투를 수행하는 동안, 또 다른 감염 병원체인 바이러스와 곰팡이를 겨냥한 전투는 상대적으로 적었다.

감기처럼 바이러스 질환의 대다수는 세균 질환보다 흔하긴 했지만, 특별한 약을 쓰지 않아도 대증요법으로 회복되곤 하였기 때문에 특별히 이에 대한 약제를 개발할 필요성이 세균 질환만큼 절실하지는 않았을 것이다. 헤르페스 바이러스 같은 경우는 속수 무책이거나 저절로 낫거나 하는 식으로 승산이 반반이었던 데다가, 지역 사회를 위협할 만큼 빈도가 높은 것도 아니었다. 그리고 이식이나 항암 요법이 마악 발전하기 시작하던 시기였으므로 면역 저하 환자의 비중도 크지 않았다. 결국 1979년에 acyclovir가 출현하고 나서야 본격적인 바이러스와의 전투를 개시했다고 할 수 있겠다. 이어서 에이즈가 본격적으로 대두된 1980년대에 zidovudine을 필두로 한 다양한 항 바이러스 약제들이 개발되기 시작했다. 그와 동시에, 영양 공급 잘 받으면서 푹 쉬는 게 치료에 있어서 사실상의 전부였던 B형 및 C형 간염에 대해서도 확실한 무기들이 갖추어지게 되었다. 독감도 이제는 oseltamivir, zanamivir, peramivir 등의 명중도 높은 무기를 사용하고 있다.

(항 바이러스 약제들에 대해서는 필자의 전작인 ***〈유진홍 교수의 이야기로 풀어보는 감염학〉***에 이미 자세하게 기술해 놓았으므로, 항생제 열전에서는 다루지 않겠습니다.)

곰팡이(진균)도 마찬가지였다. 무좀을 제외하고 전신에 생기는 심부 진균증은 바이러스만큼 흔한 질환도 아니었고, 면역 저하 환자가 많던 시절도 아니었기 때문에 세균 질환에 비하여 상대적으로 비중이 적었다.

어쨌든 1950년에 뉴욕주 보건부 내 연구실에서 근무하던 두 여걸인 Elizabeth Lee Hazen과 Rachel Fuller Brown이 *Streptomyces noursei* (그녀들에게 흙 검체를 제공한 농장주의 아내 이름에서 따왔다. 그들은 친구 사이였다고 한다)에서 nystatin을 검출해 내는 걸로 본격적인 곰팡이와의 전투도 시작된다.

Nystatin은 NY, 즉 New York에서 따온 이름이다.

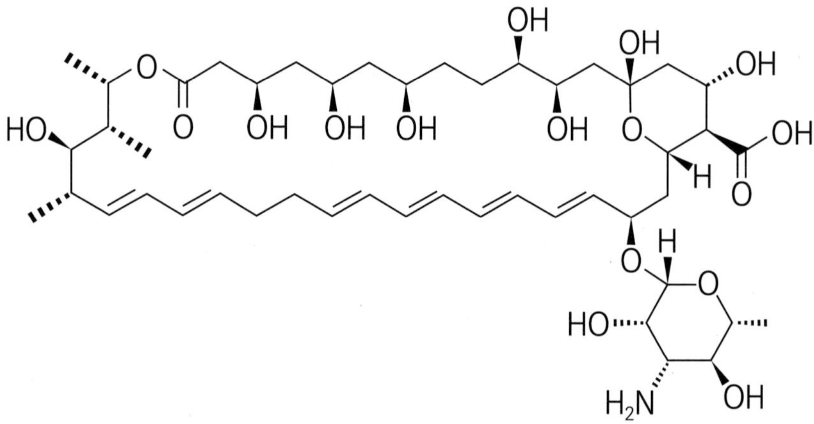

이 물질은 오늘날에도 *Candida* 점막 질환에 쓰이고 있다. 그러나 장에서 흡수가 안되고, 정맥으로 주사하자니 혈관이 안에서 혈액과 함께 심각하게 엉겨붙는(sclerosing) 문제가 있어서, 전신 감염 치료에는 오히려 위험하고 부적합하다는 결론을 얻는다.

따라서 기왕에 항 진균제의 봉인을 푼 이상, 전신 투여가 가능한 약제의 개발이 절실해졌다.

그래서 여러 연구팀이 다양한 *Streptomyces* 종들을 대상으로 곰팡이 잡을 물질을 추가로 찾아내려고 열심히 노력하기 시작한다.

그 결과 마침내 amphotericin B가 발견된다.

02

Amphotericin-B, 양날의 검

아일랜드의 아티스트 Enya의 대표 곡으로 Orinoco flow라는 곡이 있다.

이는 남미의 Venezuela에 있는 Orinoco라는 강을 소재로 한 곡이다.

바로 이 Orinoco 강에서 채취한 흙 검체가 1953년 Squibb 연구소에 있는 Charls E Smith와 William Winn이 일하는 연구소에 도착했다. 이 흙 속에는 *Streptomyces nodus*가 들어 있었고, 이 균이 발효한 물질을 추출하여 실험한 결과, 1955년에 곰팡이 균에 듣는다는 것이 검증된다. 이 물질은 두 가지 성분이 혼재하고 있었는데, 하나가 amphotericin A, 나머지 하나가 amphotericin B였다.

이 둘 중에서 전자는 별 작용이 없었고, 후자가 주로 항 곰팡이 효과를 나타냈기 때문에, 이후부터는 amphotericin B를 가지고 연구에 주력하게 된다. 이 물질은 동물실험을 거치고, 임상 시험까지 성공적으로 완료해서 정맥 주사제로서 항 진균 치료제로 쓰인다. 이 약제의 구조는 1968년에 가서야 완전히 밝혀진다.

Amphotericin-B도 nystatin처럼 polyene 구조를 기본으로 하고 있다.

Polyene이란 적어도 이중 결합을 3개 이상 가지고 있는 유기물을 말한다. 이런 구조물로는 이 항진균제 외에도 beta-carotene, leukotriene 등이 있다. Ampho-B는 총 7개의 이중 결합을 지니고 있다.

분류상으로 macrolide polyene antibiotics이다.

Ampho-B의 구조식은 다음과 같다.

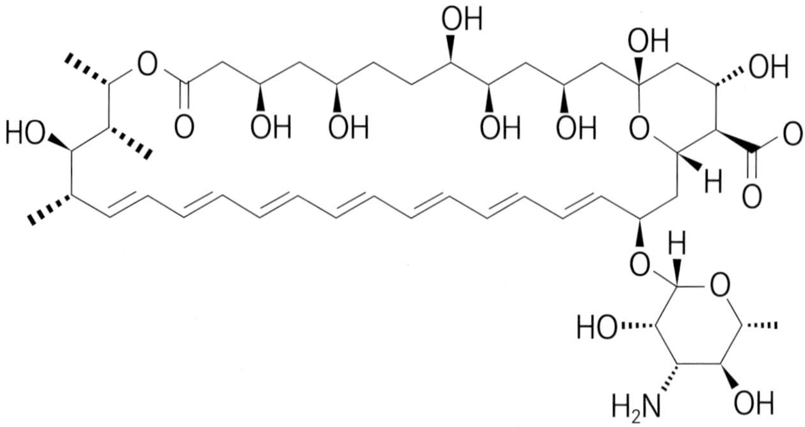

역시나 서울시 지하철 노선도 같은 모양의 복잡하기 그지없는 모양새다. 하지만 여기서 좌절하지 말고, 기본적인 구조의 뼈대를 파악하기로 하자.

Ampho-B는 크게 3가지 요소로 이루어져 있다. 하나가 hydroxyl 기들이 잔뜩 달린 사슬이다. 산화기들이 풍부하므로 물과 잘 반응하여 잘 녹는다(hydrophilic polyhydroxyl chain). 이와 연결된 또 하나의 요소는 7개의 이중결합으로 구성된 사슬이며 지방과 친하다(lipophilic polyene hydrocarbon chain).

한편 세 번째 요소로 mycosamine이라는 amino sugar가 하나 붙어 있다.

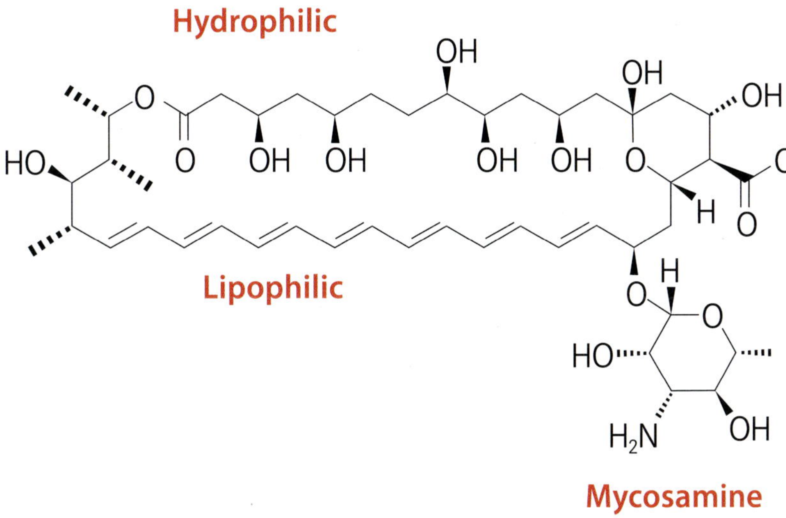

이 mycosamine은 ampho-B의 일원으로서 곰팡이 균에 접근하게 되면, 곰팡이 균 세포막 표면에 있는 ergosterol의 hydroxyl 기에 적극적으로 반응한다.

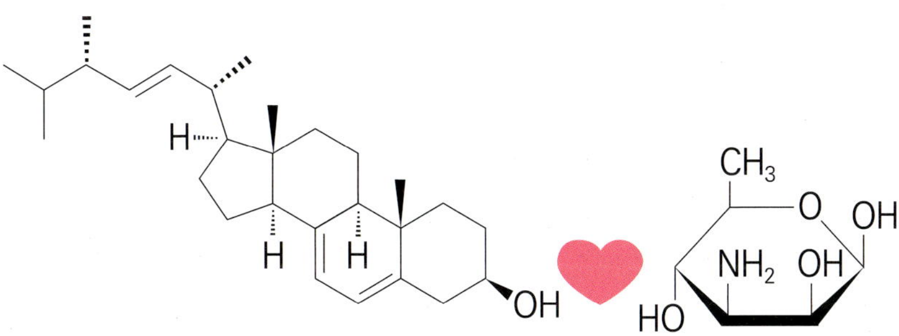

Ergosterol hydroxyl **Mycosamine**

그리고 사실 mycosamine은 ergosterol뿐 아니라 -sterol 돌림의 물질이라면 모조리 가서 달라붙는다. 그러한 물질 중에 인간의 세포 표면에는 cholesterol이 있으며, 이 약제의 부작용 면에서 문제가 될 수 있다.

그러면, 이쯤에서 ampho-B 구조를 전형적으로 정리하면 다음과 같다.

이 구조에 있는 carboxyl 기(-COOH)는 물과 만나면 수소 이온을 낸다. 즉 산으로서 행동한다.

반면에, mycosamine에 있는 amine (-NH2) 기는 이와 반대로 수소 이온을 기꺼이 받아먹는 염기로서의 양상을 보인다. 이렇게 한 몸인데 산으로도 작용하고 염기로도 작용하는 양다리 걸치기(ampho-)를 하기 때문에 양다리 반응을 잘 한다(amphoteric)는 뜻으로 amphotericin-B라는 이름이 붙었다.

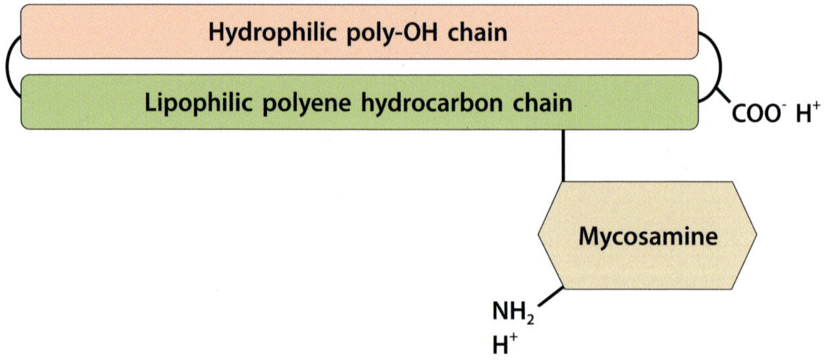

이 정도면 지하철 노선도처럼 복잡해 보이기만 했던 ampho-B 구조의 얼개가 어느 정도는 파악됐을 것이다.

그러면, amphotericin-B가 곰팡이를 죽이는 데 있어서 이러한 구조 3가지가 각각 어떤 역할을 하는지 살펴보기로 하자.

03

Amphotericin-B가 곰팡이를 죽이는 방법

Ampho-B는 구조 면에서 hydrophobic 부위가 겉에 있기 때문에, 원 재료 그대로는 물에 녹지 못한다.

그래서 정맥 주사가 가능하기 위해 보완해 주는 물질이 계면 활성제인 sodium deoxycholate이다.

이는 마치 리본처럼 ampho-B를 두루두루 감싸는 콜로이드(colloid) 성상을 이룬다. 이것을 포도당 용액에 넣으면 micelle을 이루면서 녹아 있게 되어 정맥 주사가 가능해진다.

일단 체내로 들어가서 곰팡이 균을 만나면 mycosamine이 ergosterol을 발견하고 반갑게 달려들어 꽉 잡아버린다.

이를 축으로 하여 나머지 두 구조가 세포막을 쪼개기 시작하여 구멍을 낸다. 이들 중 hydrophobic (lipophilic) 구조물은 세포막의 phospholipid에 찰싹 달라 붙어 양옆으로 밀어내면서 구멍을 더 넓힌다. 나머지 hydrophilic 구조물은 구멍의 내면에 위치하면서 물과 각종 전해질들이 무질서하게 들락날락 하게끔 조장한다. 그 결과는 다음 그림과 같다.

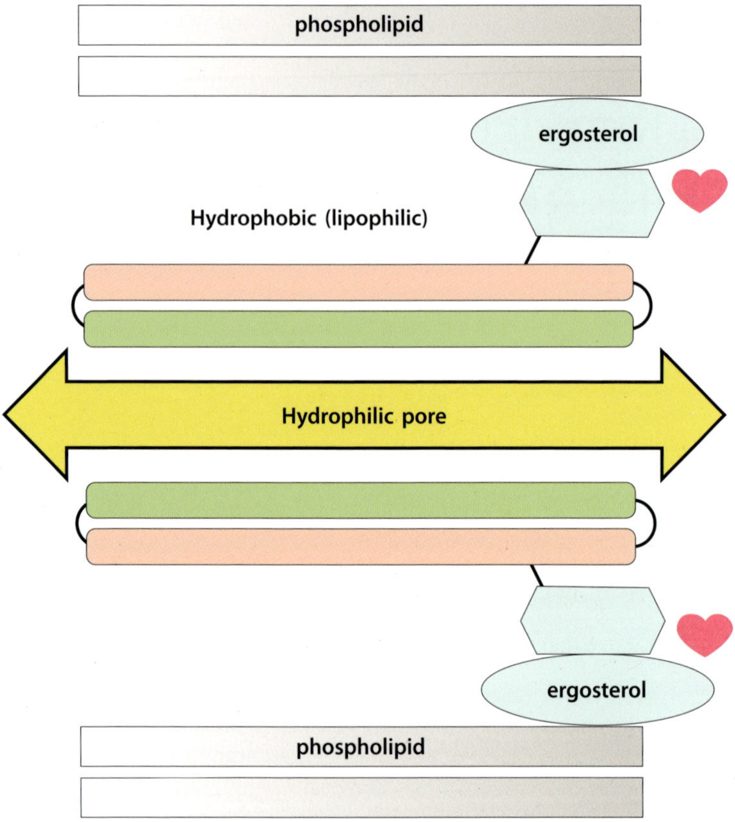

그리하여 곰팡이 세포의 내용물이 마구 흘러나오는 것은 물론이고, 세포 대사, 전기적 활동 등이 엉망이 되어 결국 곰팡이는 죽음에 이른다.

이런 과정을 통해 곰팡이만 오롯이 죽이고 인체에는 해가 없으면 좋겠으나, 현실은 그렇지 못하다.

앞서 언급했듯이 mycosamine이 ergosterol뿐 아니라 인간의 cholesterol도 좋아하기 때문에, 곰팡이 균을 죽이는 기전이 인간 세포에도 작용할 소지가 다분하다.

그뿐 아니라, 좀 더 심각한 부작용들이 꽤 많다.

이는 amphotericin-B 제품의 보완과 개선에 있어서 중요한 계기가 되기 때문에 한 번 제대로 짚고 넘어가야 한다. 그러면, 이에 대해서 한 번 자세히 알아보자.

04

잘 쓰면 명약, 아니면 독약

써 보신 분들이면 누구나 공감하겠지만, amphotericin-B는 환자들에게 그다지 우호적인 약은 아니다.

다양한 부작용들에 시달리게 되는 경우가 잦으며, 그 중에서도 대표적인 부작용이 두 가지 있다.

우선, 약제 주입 시에 곧 나타나는 부작용으로, 발열, 전신 오한, 몸살 등이 있다(infusion-related toxicity).

그리고 또 다른 부작용은 신(콩팥) 기능 손상으로, 이는 즉시 나타나는 것이 아니고 어느 정도 시일이 지나서 약제가 축적되어야 나타나는 부작용이다(acute renal injury as a cumulative toxicity).

주입 시에 나타나는 몸살 등의 부작용이 생기는 원인과 과정은 다음과 같다.

우선, amphotericin-B가 어디서 만들어졌는지 상기해 보기 바란다.

우리 인간들 입장에서야 항 진균제이지만, 본질적으로 다시 잘 따져보면 세균이 내는 2차 대사 물질이다.

다시 말해서 인체 내의 면역 체계 입장에서는 외부 침입자, 그것도 세균으로 간주할 수밖에 없다.

그렇다면 인체는 세균에게 대응하는 프로토콜대로 움직여야 한다.

그래서 Toll-like receptor 2 (TLR-2)와 CD14가 제일 먼저 나서서 이 낯선 물질인 amphotericin-B를 세균 취급하듯이 잡아 챈다. 이후로는 면역 세포들 내에서

signal이 진행되고, 궁극적으로 염증 물질들(proinflammatory cytokine)인 interleukin-1beta, TNF alpha, IL-6, IL-8, 등등이 태풍처럼 몰아친다. 그 결과가 주입 후 몸살, 발열, 오한 등으로 나타나는 것이다.

신 독성의 원인과 기전은 좀 입체적이다.

amphotericin-B 자체가 신장에 들어가는 소동맥들을 수축시키기 때문에 신장으로 들어가는 혈류가 줄어들고, 그만큼 제대로 노폐물을 거르지 못한다. 그리고 amphotericin-B가 혈액 내로 들어오면, 그때까지 에스코트해주고 있던 deoxycholate가 떨어져 나가고, 대신 혈중 lipoprotein이 다가와서 이 약제를 택시처럼 태워줘서 전신에 나른다. 처음엔 HDL과 LDL에 반반씩 타지만, 곧 이어서 대부분이 LDL에 옮겨 타서 전신을 다니게 된다. 이 LDL이 정착하는 주차 구역이 풍부한 곳이 바로 콩팥의 신 세뇨관이다. 따라서 LDL을 타고 온 ampho-B는 콩팥 조직으로 다량 들어오게 된다. 이러한 전제 조건들이 합쳐진 결과, 신장 세뇨관 세포들이 파괴되어 신 독성에 이르게 되는 것이다.

그렇다면 이들 부작용들을 해결하기 위한 방법들이 보일 것이다.

첫째, 주입 직후에 나타나는 부작용이니, amphotericin-B가 체내에 들어온 이후 천천히 유리되도록 하는 방안.
둘째, TLR-2나 CD14가 인지하지 못하도록 할 방안.
마지막으로, LDL보다는 HDL을 주로 탈 것으로 이용하게 하는 방안.

이 방안들은 amphotericin-B 를 기름에 넣음으로써 해결하게 된다. 이를 lipid-associated formulations of amphotericin-B (LFABs)라고 하며, 1990년대 중반에 집중적으로 3가지 보완 상품으로 나온다.

05

기름에 넣어서 해결하다.

LFAB's (Lipid-associated Formulations of amphotericin-B) 제품으로 1995년에 amphotericin-B lipid complex (ABLC)가 나오고, 곧 이어 ampho-B colloidal dispersion (ABCD)가 1996년에, 그리고 liposomal ampho-B (LAMB, Ambisome)이 1997년에 나온다.

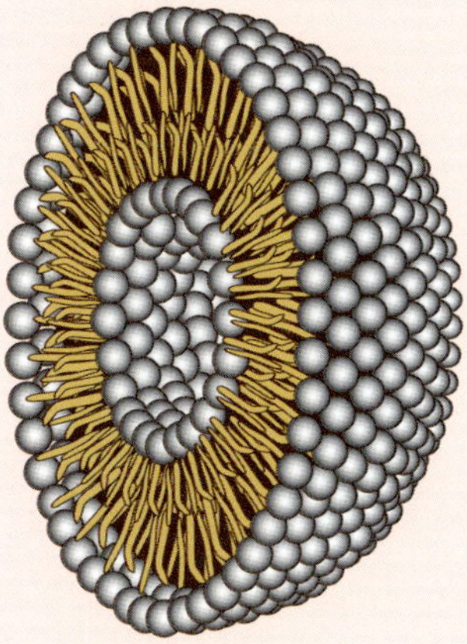

이들 세 제품 모두 amphotericin-B를 녹이고 있던 기존의 deoxycholate를 기름(lipid)으로 대체하였다.

ABLC는 리본 모양으로, ABCD는 원반 모양으로, LAMB는 liposome에 박아 넣은 형태로 제작되었다.

이러한 구조를 함으로써 가장 먼저 의도된 것은 체내에 들어가서 기존 제품보다 느린 속도로 하나씩 나오도록 설계한 것이다.

그 결과, 주입 직후 생기던 몸살, 오한, 발열 등의 부작용이 눈에 띄게 줄어들었다.

이는 lipid가 감싸게 되면 TLR-2나 CD14가 인지하지 못함으로써 proinflammatory cytokine 폭풍을 미연에 방지할 수 있었다는 점도 크게 기여한 것이다. 그런데 천천히 유리되도록 조장한 것은 몰라도, cytokine 폭풍의 예방은 아마 처음부터 의도한 것은 아니었을 것이고, 막상 시행해 보고나서 횡재한 수확일 것으로 추정된다.

설마, 그것까지 계산한 것은 아니겠지...?

그리고 신장 독성도 뚜렷하게 감소하였다.

이 또한 천천히 유리되는 데에서 기인하기도 하였지만, lipid에 싸여 있는 상태이면 HDL에서 LDL 로 갈아타는 일이 훨씬 줄어드는 현상도 중요한 요인이 되었다. 콩팥에는 HDL이 주차할 수 있는 수용체가 거의 없기 때문에, HDL을 타고 이동하는 amphotericin-B들은 콩팥을 거치지 않게 됨으로써 신 독성이 원천 봉쇄되는 것이다.

이렇게 부작용을 최소화했을 뿐 아니라, 항 진균 작용면에서도 기존 amphotericin-B의 효과를 낼 수 있고, 더 많은 용량을 줄 수 있다는 것, 그리고 lipophilicity가 강화됨으로써 전신 곳곳에 잘 파고 든다는 장점 등이 발휘되어, 기존 ampho-B의 단점을 많이 상쇄하게 된다. 다만, 가격이 훨씬 비싸다는 점이 제약 요소이지만.

그래도 amphotericin-B 자체의 독성이 완전히 해결된 것은 아니었으며, ampho-B가 잘 통하지 않는 진균들도 제법 많고, 이식 등이 활발지면서 면역 저하 환자들이 급증함에 따라 또 다른 종류의 항 진균제가 나오기를 갈구하게 된다. 이 간절한 기원이 통하여서, polyene 약제와 어깨를 나란히 할 훌륭한 파트너가 등장하게 된다. 이름하여 triazole. 이는 나중에 별도로 다루기로 하겠다.

*** Amphotericin-B의 역사적 의의**

전신 곰팡이 감염 질환에 대하여 인류가 처음으로 제대로 반격을 시작한 약제라는 데에 큰 의미를 둘 수 있다.

그리고 이를 기점으로 하여 다양한 항 진균제들이 본격 개발되기 시작한다.

12

돌아온 또 하나의 용사

colistin

01 구관이 명관

02 송곳처럼 살벌한 외모

03 중국에서 내성이 출현하다.

01

구관이 명관

1959년 Colistin

항생제에 대한 세균의 반항이 극에 달해서 다약제 내성 같이 전혀 말을 안 듣게 되는 상황이 오면 다음 두 가지 방안을 모색하게 된다.

첫째, 새롭고 강력한 약을 개발하는 것.

• 그런데 이게 쉬운 일이 아니다. 수년, 심하면 수십 년에 걸친 시행 착오를 거쳐야 하고, 인체에 해가 없는지 엄격한 임상 시험을 통과해야 한다. 그리고 마지막으로 세상에 갖다 팔아서 수지 타산이 맞아야 한다. 제약 회사들이 땅 파먹고 사는 자선 단체가 아니니 말이다.

  해마다 새로운 항생제 후보 물질들이 개발되지만, 이러한 고비들을 모조리 다 합격하기란 낙타가 바늘 구멍 통과하기다.

둘째로, 과거에 개발 되었으나 여러 사정으로 쓰이지 못하고 창고에 처박힌 옛 약제들을 재 검증해 보는 것.

• 시중에 풀렸던 기간이 비교적 짧고, 회수된 지 오래이므로, 현재 횡행하는 내성에는 구애받지 않을 가능성이 높을 것이기 때문이다.

  그리고 대개 시판 철회된 이유가 독성이 강하기 때문인 경우가 많아서, 이런 단점이 오히려 강력한 무기로 작용할 것도 기대할 수 있기 때문이기도 하다.

  실제로 이러한 Oldies-but-Goodies가 성공한 사례가 있다. 대표적인 것이

vancomycin이다.

이밖에 '화양연화' chloramphenicol, fusidic acid, fosfomycin 등도 검토 대상이다.

Vancomycin에 이은 또 하나의 구관이 명관 성공 사례가 바로 colistin이다.

Colistin, 즉 polymyxin E는 1949년 일본의 Koyama 항생제 연구소 소속의 Yasuo Koyama 등의 연구자들에 의하여 발견되었다. 이 물질은 *Bacillus polymyxa var. colistinus* (훗날 *Paenibacillus polymyxa*로 개명)에서 추출되었다. 이후 추가 개발에 박차를 가한 끝에 1959년에 그람 음성균 전문 치료용으로 시판이 된다. 그러나, 신 독성과 신경 독성이 심각하게 빈번했고, 비슷한 항균 범위를 지니고 있으면서 colistin과 비교해서 독성이 덜한 aminoglycoside가 이미 있었기 때문에 사실상 임상에서 거의 사용하지 않게 된다. 그 결과 1980년대에는 자연스럽게 시장에서 사라지고 잊혀져 갔다.

그러나 세기말부터 다약제 내성균들의 빈도가 증가하기 시작하여, 21세기부터는 당시만 해도 최종 병기로 여겨졌던 carbapenem에게마저 내성을 보이는 균들이 출현하기 시작한다. 이 문제를 해결하기 위해 각종 방안을 강구하던 중에 colistin이 다시 조명을 받기 시작하여 결국 임상에 화려하게 귀환하게 된 것이다.

Colistimethate는 옛날 약이라 용량 단위가 unit로 쓰이기도 한다.

80mg이 1 million unit이며, 360mg colistimethate (즉 4.5MU)에는 150mg colistin base가 들어 있다고 보면 된다.

Colistin은 carbapenemase를 내는 균들, 특히 metallo-beta-lactamase를 내는 균들도 아랑곳하지 않고 닥치는 대로 죽인다.

다만, 적과 아군을 잘 구별하지 못해서, 인간도 공격한다는 문제성은 여전하지만.

그렇다면 colistin은 도대체 어떻게 생겼길래 그람 음성 세균을 제대로 잘 죽일까?

02

송곳처럼 살벌한 외모

Colistin은 마치 송곳처럼 생긴 살벌한 외모를 가지고 있다. 이렇게 생겼다(colistimethate를 예로 들었다).

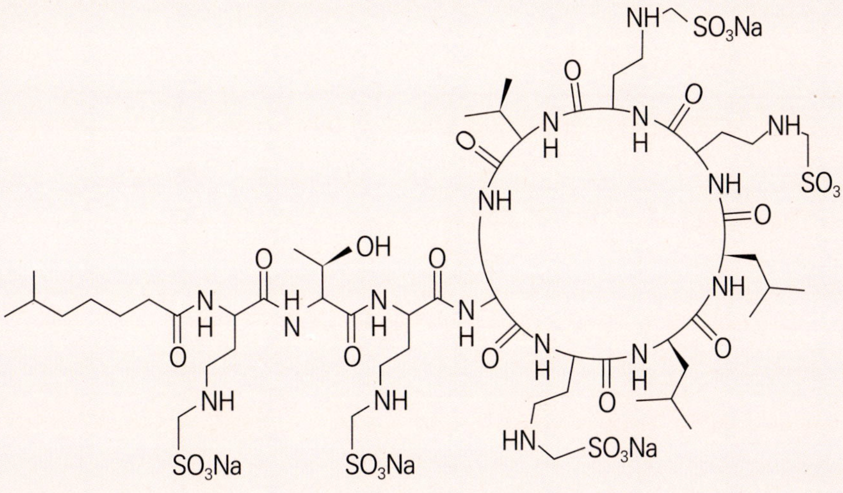

역시나 금방 파악하기 힘들게 복잡한 구조다. 어쩔 수 없다. 세균이 생성해내는 2차 산물, 일명 nonribosomal polypeptide 종류들은 다 이런 식이다. 이 구조물은 다음과 같이 정리할 수 있다.

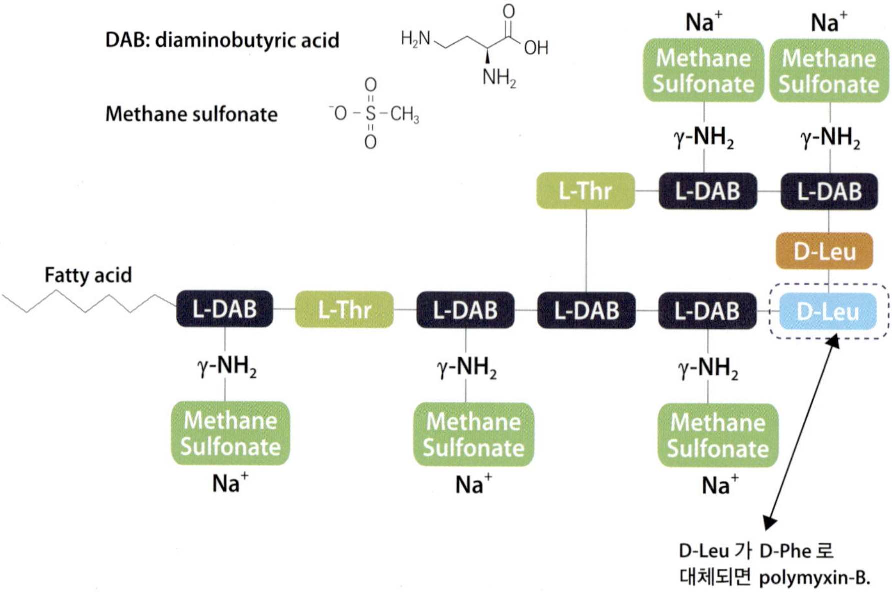

10개의 아미노산이 고리 모양을 이룬다. 아미노산의 대부분은 L-diaminobutryic acid (L-DAB)이며, 이 밖에 L-threonine, L-leucine, D-leucine으로 이루어져 있다. 여기서 D-leucine이 D-phenylalanine으로 바뀌면 polymyxin-E가 아닌 polymyxin-B이다.

이 동그란 자루에 fatty acid가 꽂히고, amine 기를 매개로 하여 methane sulfonate sodium 5개가 고리를 빙 둘러가면서 싸고 있다. 그래서 colistin 더하기 methane sulfonate sodium하여 colisti-methate sodium (CMS)이라고 부르는 것이다.

이 구조물 자체는 살균력을 보이는 것이 아니며, 정맥 주사로 체내에 들어와서 methane sulfonate sodium이 떨어져 나가면서 colistin이 액면 그대로 독립된 직후에야 살균 작용을 시작한다.

자루에 꽂힌 송곳에 해당하는 fatty acid는 지방 친화적(lipophilic)이므로 세균 세포의 외막 지질에 잘 꽂혀서 약제 작용의 교두보가 된다. 그리고 10개의 아미노산으로 이뤄진 자루는 양성 전하를 띠고 있다. 그래서 음성 전하를 띠고 있는 그람 음성균의 세포막 성분인 내독소, 즉 lipopolysaccharide (LPS)에 달라붙는다. 이 과정에서 Calcium ion (Ca^{++})과 magnesium ion (Mg^{++})과 경쟁하면서 이들을 밀어낸다. 원래 이 두 이온들을 딱풀 삼아 LPS가 모양을 유지하고 있었던 것인데, colistin이 이 이온들을 쫓아냄으로써 세균 외막의 군데 군데에 어지럽게 헝클어져 버리고 여기 저기 패이고 쪼개진 지점들이 여럿 생긴다. 그 결과 세포막의 균열로 시작하여 붕괴로 발전하게 되어, 결국 세균이 죽게 된다.

양성 전하를 띠고 음성 전하를 찾아 달려드는 송곳. 이에 대항하기 위하여 세균이 어떤 방법으로 내성을 보일지는 충분히 예상할 수 있을 것이다.

03

중국에서 내성이 출현하다.

세균이 colistin에게 반항할 방법은 주요 공략지인 외막에 변형을 가하는 것이다.

앞서 언급했듯이 양성전하로 잔뜩 무장한 colistin이 음성전하 투성이인 LPS에 달라 붙는게 주 기전이다.

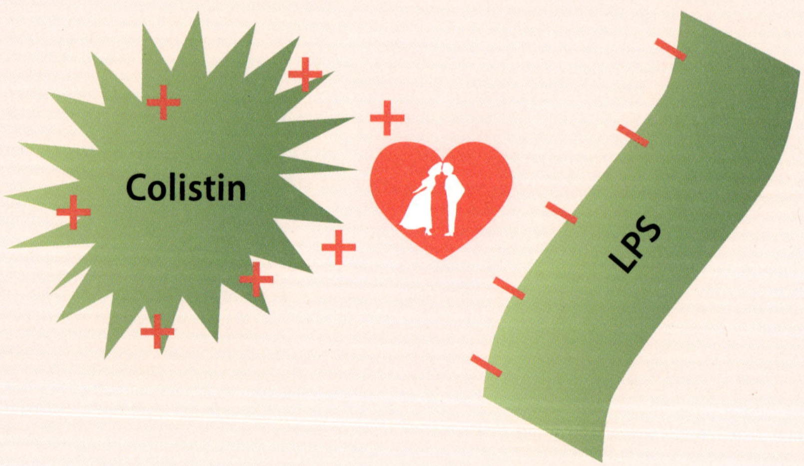

그러므로 LPS의 성분을 변형시켜서 음성 전하를 최소화하는 것이 내성 기전의 핵심이다.

이는 다음 두 가지 방안들 중 하나로 행한다.

첫째로, 4-amino-4-deoxy-L-arabinose (L-Ara4N)으로써 아예 전하를 싹 없애는 방법이다.

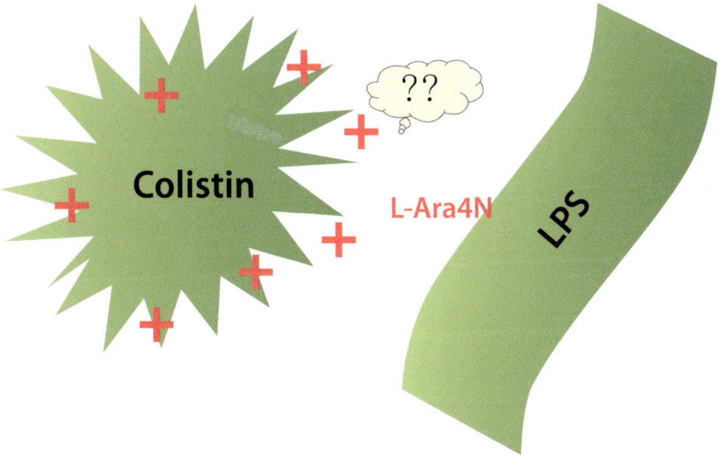

또 다른 방법은 Phosphoethanolamine (PEtN)으로써 음성 전하 개수를 최소화 하는 것이다.

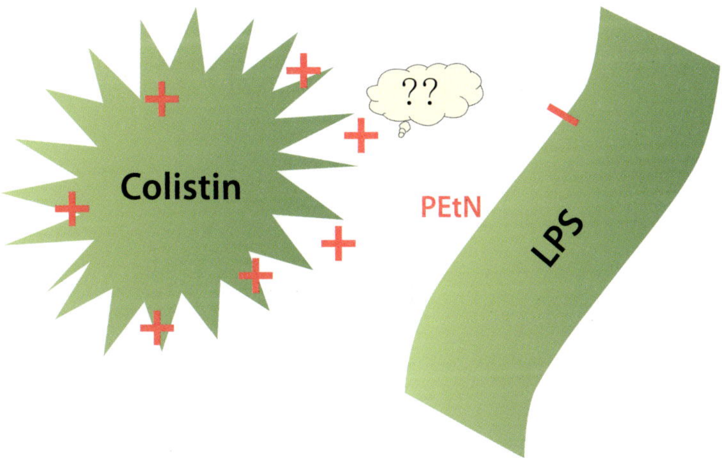

이 둘 중 어느 방법을 써도 colistin은 LPS에 접근하기 어렵기 때문에, 제대로 작용하기란 어려운 일이다. 특히 후자의 경우 곧 이어 언급할 *mcr-1* 유전자가 이에 해당한다.

사실 2015년 전까지만 해도 *mcr-1* 유전자는 세균 염색체 내에서만 국한해서 존재하는 것이었다. 그러나 2016년에 Lancet Infectious Disease 학술지에 실린 중국 발 논문 하나가 학계를 발칵 뒤집어 놓는다. 이 내성 유전자가 plasmid에도 얹혀서 일파만파 전파되었음을 만천하에 알린 것이다. 2010년대 중국 상해를 중심으로 colistin 내성률이 급격 증가함을 인지하게 된 중국 연구진은 무언가 잘못되고 있음을 직감하게 된다. 이때까지 알려진 바에 의거하면 colistin 내성은 세균 자체 내에서만 있지 무슨 이동 수단을 써서 다른 균에게 전달하는 것이 아니었다. 그러나 그렇게 보기에는 내성 증가율이 비정상적으로 빨랐다. 이것이 의미하는 것은? 세균이 드디어 Plasmid 같은 운송 수단을 사용한 것이 아닌가 하는 가설을 세울 수밖에 없었다. 불행히도 이 가설은 사실로 밝혀진다.

2011년부터 2014년까지 연구진은 광동과 절강에서 수천개가 넘는 그람 음성균을 모아서 내성을 연구하였다. 그리고 광동, 광서, 호남, 강서 등지의 도살장에서 도축된 돼지들을 대상으로도 수사를 진행하였다. 그리고 광주(광저우)의 50여 개 시장에서 고기 검체도 조사하였다. 정말 대륙의 스케일은 대단하다.

그 결과 *mcr-1* 유전자가 plasmid에 의해 매개됨을 밝혀내게 된다.

이 논문으로 인하여 plasmid 매개에 의하여 빠른 속도로 colistin 내성이 전국으로 퍼져나가는 것은 시간 문제라는 우려를 낳았다.

그런데, 후속 연구를 통해 이는 미래의 재앙이 아니고 이미 중화권은 물론, 구미 각국에 널리 퍼져있었음이 밝혀진다. 물론 우리나라도 예외는 아니었다 (2016년).

중국은 매년 21만 톤의 항생제를 생산하는데, 이 중 46%가 축산업, 즉 사료로서 소비된다고 한다.

특히 colistin이 애용되었는데, 그 이유는 저렴하기 때문이었다. 이것이 주로 돼지 사료에 쓰이다 보니 자연스럽게 colistin 내성 유전자들이 선택 생존하게 되고 이후 plasmid에 얹히기까지의 과정이 무난하게 진행되었던 것으로 추정된다.

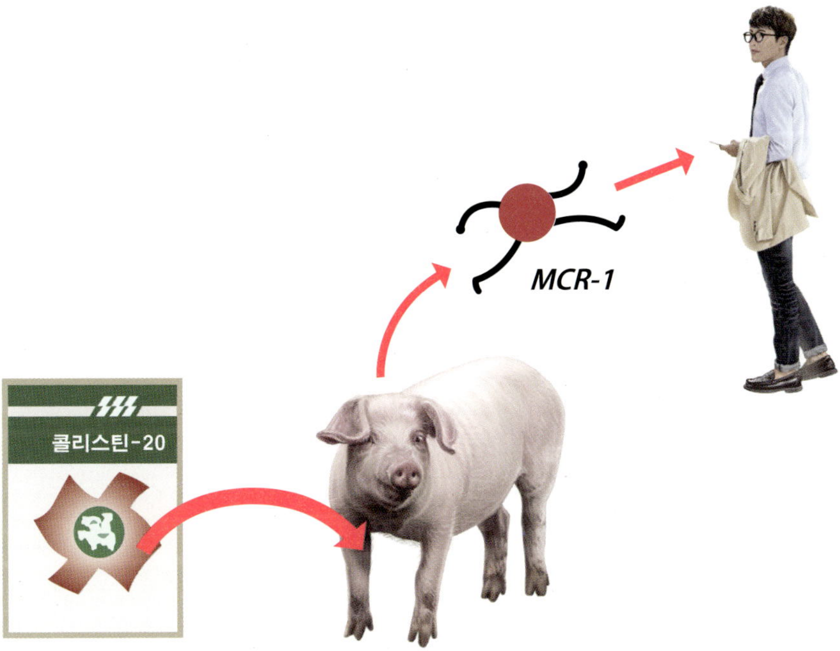

유럽에서의 vancomycin 내성의 기원과 더불어 동물 사료에 항생제를 사용함으로써 인류에게 어떻게 부메랑으로 돌아오는지를 보여주는 대표적인 사례이다.

*** Colistin의 역사적 의의**

- 다제 내성에 대처하기 위해서는 신약 개발도 좋지만 시간과 노력이 많이 들기 때문에 '구관이 명관' 방안도 시도해 볼 가치가 높다.
- 현 시점에서는 carbapenem 내성균에 대한 방안으로서 의미가 크다.
- 항생제와 내성은 인간만의 문제가 아니다. 보다 크게 봐야 한다. 인간을 둘러싸고 있는 모든 환경이 항생제 내성의 기원이 될 수 있다. 이것이 one health의 개념이다.

13

기생충에 덤으로 혐기균까지
- metronidazole

기생충에 덤으로 혐기균까지 - Metronidazole

1959년 Metronidazole

Metronidazole은 5-nitroimidazole을 기본 뼈대로 삼고 있는 물질이다.

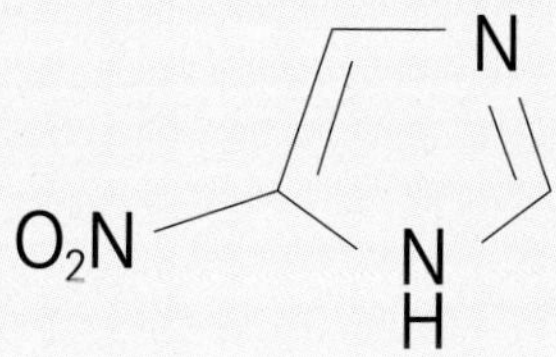

1950년대 중반에 프랑스의 Rhone-Poulenc 연구소에서 *Streptomyces* 종에서 추출한 물질인 azomycin이

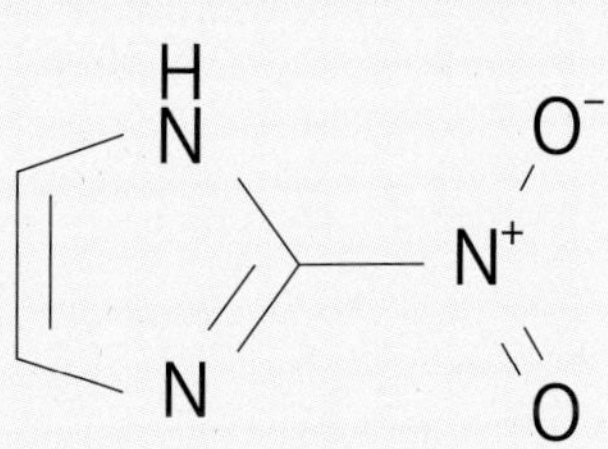

(얼핏 보면 5-nitroimidazole과 같아보이지만, 잘 살펴보면 nitro 기가 2번에 있다)

질 소양증의 원인인 *Trichomomonas vaginalis*에 효과가 있다는 사실을 기반으로, 화학적인 조정을 거친 끝에 만들어낸 것이 metronidazole이다.

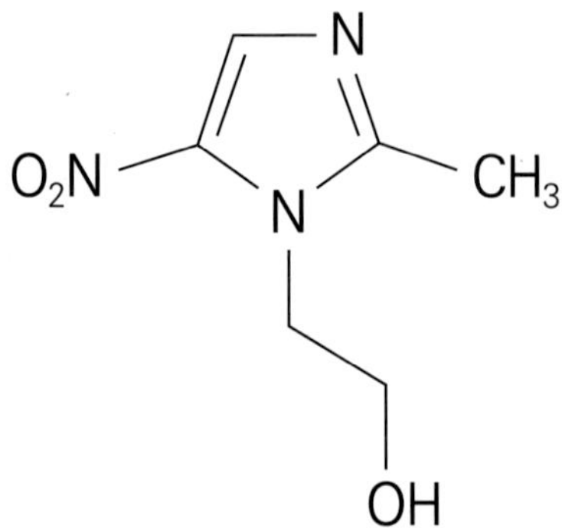

이 약제는 1959년에 시판되기 시작한 초기엔 *T. vaginalis*와 더불어 아메바나 *Giardia lamblia* 같은 장내 기생충 치료제로만 쓰였으나, 1962년에 정말 우연하게도 혐기성 세균도 치료할 수 있다는 것이 발견된다. 당시 질 소양증과 더불어 혐기성 균에 의한 치주염을 동시에 앓던 환자에게 투여했다가 둘 다 치료되는 개가를 올린 것이 계기가 되었다. 이후 오늘날 혐기성 세균 감염, *Clostiridium difficile* 대장염 등의 치료에 없어서는 안 될 약제로 쓰이고 있다.

그런데, 원래 기생충 치료제이면서 왜 세균(혐기성) 치료에도 듣는 것일까?

이 의문에 대한 해답의 열쇠는 PFOR (pyruvate:ferredoxin oxidoreductase)에 있다.

창자 속은 갑갑하게도 산소가 거의 없는 환경이다. 따라서, 거기에 사는 세균들과 가끔씩 불청객으로 들어오는 기생충들은 산소 없는 조건에서도 살아갈 수 있는 능력을 갖추어야 한다. 그것이 바로 혐기성 대사(anaerobic metabolism)이다. 이의 근간은 pyruvate를 lactate로 전환하는 데에 있다.

그런데, 대사라는 것은 그 어느 것도 단순한 편도 방향이란 없으며, 항상 활성화와 억제를 넘나드는 양방향임과 동시에, 다른 대사들과도 거미줄처럼 얽혀 있는 법이다.

이 pyruvate → lactate 과정도 그러해서, 또 다른 방향을 타고 흘러서 acetate를 만드는 과정도 얽혀 있다. 바로 이 과정에 작동하는 것이 PFOR이다. 그리고 장내 기생충과 혐기성 세균은 모두 PFOR을 보유하고 있다.

PFOR 또한 곁 가지로 활동하는데, 철을 기본으로 한 ferredoxin을 환원시킨다. 이 과정도 lactate hydrogenase와 다시 엮여서 NAD+를 NADH로 만든다. 그런데, metronidazole이 근접해 있으면 NAD+ 대신 자기가 가로채서 환원된다.

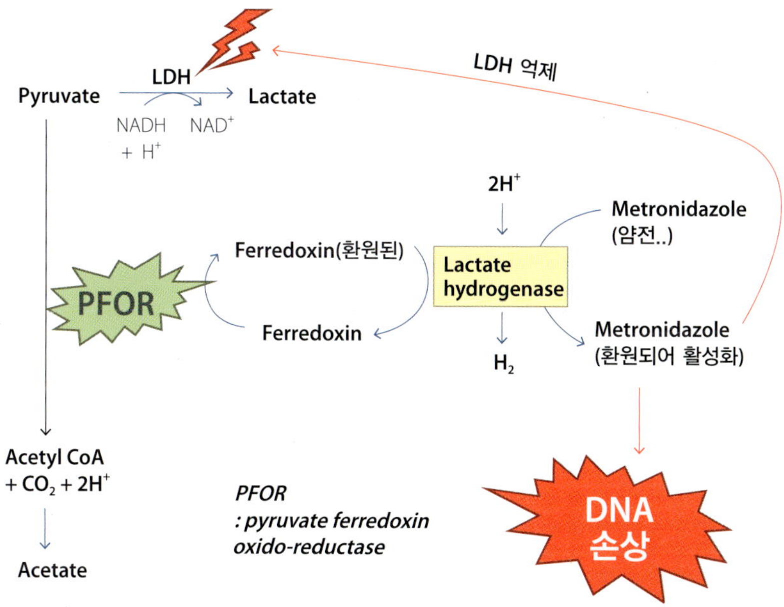

이 환원적 활성화 과정(reductive activation)에서 metronidazole은 4개의 전자를 받게 된다.

이는 자세히 보면 다음과 같은 과정을 밟는다.

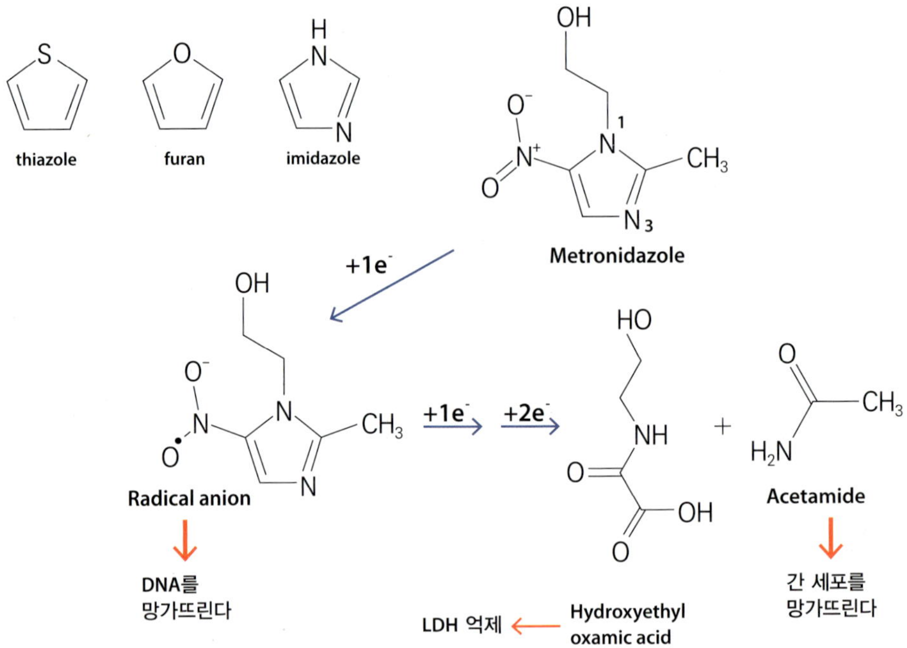

Reductive activation of metronidazole

첫 전자를 하나 받으면 metronidzole은 까칠하기 그지없는 radical anion이 된다. 이는 DNA나 단백질에 치명적인 타격을 가한다.

나머지 전자 3개를 받으면서 metronidazole은 기존 구조를 유지하기가 버거워지면서 둘로 잘리게 된다.

하나가 hydroxyethyl oxamic acid, 나머지가 acetamide이다. 후자의 물질은 이후 더 변환을 거쳐서 세포 독성을 나타내게 되는데, 특히 간에 독성을 나타낸다. 전자의 물질인 oxamic acid는 그 자체로 LDH를 억제한다. 즉, pyruvate에서 lactate로 가는 길목을 직접 막음으로써 혐기성 대사가 제대로 안 된다는 것.

이 모든 결과물들이 합쳐져서 결국 장내 기생충뿐 아니라 혐기성 세균까지 죽일 수 있는 것이다.

여기서 잠깐 드는 의문이 하나 있을 것이다. 장에서 사는 세균들 중 꼭 혐기성 세균이 아니더라도 *Escherichia coli*나 *Listeria monocytogenes* 같은 그람 음성균들은 산소가 있으면 산소를 이용한 대사를, 산소가 없으면 혐기성 대사를 하는 부류이다(facultative anaerobes). 그렇다면 metronidazole은 왜 이들에겐 별 효과가 없을까?

이는 간단히 설명된다. 이들 facultative anaerobes는 PFOR을 가지고 있지 않다. 그래서 metronidazole에 영향을 받지 않는 것이다.

Metronidazole은 항생제 역사의 초창기에 개발된 약제 치고는 매우 장수하는 약제다. 이는 오늘날에도 혐기성 세균 감염 치료에 널리 쓰이고 있다.

*** Metronidazole 의 의의**

혐기성 세균 감염증 치료에 대항할 제대로 된 무기를 얻었다는 것.

14

페니실린의 후예들

01 6-APA, 새 세대를 열어 젖히다.
02 좋은 맷집, 좁은 항균 범위 – methicillin, nafcillin, oxacillin
03 안 좋은 맷집, 좋은 항균 범위 – aminopenicillin
04 안 좋은 맷집, 좋은 항균 범위 – carboxypenicillin
05 안 좋은 맷집, 좋은 항균 범위 – ureidoxypenicillin
06 Cephalosporin의 등장
07 1세대 cephalosporin
08 성골 2세대 cephalosporin
09 진골 2세대 cephalosporin
10 1980년대 3세대 cephalosporin
11 3세대 – 식초로 녹농균을 잡다.
12 4세대 zwitter ion

01

6-APA,
새 세대를 열어 젖히다.

1940년대 중후반에 penicillin이 개발된 이래 sulfonamide나 streptomycin 등이 속속 나오고 있는 와중에도 페니실린 가문의 후예는 오랫동안 나오지 못하고 있었다. 그러다가 1960년이 돼서야 methicillin (meticillin으로 표기해도 된다)이 나오면서 비로소 새로운 세대가 시작된다. 이렇게 비교적 늦었던 이유는 페니실린의 구조 규명과 이의 보완 개선법을 정립하는 데에 많은 세월이 걸렸던 탓이다.

지금까지 기술해 온 내용을 보면 다 알겠지만, 어느 항생제나 개발사에서 다음과 같은 세 단계를 거치게 된다.

첫째, 세균이나 곰팡이에서 항생 물질을 추출해 낸다.

둘째, 도대체 이 물질이 무엇인지 그 구조를 규명한다.

그 사이에 임상 시험을 거쳐서 실제 현장에 사용한다.

마지막으로, 파악된 구조를 기반으로 하여 화학적 기술로 보완을 하여 내성 극복이나 성능 향상을 이룬다.

이것이 바로 반 합성 항생제(semisynthetic antibiotics)이다.

그리고 다시 이 보완 제품을 검증해서 임상에 적용한다.

물론, 미생물에서 추출한 것이 아니고 처음부터 화학 물질이었던 salvarsan 606, sulfonamides, INH는 예외다.

그렇다면 페니실린의 경우는 어땠을까?

다시 시침을 페니실린이 본격 시판되던 1945년으로 돌려서 영국 옥스포드 대학의 연구실로 가 보자.

이전에 Gramicidin 편에서 나왔던 당시 X-ray crystallography의 지존이자 훗날 노벨상 수상자가 되는 Dorothy C Hodgkin 박사를 만나게 된다. 제자들 중에 대처 전 영국 수상도 있었다고 언급한 것도 기억하실 것이다.

이 연구진이 페니실린 구조, 즉 beta-lactam 구조를 규명해 내었다.

자연스럽게 그 다음 과정으로 페니실린을 인공적으로 합성하려는 시도가 시작된다.

1948년 미 MIT의 John Sheehan 연구팀에서 착수하여 마침내 1957년에 곰팡이를 거치지 않고 순전히 인공적으로 페니실린 제작에 성공한다. 그 와중에 진짜로 중요한 개가를 올리게 된다.

다름아닌 페니실린의 핵심 틀인 6-aminopenicillanic acid를 잡아낸 것이다.

다시 되짚어 보자면, 페니실린은 다음과 같은 구조를 하고 있다.

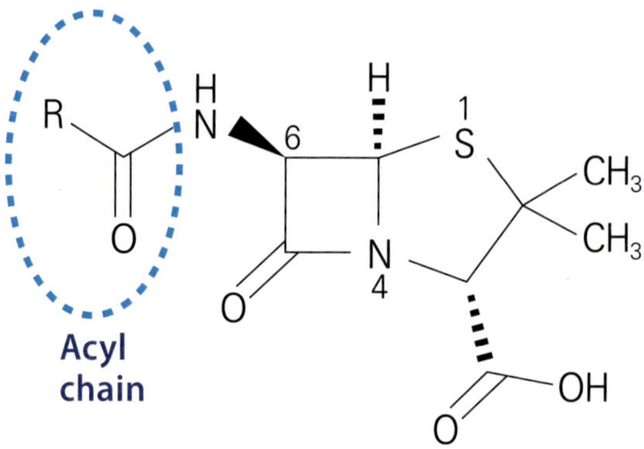

특히 6번에 붙은 acyl를 주목하자. 이것이 제거된 구조가 바로 6-aminopenicillanic acid (6-APA)이다.

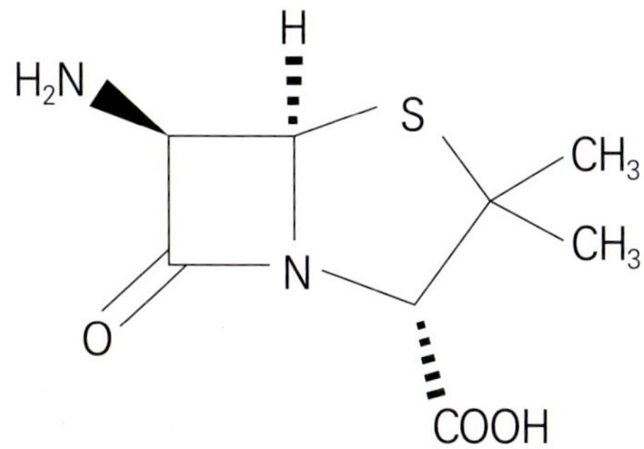

처음엔 페니실린 인공 합성 과정에서 얻은 부소득처럼 보였겠지만, 이는 항생제 사에서 페니실린의 발견 다음으로 크나 큰 역사적인 사건이었다.

왜냐하면 이 구조를 기반으로 하여 6번에 붙는 구조물들을 다양하게 변형함으로써,

첫째, 페니실린의 후예인 seimisyntheic penicillin들이 속속 출현하게 된다.

둘째, 아마도 더 중요한 의미를 가진다고 보는데, 또 하나의 명문인 cephalosporin 탄생에 기폭제가 되는 것이다.

사족: 사실 이 6-APA는 1950년 초 일본에서 Sakaguchi, Murao, Kato 등의 연구진이 먼저 발견하여 일본 학술지에 보고된 바 있다. 그런데, 어찌된 셈인지 거기서 더 나아가 항생제 개발까지 진도를 나가지는 않았다. 이후 1957년부터 Beecham 연구소의 Rolinson GN과 Geddes AM이 이 6-APA를 가지고 신약 개발 주제로 추진하여 semisynthetic penicillin 시대를 열어 젖힌다.

다시 1960년으로 돌아와서 meticillin부터 보기로 하자.

02

좋은 맷집, 좁은 항균 범위 - methicillin, nafcillin, oxacillin

6-APA 구조를 기반으로 해서 맨 처음 나온 후속 작품이 methicillin (meticillin)이다.

Methicillin과 이의 후속으로 나온 nafcillin, 그리고 isoxazolyl penicillins까지 공통적으로 penicillinase에 잘 견디는 공통적인 특징을 가지고 있다. 그 이유는 6번에 붙이는 기들이 하나 같이 다 덩치가 커서, penicillinase가 작용하기 버겁게 만들기 때문이다. 이를 steric hindrance라고 한다. 항균 범위는 매우 좁아서, Penicillinase를 분비하는 황색포도알균(MSSA)을 치료하는 데 주로 쓰였지만, 세균이 내성 수단을 오로지 한 가지만 갖고 있지는 않는 법. 곧장 변형된 penicillin binding protein (PBP2a)를 대체 방안으로 내 놓는다. 그래서 현재 이 종류의 항생제들은 MSSA 감염증 외에는 널리 쓰이지는 않는다.

Methicillin에는 6-APA에 두 개의 'methi-'가, 즉 2, 6- dimethoxy phenyl이 붙어서 methi-cillin이다.

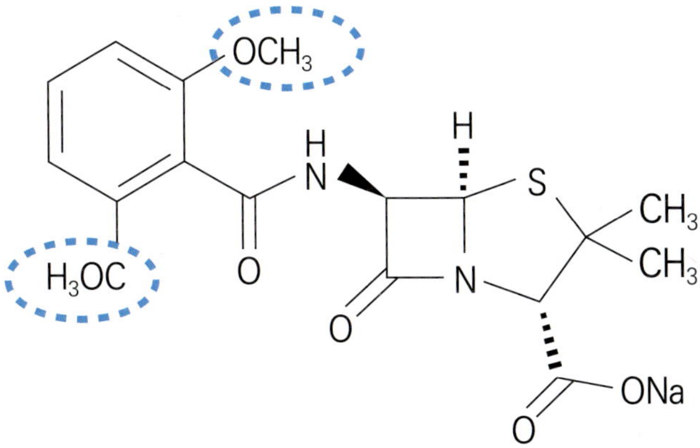

이 약제는 penicillinase에 잘 견디는 대신 후속 penicillin 항생제들과 비교해서 가장 약한 편이다. 또한 신장 독성(interstitial nephritis)이라는 좀 심각한 부작용을 가지고 있어서 오늘날 실제 임상에는 쓰이지 않고 있다. 단지 황색 포도알균이 PBP2a로 대응하는(methicillin-resistant)균인지 여부를 표현하는 용어로만 남았다.

Nafcillin은 이름에서 추정할 수 있듯이 벤젠 2개짜리(naphthalene)가 붙은 구조인 2-ethoxy-1-naphthyl penicillin이다.

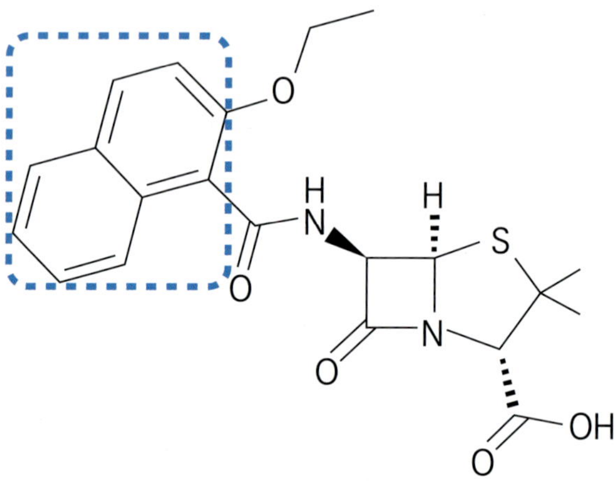

주로 간에서 대사된다. 따라서 cytochrome p450 대사와 엮이기 때문에 (CYP2C9) warfarin 등과 유의하게 상호 작용을 할 수 있다.

이 약제는 발병률이 높지는 않지만 oxacillin 감수성, penicillin 내성인 포도알균(MSSA) 감염증에 오늘날에도 즐겨 쓰는 약제이다.

Oxacillin으로 대표되는 isoxazolyl penicillin은 isoxazole과 phenyl을 결합하여 6-APA에 붙인 구조이다.

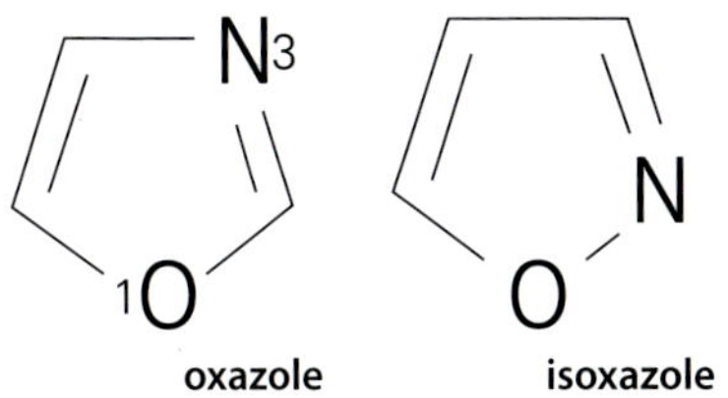

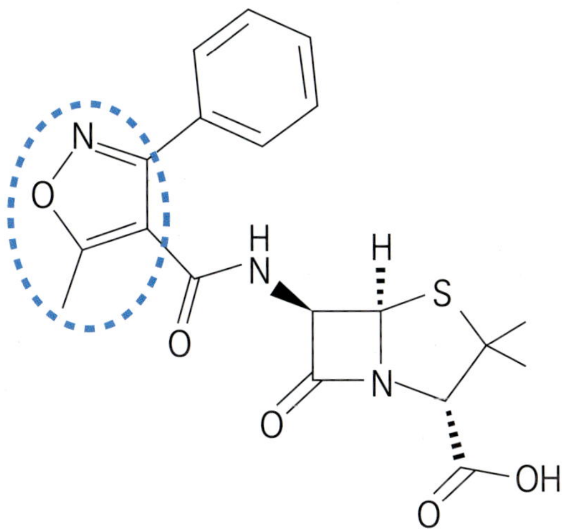

여기에 chlorine이나 fluoride 같은 halogen을 붙여서 맷집 덩치를 키움은 물론, 산을 만났을 때 전자쌍을 뜯어오는 능력까지 발휘하게끔 함으로써 구조를 더 안정적으로 만든다. 염소를 하나 붙이면 cloxacillin, 두 개 붙이면 DiCloxacillin, 불소를 붙여주면 FluCloxacillin이 된다.

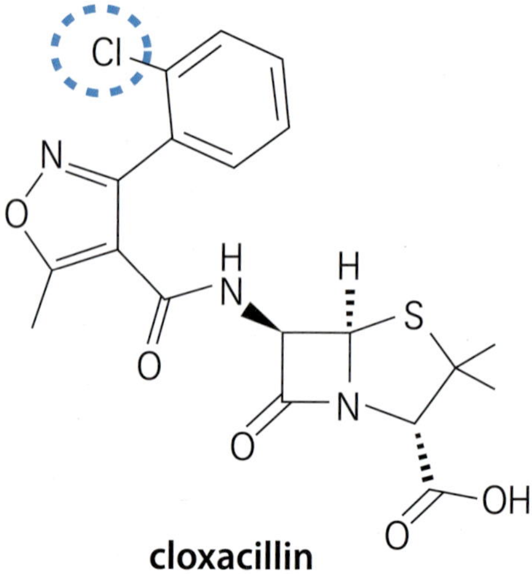

cloxacillin

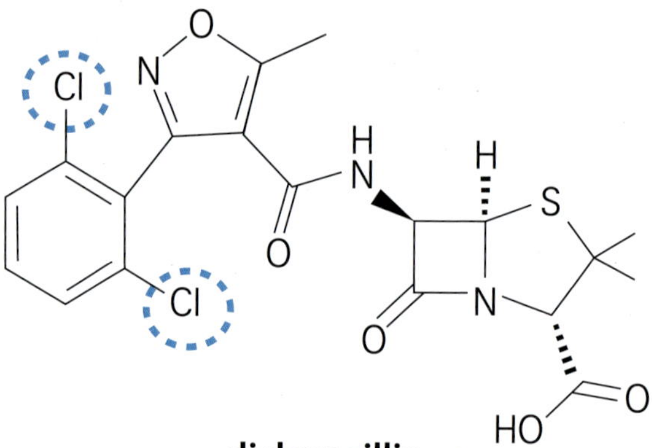

dicloxacillin

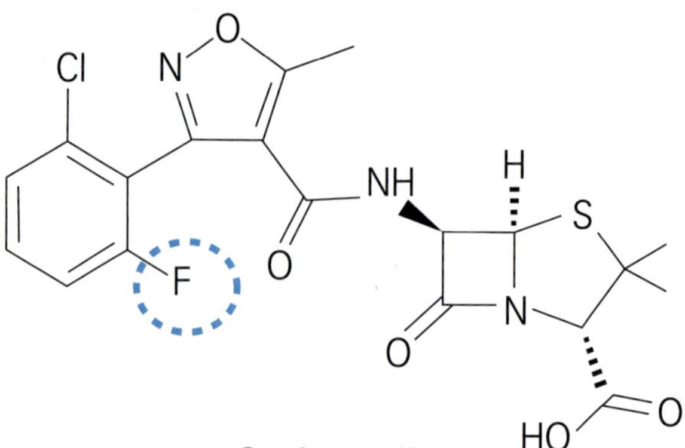

flucloxacillin

요약하자면, 이들 penicillinase-resistant penicillins는 맷집이 좋은 대신 항균 범위는 기존의 benzyl penicillin과 비교하여 좁다는 단점을 가지고 있다. 그러나 6-APA를 틀로 삼은 개발은 계속 활발히 진행되어 더 넓은 항균 범위를 지닌 새 penicillin들을 만들어내는데 성공한다.

03

안 좋은 맺집, 좋은 항균 범위 - aminopenicillin

1961년에 소개되는 ampicillin은 페니실린 역사에 있어서 또 하나 중요한 의미를 가진다. Ampicillin 이전까지의 페니실린들은 사실상 그람 양성균에 치우쳐서 효과를 보였던 반면에 그람 음성균에 대해서는 별로 좋은 편이 아니었다. 항균 범위를 넓히게 된 계기는 6-APA로 붙이는 기에 alpha-amino 기를 추가한 것에 기인한다.

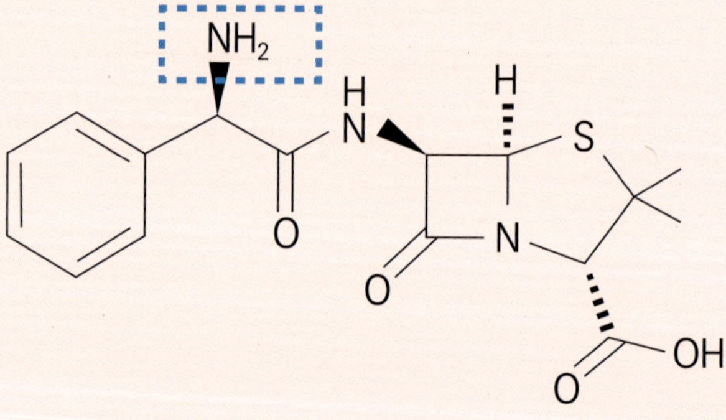

이것이 체내로 들어가면 이 amino 기(amine) 이 그람 음성균 외막의 porin에 잘 끌려간다. Porin에 있는 전하와 제대로 반응을 하면서 자연스럽게 그람 음성균의 세포 내로 침투하게 되는 것이다. 그 결과로 *Escherichia coli*를 비롯한 *Enterobacteriacea, Hemophilus influenzae, Proteus* 등에 효과를 보인다.

Ampicillin은 경구 복용제도 있지만 흡수율이 썩 좋은 편은 아니다.

이는 ampicillin의 phenyl에 hydroxyl (-OH)기를 붙여서 흡수율 상승을 꾀한 amoxicillin으로 해결하였다.

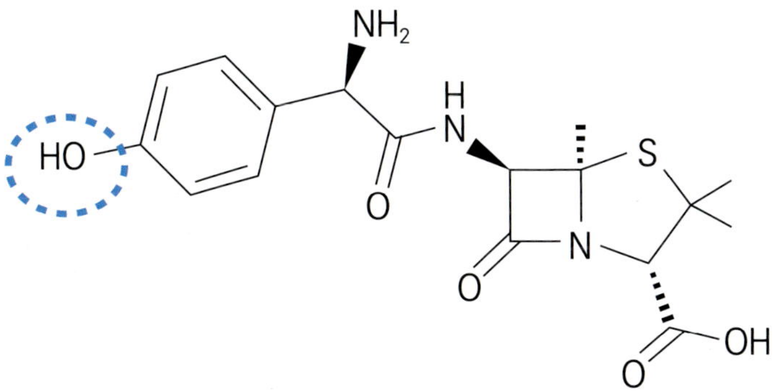

비록 이들 약제들이 항균 범위를 넓히기는 했지만, 얼마 안가 다양한 내성 기전으로 인해 오늘날엔 선뜻 치료제로 쓰기엔 꺼려지는 약제가 되었다. 현재는 *Listeria*, *Enterococcus* 등의 일부 감염증에만 안심하고 쓸 수 있다. 그러나 좁아진 항균 범위는 훗날 나오게 되는 beta-lactamase 억제제인 sulbactam이나 clavulanic acid를 붙여줌으로써(UnaSyn, amoxacillin-clavulanate) 해결되고 있다.

04

안 좋은 맛집, 좋은 항균 범위 - carboxypenicillin

한편, 6-APA에 phenyl + carboxyl 기를 붙여서 carboxy penicillin이 나오게 된다.

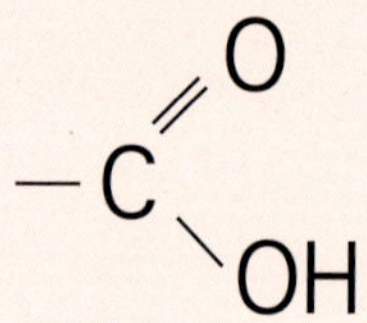

Carboxy penicillin은 그람 음성균, 특히 난치성 원내 감염의 원인이던 녹농균(*Pseudomonas aeruginosa*)에 처음 듣는 페니실린 항생제로 나왔다는 데에 역사적 의의가 있다.

1967년에 carbenicillin이 나왔고,

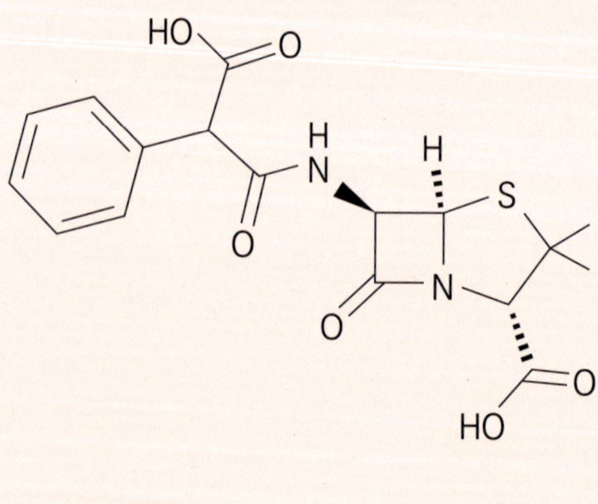

1975년에 ticarcillin이 나온다. 이는 단독으로 쓰이기보다는 clavulanic acid와 결합해서 쓰였다.

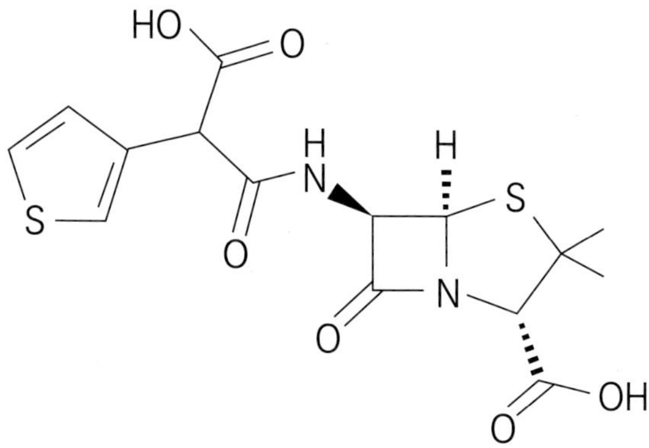

비록 녹농균에 듣는 항생제로 나왔지만 부작용 문제와, 훗날 더 나은 대안들(ceftazidime이나 fluoroquinolones)이 속속 출현하여, 오늘날은 거의 사용되지 않는다.

다만 1981년에 나왔던 temocillin이 나제 내성 그람 음성균에 사용할 수 있는 oldies-but-goodies로 주목을 받고 있다.

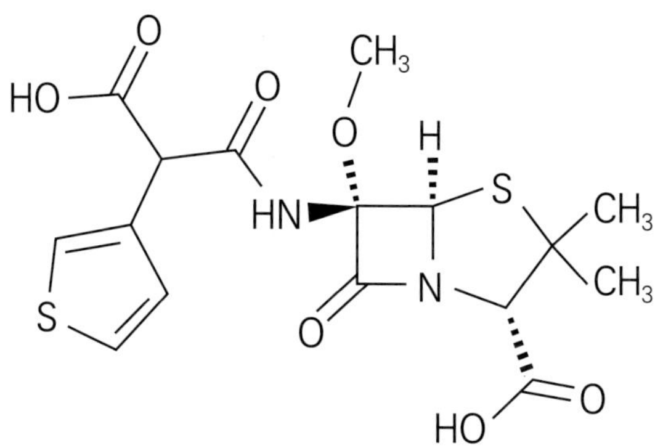

05

안 좋은 맷집, 좋은 항균 범위 - ureidopenicillin

Ureidopenicillin은 Ureido-, 즉 urea를 붙인 구조를 지닌 penicillin이다.

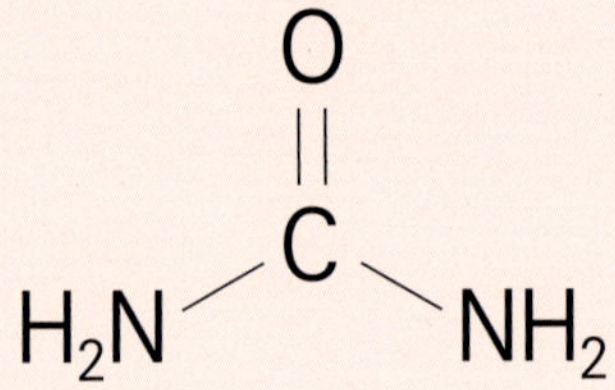

이렇게 만듦으로써 peptidoglycan chain과 유사한 구조를 지니기 때문에 penicillin binding protein에 다른 페니실린 제제보다 좀 더 잘 달라붙는 장점이 있다.

1980년대부터 azlocillin, mezlocillin, piperacillin이 나왔는데, 지금은 piperacillin만 사용되고 있다.

Pipercillin은 urea에 piperazine ring을 붙인 구조이다. 그래서 piperazine 구조를 지닌 penicillin이라 해서 pipera-cillin인 것이다.

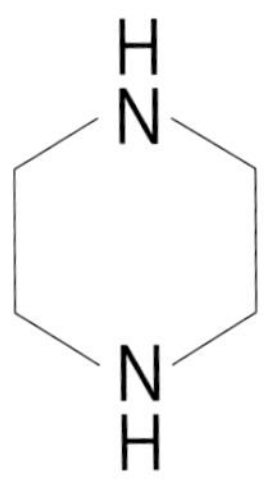

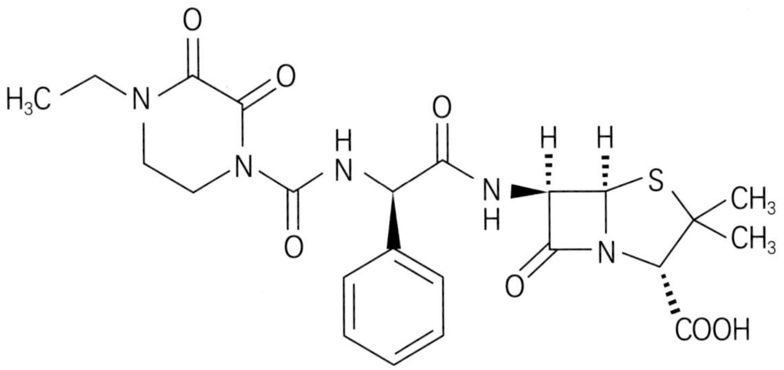

녹농균에 작용하긴 하지만, 역시 penicillinase에 잘 부서지기 때문에 오늘날엔 tazobactam을 경호원으로 붙인 piperacillin/tazobactam으로 사용되고 있다.

이제, 6-APA가 가져온 두 번째 혁명인 cephalosporin에 대해 논해 보자.

06

Cephalosporin의 등장

이제 penicillin 가문의 기린아 cephalosporin을 다루기로 하자.

1948년 이탈리아의 섬 사르디니아(Sardinia; 이탈리아식 표기로는 Sardegna 사르데냐; 정어리 sardine의 어원이 바로 이 섬이다)에서 시작된다.

사르데냐는 이탈리아 본토에서 서쪽으로 좀 멀리 떨어진 큰 섬이다.

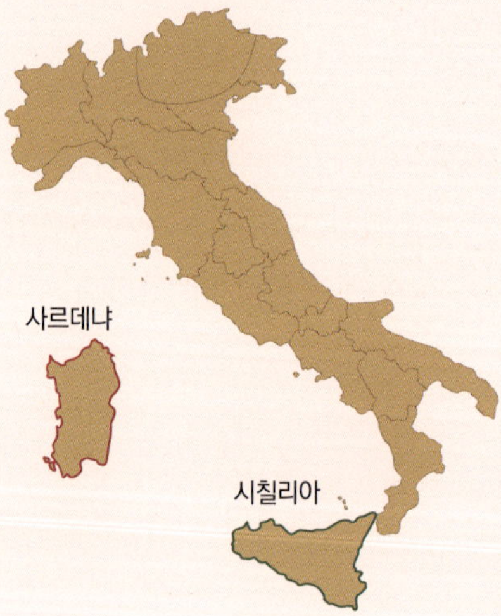

이탈리아의 장화 굽 끝에 붙은 섬이 유럽에서 가장 큰 시칠리아 섬이다. 아마 마리오 푸조의 '대부'부터 연상될 것이다. 장화 끝으로 톡 차서 떠 있는 제기가 사르데냐인 셈이다.

사르데냐는 시칠리아 섬 다음으로 큰 섬이다. 이 지도에는 표기가 안 되었지만 사르데냐 섬 바로 위에 인접한 섬이 나폴레옹의 출생지로 유명한 프랑스 소속의 코르시카 섬이다.

이 세 개의 섬들은 고대 로마 시대에 카르타고의 영토였으나 제1차 포에니 전쟁에서의 패배로 로마에게 다 빼앗겼다. 즉 한니발이 활약한 제2차 포에니 전쟁 직전의 일이다. 사르데냐와 시칠리아는 지금도 이탈리아에 해당하지만 다른 언어, 다른 문화, 다른 민족으로 이루어진 사실상의 자치 지역이다.

1948년 당시 이 사르데냐의 학자였던 Giuseppe Brotzu는 하수에서 얻은 검체에서 기른 *Cephalosporium acremonium* (훗날 *Acremonium chrysogenum* 으로 개명)이 내는 물질이 *Salmonella typhi* 균에 매우 효과가 있음을 발표한다.

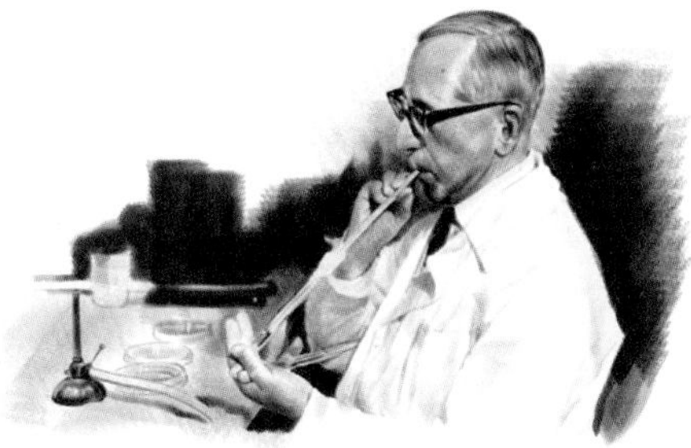

Giuseppe Brotzu

이후 이 연구 성과물은 영국으로 가서 진도를 더 나가게 된다. 그럼 Brotzu 박사는 이후에 무얼 했냐고?

이분이 참 대단한 게, 존경받는 석학이자 훌륭한 정치가로서의 행보를 걷는다. 나중에 사르데냐의 president (여기서는 대통령이라기 보다는 미합중국 식으로 해서 주지사에 가까운 개념일 것 같다)와 시장을 역임한다.

일단 영국 옥스포드로 무대를 옮겨서 이후 cephalosporin 원천 재료의 행보를 보기로 하자.

그곳에서 우리는 친숙한 연구진을 다시 만나게 된다. 다름아닌 페니실린 정립자 Florey.

그는 Abraham과 공동으로 이 물질을 분석한 결과, 총 3가지 성분들- cephalosporin P, N, C-로 이루어져 있음을 밝혀낸다.

이들 중에서 C가 가장 성능이 우수해서 이를 집중적으로 연구한다.

그리하여 beta-lactam이되, 기존의 penicillin과는 다른 cephem 구조를 밝혀낸다.

역시 penicillin에서 6-APA 핵심을 분리해낸 것과 같은 맥락으로 7-amino-cephalosporanic acid (7-ACA)가 새로운 기본 틀로서 제시된다.

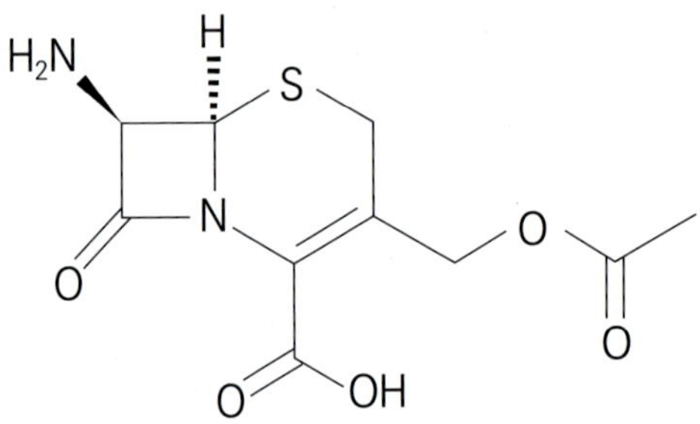

이 7-ACA를 기반으로 해서 cephalosporin 구조의 틀을 살펴보면 다음과 같다.

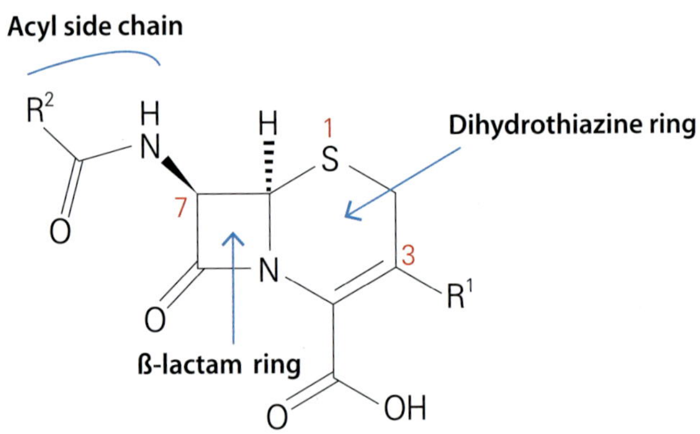

기본적으로 beta-lactam ring과 dihydrothiazine ring으로 이루어져 있고, 3번과 7번 탄소에 어떤 기(R1, R2)를 붙이느냐에 따라 다양한 종류의 cephalosporin이 만들어질 수 있음을 알 수 있다.

그래서 마침내 1964년 제1세대 cephalosporin인 cephalothin과 cephaloridine이 나온다.

07

1세대 cephalosporin

맨 처음 나온 cephalosporin은 7번기에 thiophene (thienyl ring)을 붙여서 만들어졌다.

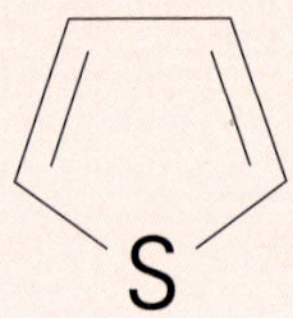

그렇게 해서 나온 것이 cephalothin (cephalotin, cefalothin)과

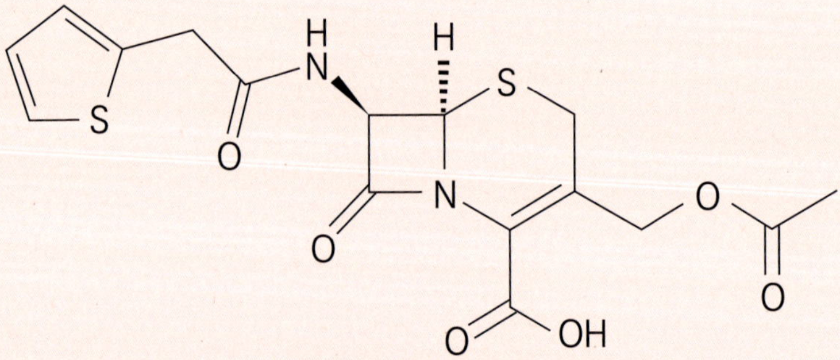

cephaloridine이다.

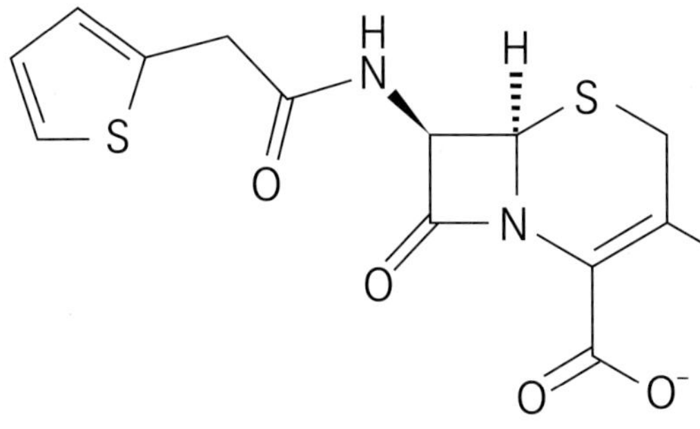

둘 다 MSSA를 비롯한 그람 양성균 감염에 유용하게 사용되었다.

그런데 cephaloridine의 경우는 콩팥 독성이 적지 않아서 오늘날 더 이상 쓰이진 않는다.

1967년에 새로운 1세대 cephalosporin이 나온다.

R1 (3번 기)에 thiadiazole을 배치해서 표적에 좀 더 잘 달라붙도록 도모하였고,

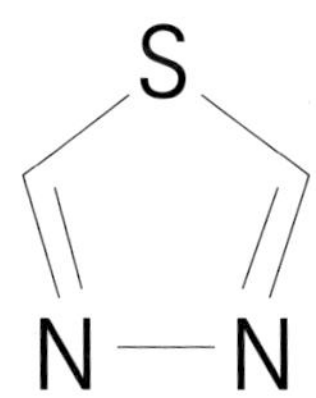

R2 (7번 기)에 tetrazole을 붙여서 혈액내 단백질에 좀 더 많이, 그리고 오래 달라 붙도록 의도하였다.

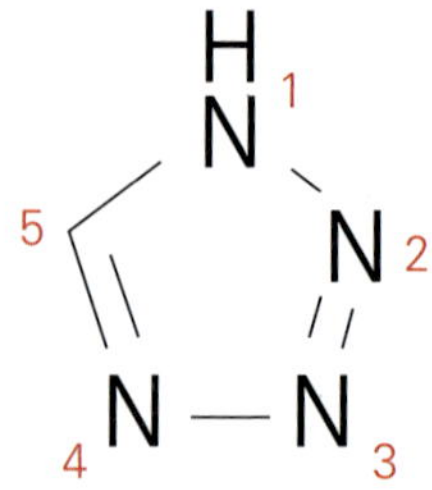

이렇게 -azole-로 무장시킨 cephalsporin이라 이름도 cef-AZOL-in으로 지었다. Cefazoline 혹은 cephazolin으로 표기해도 맞다.

이 약제는 체내 반감기가 훗날 나오게 될 ceftriaxone에 비할 바는 못되지만,

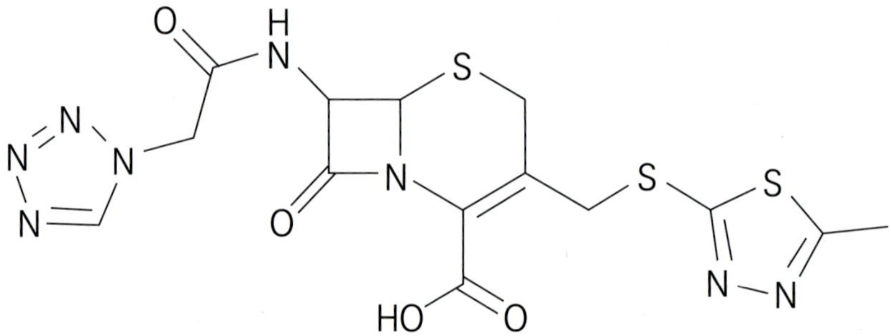

나올 당시만 해도 2시간 정도로 꽤 길었다. 그래서 하루에 4번에서 6번을 줘야 하는 cephalothin에 비해서 하루 2번~3번으로 충분하다.

오늘날에도 MSSA 감염에 유용하게 쓰이며, 특히 수술 전 예방적 항생제로 표준 약이기도 하다.

1960년대에 일단 시작된 cephalosporin 가문은 1970년대 접어들어 제2 세대가 나오게 된다.

08

성골 2세대 cephalosporin

1970년대 들어 cefamandole을 기점으로 하여 2세대 cephalosporin들이 속속 나온다.

기존 7-ACA 구조에서 R2 (7번 기) acyl side chain에 각종 기를 붙이면서 1세대 cephalosporin보다 주로 그람 음성균, 특히 *Haemophilus influenzae*를 비롯한 그람 음성균까지 항균 범위를 넓혔다(그 대신 그람 양성균에 대한 작용은 약화되었다). 그래서 이 2세대를 일명 *Haemophilus*-active cephalosporin이라고도 부른다.

Cefamandole 은 R1 구조에 methyl thiotetrazole (MTT)를 붙여서 성능 향상을 가져오긴 했지만, 부작용 또한 내포하게 되었다.

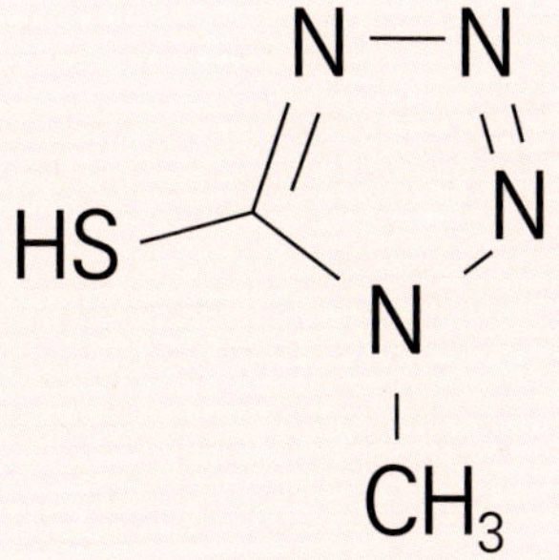

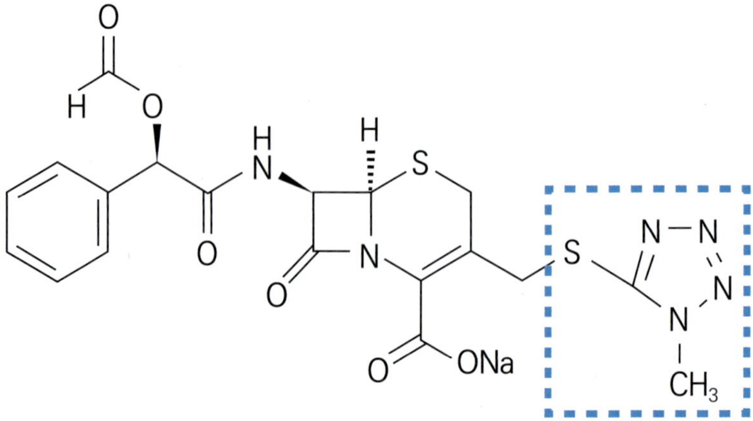

MTT는 vitamin-K를 방해하는 작용이 있어서 prothrombin이 관여하는 혈액 응고에 문제를 야기할 수 있다

그리고 알코홀 중독자가 술을 다시 마시면 온 몸이 아프게 만드는 금주 치료제 disulfiram과 동일한 현상을 일으키기도 한다.

그래서 투여 즉시 전신 통증, 발진 등이 돌발하는 일이 종종 있다.

이 MTT 구조는 cefamandole 외에도 뒤에 설명할 cefotetan, cefoperazone, moxalactam 등도 지니고 있어서 이 두 가지 부작용을 항시 염두에 두어야 한다.

2세대 cephalosporin들 중에서 기억해 두어야 할 것은 cefuroxime이다. 원래 용도는 호흡기 감염 질환 치료 용이지만, 2세대 중에서 유일하게 혈액-뇌 장벽(blood brain barrer)을 잘 통과하기 때문에 수막염 등의 중추 신경계 질환에도 쓰일 수 있다.

그런데, 정말 중요한 것은 cefuroxime이 가지고 있는 구조이다.

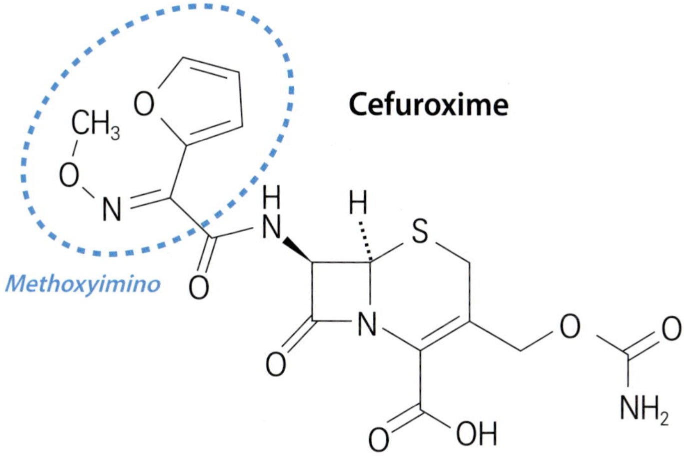

R7에 갖춰진 methoxyimino 기로, 이 구조물이 훗날 3세대 cephalosporin의 탄생에 절반의 지분을 제공하게 된다.

그리고 2세대 cephalosporin은 이복형제들로 이루어져 있다.

지금까지 기술한 약제들(*Haemophilus*-active 2세대 cephalosporin)이 성골이라면, 진골에 해당하는 2세대 cephalosporin이 cephamycin이다.

09

진골 2세대 cephamycin

Cephamycin은 2세대 성골 cephalosporin의 이복형제다.

-mycin이란 이름이 시사하듯이 1970년대 초 *Streptomyces lactamdurans*에서 추출된 것이다.

여기서 얻은 성분인 cephamycin C로 개발된 것이 cephamycin이다.

기본 구조로서 성골과 다른 점은 7번 탄소에 acyl chain과 더불어 methoxy 기가 하나 더 붙는다는 것이다.

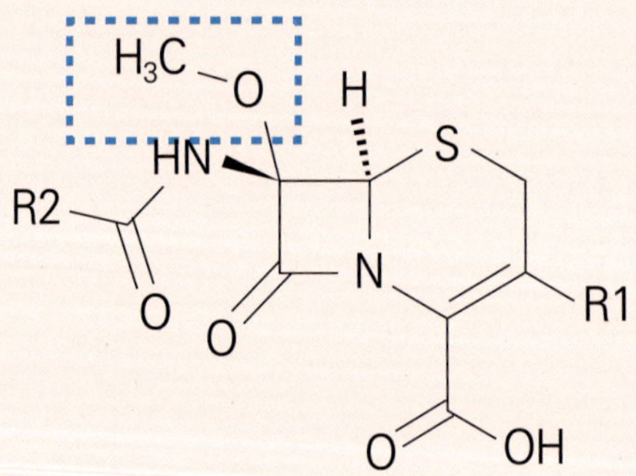

이를 기본 틀로 하여 cefoxitin이 나왔고, cefotetan, cefminox 등이 속속 개발되어 시판된다.

이 약제들은 특히 *Bacteroides* 같은 그람 음성 혐기성균이 내는 beta-lactamase에 잘 견디기 때문에 복강내 감염 같은 혐기성 균 감염의 치료에 진가를 발휘한다. 그래서 cephamycin을 일명 *Bacteroides*-active cephalosporin이라 부르기도 한다. 외과 선생님들께서 개복 수술 시에 수술 전 예방적 항생제로 애용하시는 이유가 바로 이것이다.

그런데 이들 cephamycin 중에서도 methoxy 구조를 갖고 있지 않은 약제가 있는데, 1981년에 일본 Takeda에서 나온 cefotiam이다.

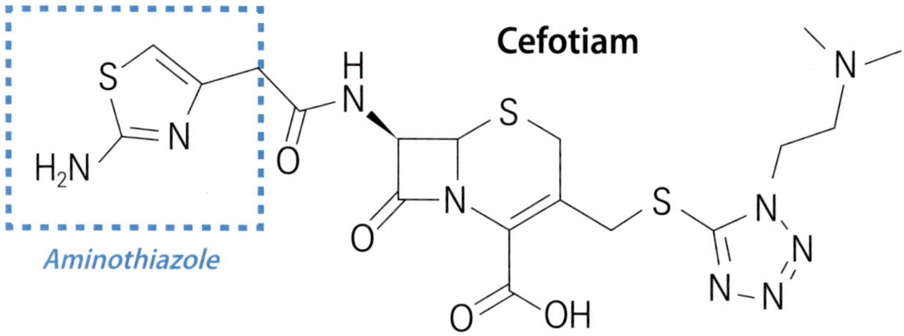

능력은 기존 cephamycin과 같다고 보면 되는데, 진짜 중요한 것은 이 약제가 지니고 있는 aminothiazole 구조이다.

이 cefotiam의 구조와, 바로 전에 언급한 cefuroxime의 구조가 융합되어 제3세대 cephalosporin이 만들어지기 때문이다.

어찌 보면 2세대는 과도기적인 항생제라고 볼 수 있다. 이렇게 2세대 성골 가문과 진골 가문이 결혼하여 나온 차세대가 바로 3세대 cephalosporin이다

10

1980년대 3세대 cephalosporin

Cephalosporin의 세대는 무엇을 기준으로 나뉠까?

현재 공식적인 정답은 항균 범위(antimicrobial spectrum)가 기준이다.

1세대는 주로 그람 양성균을, 2세대는 그람 양성, 음성, 혐기성까지 범위에 두지만 비교적 그람 음성균 쪽에 치우치고, 3세대는 2세대보다 그람 음성에 더 치우치며 특히 *Pseudomonas aeruginosa* (녹농균)에 효과를 보이기 시작한다. 4세대는 3세대와 항균 범위가 유사하되 좀 더 성능이 좋다고 보며, 5세대는 MRSA에도 효과를 보인다.

그런데, 이러한 기준이 꼭 명확한 것은 아니며, 실제로는 구조적인 차이에 의해서도 세대가 나뉘는 것도 사실이다. 요약하자면, 크게는 항균 범위로 분류하긴 하지만, 구조적인 차이 또한 부분적으로 세대 분류의 기준이 되기도 한다.

가장 대표적인 것이 3세대와 4세대를 구분 짓는 구조로서 dipole (zwitterion)을 예로 들 수 있겠다. 이는 4세대에서 다시 다루기로 하겠다.

그리고 3세대로 접어들게 되는 결정적인 계기도 새로운 구조의 추가에서 시작된다. 항균 범위가 넓어진 것은 사실 구조적 개선에 의한 결과인 것이다.

앞서 언급했던 성골 2세대 cefuroxime과 진골 2세대 cefotiam의 구조에서 장점을 따와서 융합한 것이 3세대 cephalosporin이다.

좀 더 자세하게 보자면, cefotiam의 aminothiazole 기와 cefuroxime의 methoxyimino 기가 합쳐진 결과인 aminothiazolyl-oximino 기가 붙은 것이 3세대 cephalosporin을 특징지어 주는 공통적인 기본 구조가 된다.

1980년에 먼저 나온 것이 cefotaxime이며, 이후 ceftizoxime이 나오고, ceftriaxone이 나온다.

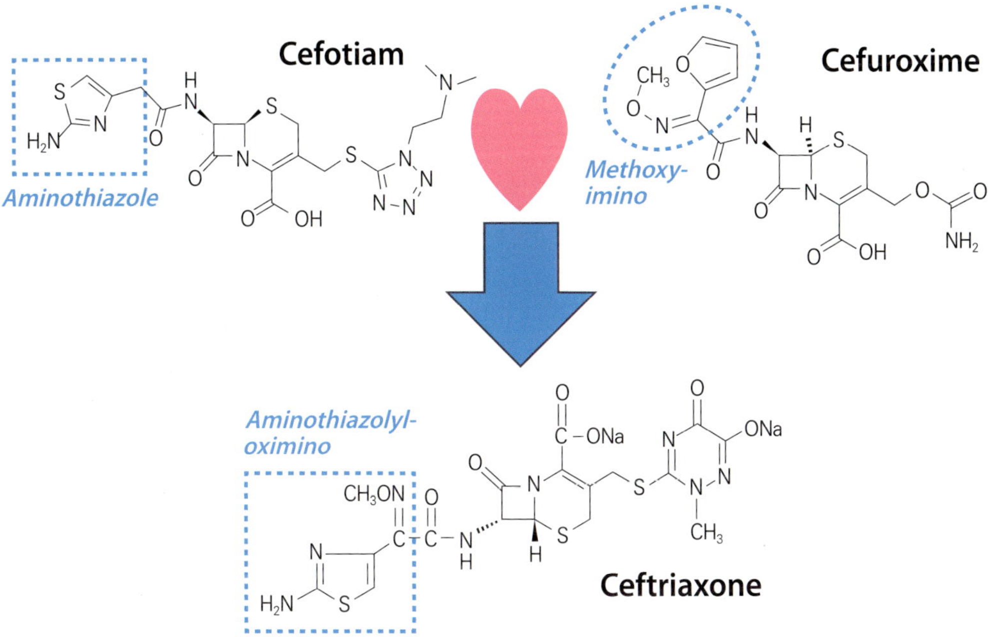

특히 필자가 천방지축 전공의 시절이던 1980년대 중반에 나온 ceftriaxone은 당시로선 상당한 sensation이었다. 넓은 항균 범위는 기본이고, 높은 혈액 내 단백질 결합률에 의해, 그때까지 나온 어느 cephalosporin 항생제들보다 몸속에서 훨씬 오래 버티면서 꾸준히 일을 한다. 이것이 의미하는 것은?

하루 한 번만 줘도 충분하다는 것이었다. 물론 수막염이나 심한 패혈증일 경우는 하루 두 번. 그래도 흔히 항생제는 하루 4번 정도 투여해야 하던 고정 관념을 깬 것이니, 필자를 비롯한 내과 전공의들이 얼마나 환상적이라고 반겼겠는가? 그래서 특히 내과 선생님들이 경험적 항생제 사용시 가장 선호하게 되었고, 오늘날에도 그러하다.

이들 3세대 항생제들은 그람 음성뿐 아니라 penicillin 내성 폐렴 알균 같은 그람 양성균에도 유효해서, 처음 대면하게 되는 감염 환자들에서 아직 배양 결과가 나오기 전까지는 웬만하면 우선적으로 쓰는 경우가 이때부터 시작되었던 것 같다.

그런데, ceftriaxone, cefotaxime 등은 아직 녹농균에는 효과가 신통치는 않았다.

이 과제는 ceftazidime, cefoperazone, moxalactam이 나와서 해결된다.

11

3세대 – 식초로 녹농균을 잡다.

1984년에 나온 ceftazidime 부터 살펴보기로 하자(사실은 cefoperazone이 선배다. 1981년 출시).

Ceftazidime에는 식초 성분이 붙어 있고 이것이 녹농균에 작용하는 핵심 무기다.

식초, 즉 acetic acid. 누가 왜 이 acetic acid를 붙일 생각을 했는지 모르겠지만, 어쨌든 결과적으로 방향은 제대로 잘 잡았다.

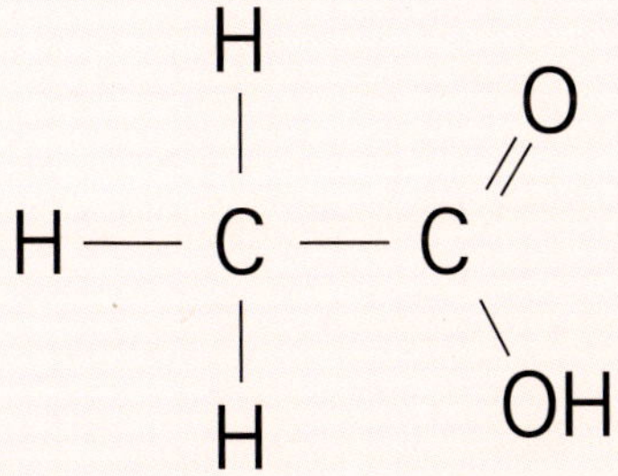

식초(vinegar)는 포도주를 뜻하는 라틴어 *vinum*과 신맛을 뜻하는 *acer*의 합성어이다.

이름이 시사하는 대로 포도주(alcohol)에서 acetic acid를 만들어내는 것이다.

이 acetic acid는 ceftazidime이 나오기 훨씬 전인 1960년대에 이미 녹농균에 의한 상처 감염 합병증 치료에 효과가 있다고 알려졌다.

Ceftazidime의 구조를 보면 기존 methoxyimino 기를 dimethyl acetic acid로 바꿔놓은 외양이다.

이것은 근본적으로 산이기 때문에 녹농균을 만나면 가차없이 공격한다.

Ceftazidime

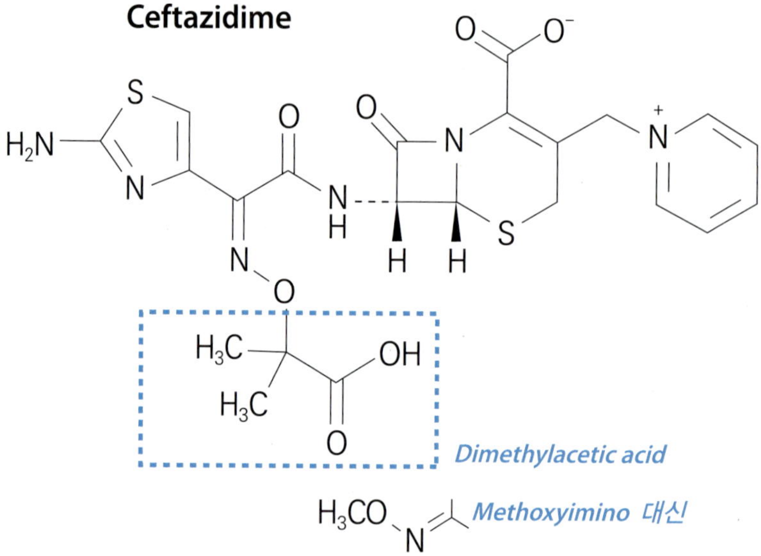

또 다른 녹농균 치료제인 cefoPERAzone은 과거의 항 녹농균 페니실린인 piPERAcillin의 구조를 cephalosporin에 이식한 것이다. 그렇게 해서 Piperacillin의 항 녹농균 성질을 이어가게 된 것이다.

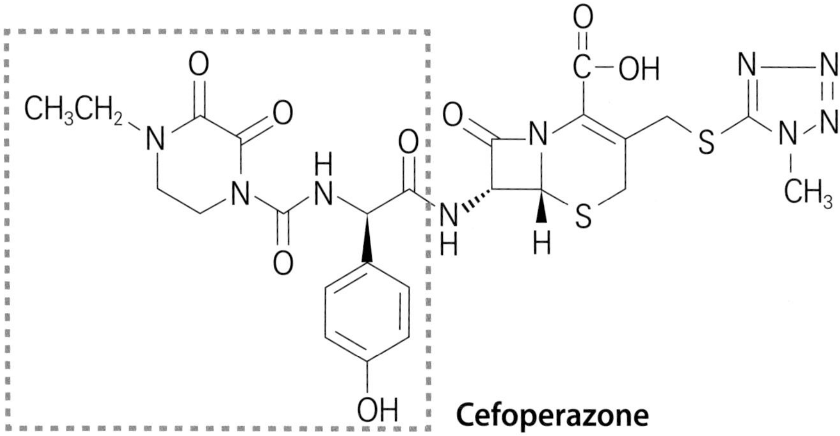

Cefoperazone

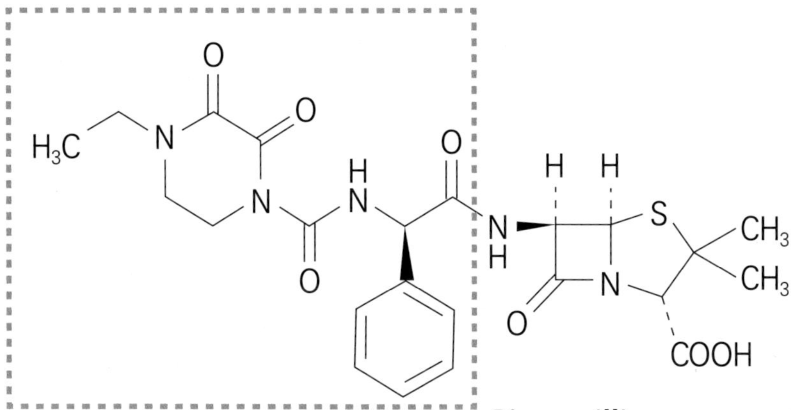

Piperacillin

오늘날 cefoperazone이나 piperacillin이나 액면 그대로 녹농균에 사용해서는 큰 효과를 기대하긴 어렵다.

그래서 cefoperazone은 sulbactam이 결합된 sulperazon으로,

piperacillin은 tazobactam을 붙인 Tazocin의 형태로 사용되고 있다.

결국 sulperazon과 Tazocin은 사촌지간인 셈이다.

이와 유사한 사례로, Moxalactam은 carbenicillin의 carboxyl 구조를 cephalosporin에 이식한 약제이다.

이 또한 ceftazidime의 acetic acid와 마찬가지로 carboxyl 산이 녹농균을 공격하는 기능을 한다.

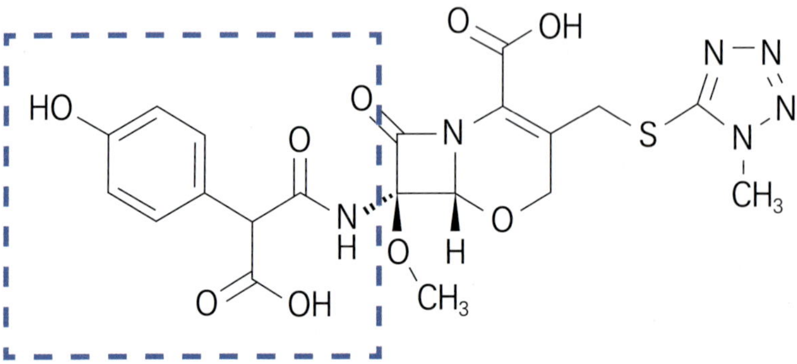

Moxalactam

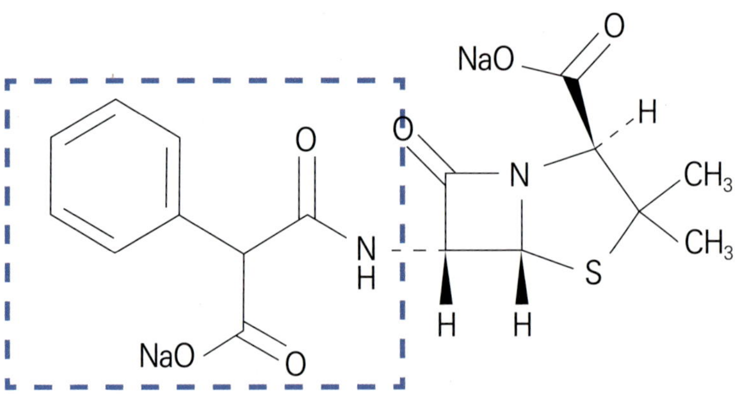

Carbenicillin

그리고 1990년대에 접어들면서 4세대 cephalosporin이 등장한다.

12

4세대 zwitter ion

1992년에 4세대 cefpirome, 1994년에 cefepime이 나온다.

이는 구조 면에서, 특히 7번 R2 구조가 3세대 cephalosporin과 차이가 거의 없다.

차이는 3번 R1 구조에 있다.

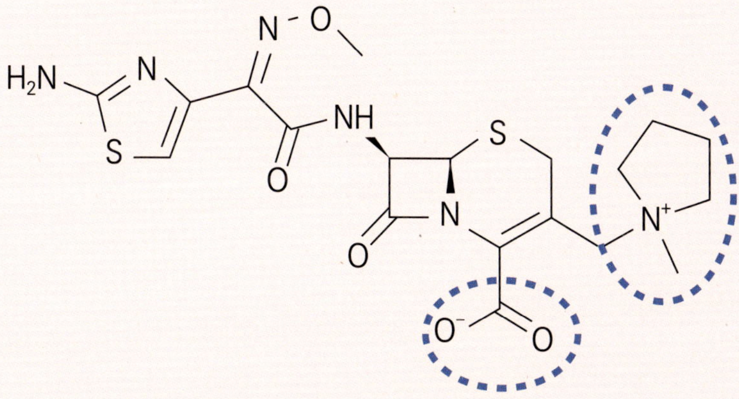

Quaternary ammonium 구조가 붙어서 항균 작용을 함과 동시에 양성 전하를 띠게 된다.

그리고 기존의 carboxylate가 음전하를 띤다.

그 결과 한쪽엔 양전하, 반대쪽엔 음전하를 띠는 zwitter ion 혹은 dipole ion 구조가 된다.

이런 구조로 인해 전하가 상쇄되어 net charge가 0이 되고, lipophilicity가 높아져서 지질로 이뤄진 세포막을 수월하게 통과함으로써 3세대보다 세균 세포 내로 더 빠르게 들어갈 수 있는 것이다.

AmpC beta-lactamase에 버티는 맷집이 우수하며, 그람 양성균에 대해서도 괜찮은 효과를 보인다.

혐기성 균에 대해서는 썩 우수하지는 못해서, 항 혐기 항생제와 같이 쓰는 것이 좋다.

MRSA에 작용하는 능력을 지닌 5세대 cephalosporin은 2010년 들어서 나오게 되는데, 이는 '21세기의 항생제' 편에서 다루기로 하겠다.

*** 페니실린 후예들 개발의 의의**

첫째, 페니실린, 혹은 beta-latam 항생제들이 풍부해지고, 치료 용도 또한 다양해졌다.
둘째, 미생물에만 의존하지 않고 인공적으로 항생제를 합성하는 틀이 정립되었다.

15

조금은 억울한 clindamycin

조금은 억울한 clindamycin

Clindamycin은 lincosamide 항생제로 분류된다.

Lincosamide는 *Streptomyces lincolnensis*에서 추출되었다. 분리된 장소가 미국 Nebraska 주 Lincoln시였기 때문에 Linco-라는 이름이 붙은 것이다.

이 추출물을 기반으로 1962년 lincomycin이 나왔다.

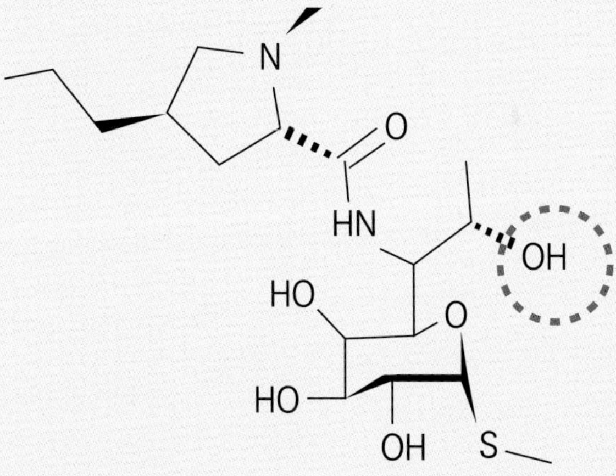

이 약제의 7번에 붙은 -OH 기를 염소(Cl)로 바꿔서 새로 단장하여 1966년에 만들어내고 1968년에 시판한 것이 clindamycin이다(Cl을 붙인 Lincosamide니까).

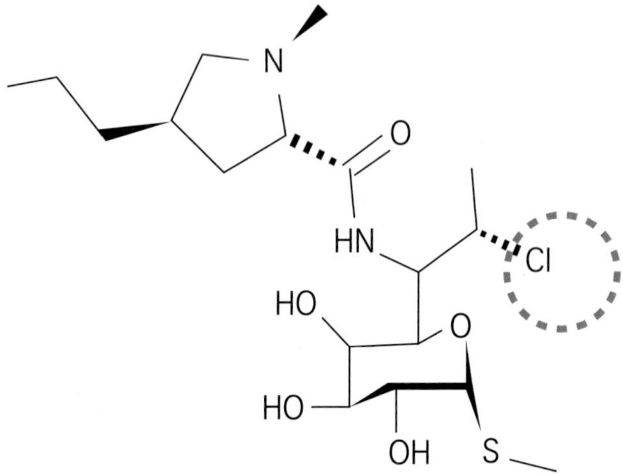

기존의 lincomycin보다 항균 범위나 정균 혹은 살균 능력이 더 좋기 때문에 현재까지 사용되고 있다.

이 약제는 화학 구조는 전혀 다르지만 작용 기전이 erythromycin과 거의 동일하다. 그래서 용도 또한 erythromycin의 용도와 일치한다.

주로 호흡기 감염에 쓰이며, 특히 혐기성 균을 제압하는 용도가 특징이다. 또한 포도알균 같은 그람 양성균이 독소를 내는 것을 억제하는 능력이 있어서 toxic shock syndrome에 유용하게 쓰인다.

그리고 오지랖이 꽤 넓다. 항생제인 주제에 세균뿐 아니라 기생충(원충; protozoa)에도 효과를 발휘해서, 열대 말라리아, toxoplasmosis나 babesiosis에도 다른 약제와 합병하여 치료제로 쓸 수 있다. 또한 *Pneumocystis jiroveci* 감염증에도 2차 선택 약제로 쓸 수 있다.

사실 clindamycin은 내과 선생님들에겐 비교적 비호감으로 각인된 경우가 많다.

주요 부작용으로 *Clostiridium difficle* 대장염 같은 항생제 유발성 장염의 가장 흔한 원인이라고 학생 수업 시간에서부터 배우기 시작하기 때문에 애물단지라는 선입견을 갖게 된다. 그래서 임상에서 이 약을 쓰는 중에 설사가 생기면 '그러면 그렇지' 하면서 다른 항생제로 바꾸곤 한다. 그런데 알고 보면 clindamycin 입장에선 좀 억울한 면이 있다.

C. diffcile 장염은 clindamycin 혼자서만 일으키는 것이 아니고, '모든' 항생제가 다 가능하다.

너무나 당연한 게, 항생제를 쓰면서 장내 미생물의 판도가 바뀌고 견제가 허술해지면서 *C. difficle* 균이 쉽게 들어와서 정착할 수 있기 때문이다. 실전에서 잘 돌이켜 보면 오늘날은 beta-lactams나 quinolone 제 사용 후 합병되는 경우가 더 많다.

요약하자면, clindamycin은 항생제 유발 장염 때문에 폄하될 정도까지는 아니며, 그람 양성균, 특히 호흡기계 감염과 피부 연조직 감염에 있어서 괜찮은 치료 방안이라 할 수 있다. 너무 미워하지 말자.

16

동귀어진 beta-lactamase 억제제

01 인피니티 워
02 clavulanic acid
03 sulbactam, tazobactam
04 전혀 새로운 별종들 – avibactam, relebactam
05 전혀 새로운 별종들 – vaborbactam

01

인피니티 워

오늘날 실전 임상에서 수시로 마주치는 감염질환들은 갖가지 내성으로 무장한 내성균에 의한 경우가 많다.

그런데, 지내다 보면 가끔은 이런 균도 만난다.

검사명	결과	판정
Other culture		
Heavy	GPC→Staphylococcus aureus	
Ciprofloxacin	<=0.5	S
Clindamycin	<=0.25	S
Erythromycin	<=0.25	S
Fusidic Acid	<=0.5	S
Gentamicin	<=0.5	S
Habekacin	<=1	S
Linezolid	2	S
Mupirocin	<=2	S
Nitrofurantoin	<=16	S
Oxacillin	<=0.25	S
Penicillin	<=0.03	S
Quinupristin/dalfopristin	<=0.25	S
Rifampin	<=0.5	S
Teicoplanin	<=0.5	S
Telithromycin	<=0.25	S
Tetracycline	<=1	S
Tigecycline	<=0.12	S
Trimethoprim/sulfamethoxazole	<=10	S
Vancomycin	<=0.5	S

모든 항생제에 잘 듣는 착한(?) 황색포도알균.

1950년대 이전에나 주종이었던 박물관 소장감인 청정 포도알균이다. 특히 요즘에는 페니실린에게도 백기를 드는 균은 드물디 드물다.

페니실린 내성은 일단은 penicillinase에 의한 것이다. Penicillinase가 발견된 것은 심지어 페니실린 제품이 정식 시판되기도 전이었다.

1940년에 Abraham과 Chain이 *Escherichia coli*에서 penicillinase를 발견했으며, 1944년엔 Kirby가 황색 포도알균에서 penicillinase를 발견한다. 그리고 나서야 페니실린이 인류에게 소개가 된다. 쓰면 쓰는 만큼 내성균들만 살아남는 건 당연지사.

그 결과, 1950년대에는 이미 거의 대부분의 황색 포도알균이 penicillinase로 무장하게 되었다.

따라서 penicillinase를 극복하는 것은 시대의 요구였던 셈이고, 앞에서 기술한 대로 6-aminopenicillanic acid 구조를 기반으로 penicillinase에 잘 견디는 methicillin, isoxazolyl penicillin 이 개발된다. 그러나, 세균이 페니실린을 깨는 무기는 penicillinase가 전부가 아니었다. 곧 이어 나오는 MRSA는 차치하고라도, penicillin 억제 효소는 더 다양하게 발견된다.

이를 통칭하여 beta-lactamase라 한다.

따라서 penicillinase에 견디는 penicillin만으로는 한계에 부딪힐 수밖에 없다.

그렇다면 어떻게 대처해야 했을까?

다시 정리해 보면 beta-lactamase에 저항하기 위해서는 크게 다음 두 가지 전략 중에서 골라야 했다.

첫째가 맷집 키우기이다. 이는 이미 언급했던 methicillin 등이 대표적이다.

둘째가 아예 직접 정면 대결해서 이겨 버리는 것이다.

'항생제를 무력화시키는 효소를 직접 억제해버리면 되잖아?'

라는 방침을 계기로 Beecham 사에서는 1967년부터 이 beta-lactamase 억제제 프로젝트를 시작한다.

여기서, 앞으로 펼쳐질 끝 없는 전쟁의 핵심을 짚고 가기로 하자.

이 전쟁은 한마디로 세균(penicillin binding protein; PBP) 대 beta-lactam 항생제로 1라운드, beta-lactam에 대한 beta-lactamase의 보복인 2라운드, 그 beta-lactamase에 대해 beta-lactamase 억제제가 반격하는 제3 라운드 전개로 되풀이되는 복수와 앙갚음의 전쟁사이다.

이렇게 반복되는 전개의 핵심에는 carbonyl 기와 이를 좋아하는 serine이 있다.

이들 사이의 관계로 이루어지는 일들은 다음과 같다.

첫째, 세포벽(cell wall; peptidoglycan)의 구축이다. PBP는 세균의 입장에서는 transpeptidase이다. 이 효소 작용의 최선봉에는 serine이 나서며, 벽을 이루는 벽돌인 D-alanine(정확히는 carbonyl 기)를 선호해서 달라붙는다. 결합한 이후 세포벽(peptidoglycan) 건설 현장으로 데리고 가서 단단하게 구축되게 한다. 페니실린, 즉 beta-lactam 이 노리는 공격 지점이 바로 여기다.

둘째, beta-lactam의 PBP 선점.

이 beta-lactam 항생제들은 carbonyl 기로 잔뜩 치장하고 있어서 외모가

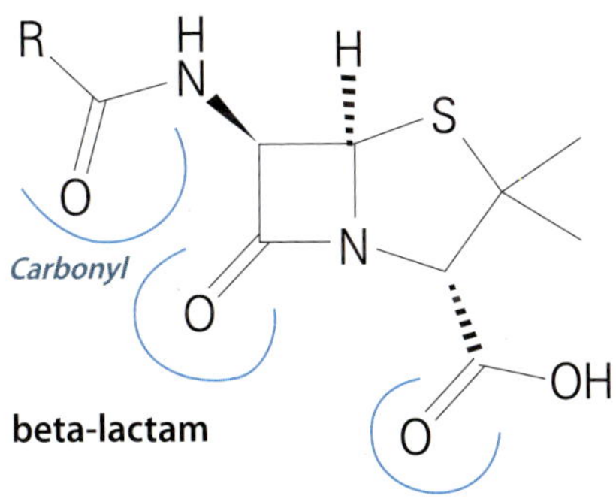

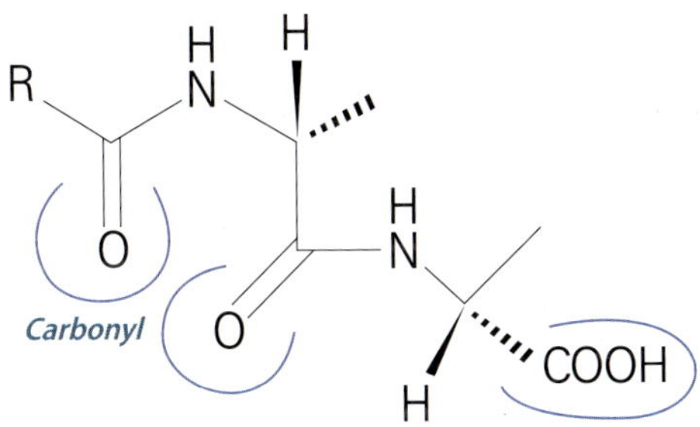

D-alanine과 유사하다.

PBP의 입장에선 눈이 달린 것도 아니고 오로지 carbonyl만 추구하기 때문에, D-alanine이고 beta-lactam이고 간에 감별을 제대로 할 리 없다. 그래서 엉뚱하게 beta-lactam과 결합한다(acylation을 통한 acyl-enzyme complex 형성).

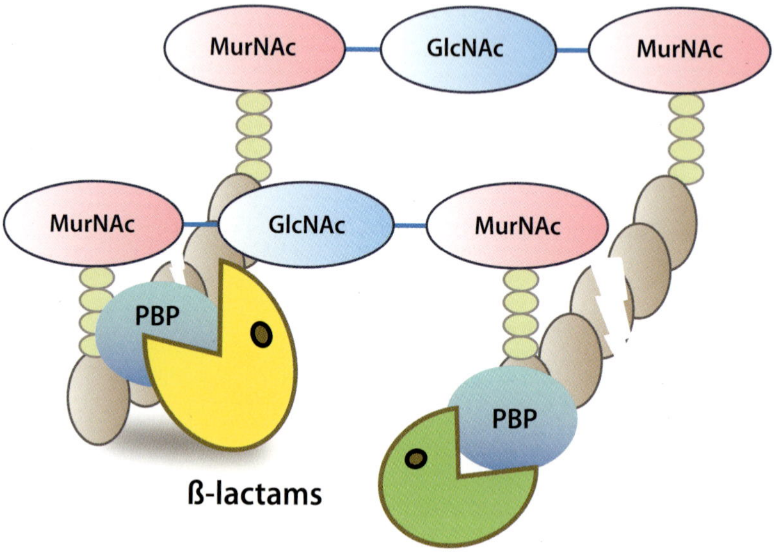

문제는 D-alanine과 결합했을 때와는 달리, 한 번 beta-lactam과 결합하면 웬만해선 다시 떨어지지 않는다(slow deacylation). 그래서 세포벽 구축에 큰 차질이 빚어지고, 이런 상황들이 축적되다 보면 세균은 죽게 되는 것이다. 그런데 세균은 이와 똑같은 방법으로 beta-lactam에게 받은 만큼 돌려주는 복수를 한다.

셋째, beta-lactamase가 PBP에 앞서서 beta-lactam를 선점.

Beta-lactamase 또한 PBP처럼 serine을 최선봉으로 세우고 돌격한다. 다시 말해, PBP와 유사하게 carbonyl 기를 중점적으로 공격한다는 것이다. 이것이 beta-lactam을 놓고 PBP와 선의의 경쟁을 하게되는 셈인데, 그 결과 beta-lactam이 무력화된다. 이 beta-lactamase 또한 PBP처럼 rapid acylation & rapid deacylation을 함으로써, 항생제 하나를 처리하고 나면 곧장 다른 beta-lactam에게 달려드는 것이다. 이것이 지속되다 보면 자연스럽게 PBP보다 더 많이 beta-lactam을 잡게 되며, 그 결과로 beta-lactam에 대한 내성이 이루어지는 것이다.

넷째, beta-lactamase 억제제가 beta-lactam에 앞서서 beta-lactamase를 선점.

이쯤 되면 이 끝없는 전쟁의 흐름을 관통하는 핵심이 파악될 것이다. beta-lactamase에게 보복하는 방법은 역시 똑같은 방법으로 serine을 선점 차단하는 것이다. Beta-lactamase inhibitor가 바로 이런 기전으로 앙갚음을 한다.

이 과정들을 요약하면 다음 그림과 같다.

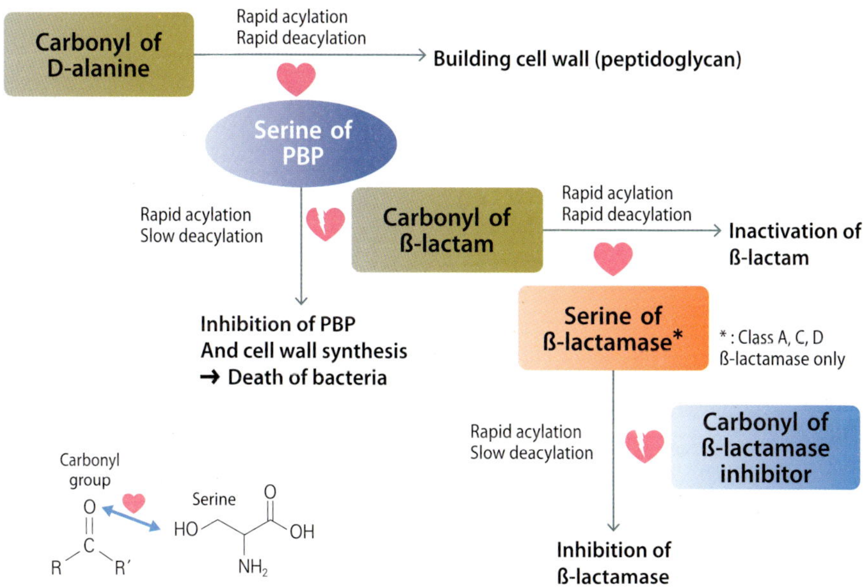

단, 이는 beta-lactamase 중에서 serine이 작동하는 class A, C, D beta-lactamase에 한해서다.

Class B인 metallo-beta-lactamase (MBL)는 zinc 금속을 매개로 하여 beta-lactam을 파괴하는 전혀 다른 기전으로 작동한다. 따라서 대부분의 beta-lactamase 억제제는 MBL에는 효과가 없으며, 오늘날까지도 해결해야 할 주요 숙제이기도 하다. 이는 나중에 별도로 다시 다루기로 하겠다.

다시 1967년에 개시한 프로젝트로 돌아오자.

오랜 집중 연구 끝에 마침내 1976년에 olivanic acid를 발견하고, 이를 기반으로 하여 곧이어 최초의 beta-lactamase 억제제인 clavulanic acid가 나온다.

02

clavulanic acid

콩깍지를 떼서 콩을 삶으니
솥 속의 콩은 울고 있다
본래 한 뿌리에서 났건만
어찌 이리 급하게 삶아대느뇨.
- 조식의 7보시(삼국지 연의 중에서)

1967년 Beecham 연구진들은 자연이 주는 선물들 중에 beta-lactamase inhibitor가 있을 것이라는 확신을 가지고 여러 균들을 대상으로 수색 작업을 시작한다. 지금 와서 보면 어떻게 그러한, 그리고 조금은 실패 위험성도 다분한 발상을 과감하게 했는지 신기할 따름이다. 어쩌면 빛이 있으면 어둠이 있고, 음이 있으면 양이 있으며, beta-lactam이 있으면 beta-lactamase가 있듯이, beta-lactamase에 대항하는 물질이 분명히 있을 것으로 감을 잡은 것이 아니었을까. 어쨌든 이 노력은 1976년에 결실을 맺어서 결국 *Streptomyces clavuligerus*에서 olivanic acids를 얻는다. 이를 계기로 더욱 매진하여 마침내 최초의 beta-lactamase 억제제인 clavulanic acid를 개발해 낸다.

Olivanic acid 의 발견은 beta-lactamase 억제제 개발에만 의의가 있는 것이 아니었다.

Olivanic acid 구조 자체는 황(S)만 빠진 beta-lactam 유사체였으며, 같은 뿌리에서 clavulanic acid 만 나온 것이 아니고, 장차 큰일을 하게 되는 carbapenem까지 탄생시키게 된다. 이 이야기는 carbapenem 편에서 다시 다루도록 하겠다.

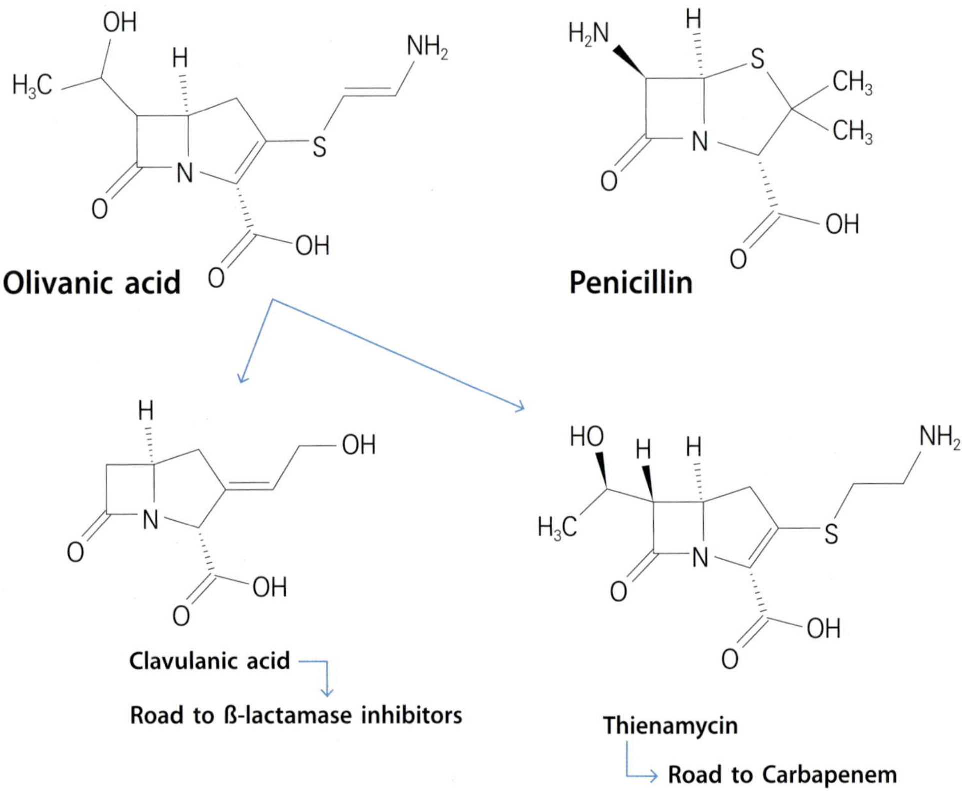

Clavulanic acid는 beta-lactam의 외양을 하고 있지만(oxapenam 구조) 항생제로서의 기능은 지니고 있지 못하다.

Amoxicillin과 결합한 amoxicillin-clavulanate로 쓰이며, beta-lactamase를 만나면 곧장 결합하여 떨어지지 않는 너 죽고 나 죽자 동반 자살을 꾀함으로써 amoxicillin이 견제 없이 마음껏 활동하게끔 해준다. 주로 class A beta-lactamase를 억제하고 C, D에는 별 작용을 못하며 B (metallo-beta-lactamase)에는 아예 작용하지 못한다. 황색 포도알균, *E. coli, Klebsiella pneumoniae, Proteus mira-*

bilis 등에 치료 효과를 보이는 반면, *P. aeruginosa, Serratia marcescens, Enterobacter, Citrobacter*가 내는 beta-lactamase에는 별 효과가 없다.

이렇게 clavulanic acid로 시작된 beta-lactamase 억제제 개발은 이후 지속되어 후속작으로 sulfone 억제제들이 나오게 된다.

03

sulbactam, tazobactam

1978년에는 sulfone을 붙인 sulbactam이 나온다.

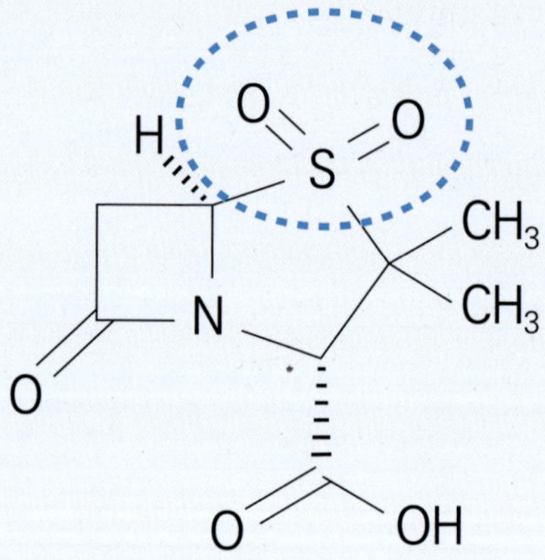

이는 clavulanic acid와 비교하여 작용 범위는 넓어졌으나 beta-lactamase를 억제하는 능력은 좀 떨어졌다.

이는 기존 ampicillin의 항균 범위를 넓힌 ampicillin/sulbactam (1.0 g : 0.5 g)으로 출시되었으며, cefoperazone에 붙인 sulperazon도 개발되어 현재 임상에서 유용하게 사용되고 있다.

이 sulbactam에서 더 발전시켜서 triazole 기를 붙인 triazo-bactam, 줄여서 tazobactam이 1982년에 개발되었다.

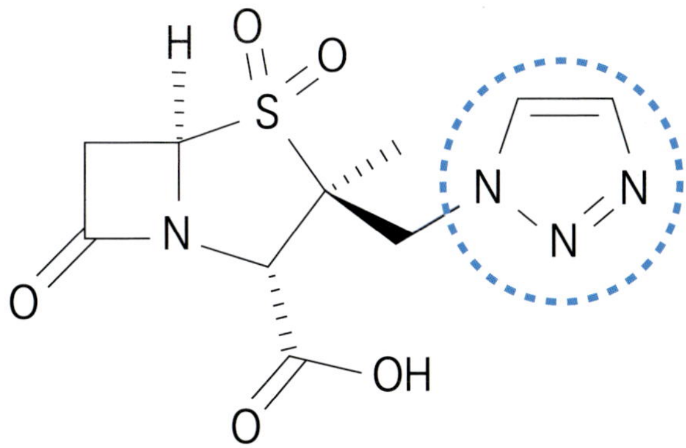

이는 sulbactam과 항균 범위가 거의 같았으며 beta-lactamase를 억제하는 능력은 clavulanic acid와 대등하였다.

1993년에 piperacillin/tazobactam (12g : 1.5g)으로 출시된다. 물론 기존 piperacillin이 담당하던 녹농균에 대한 효과를 향상함과 동시에 항균 범위를 넓힌다.

그리고 2014년에 ceftolozane/tazobactam (2 : 1, Zerbaxa)이 출시된다.

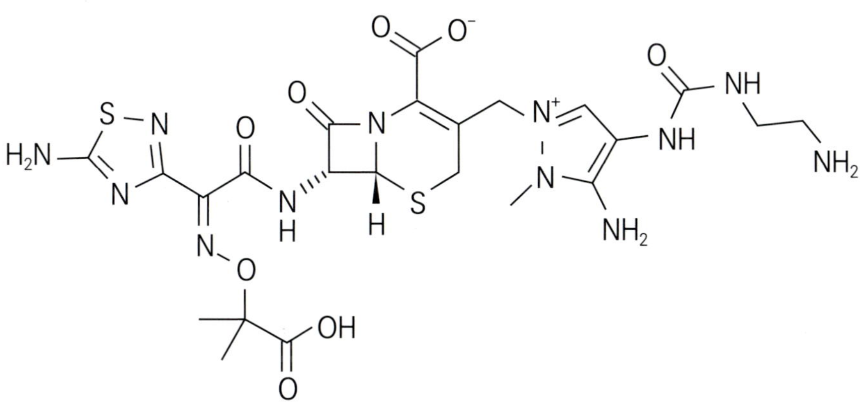

Ceftolozane 자체가 ceftazidime보다 AmpC beta-lactamase에 잘 견디는 장점에 tazobactam의 장점을 보탠 셈인데, 현재까지의 보고에 의하면 carbapenem이 안 듣는 녹농균의 약 2/3, ESBL 균의 대다수에 효과가 있는 것으로 알려져 있다. 그러나 여전히 *Klebsiella pneumoniae*가 내는 KPC 효소, 그리고 metallo-beta-lactamase에는 별 효과를 발휘하지 못한다.

여기까지가 1세대 beta-lactamase 억제제라 할 수 있는데, 작용 범위 면에서 class A serine beta-lactamase에 거의 국한되어 있고, class B, C, D에는 한계를 보였다. 이에 새로운 beta-lactamase inhibitor의 개발이 절실해지고 있었다.

04

전혀 새로운 별종들 - avibactam, relebactam

Avibactam은 기존 beta-lactamase 억제제의 패러다임을 파괴한 첫 억제제이다. 일단 beta-lactam ring 구조가 아니다.

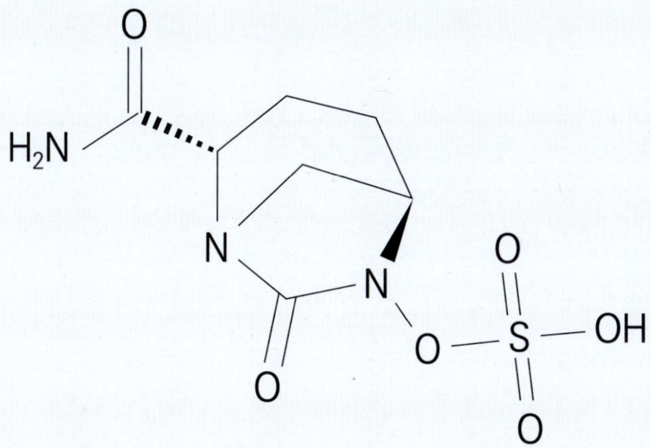

Diaza-bicyclo-octane (DBO)의 구조를 가지고 있는데, 엇갈린 고리 두 개를 핵심 뼈대로 하고 있다(heterocyclic core). 이 핵심 뼈대가 beta-lactamase를 겨냥해서 공격하는 선봉이다(nucleophilic acylator).

또 하나 기존 beta-lactamase 억제제와 다른 점은 beta-lactamase를 공격해서 망가뜨리고 난 다음이다. 기존 억제제는 거의 영구적으로 달라붙어서 떨어지지 않는 반면(너 죽고 나 죽자 동반 자살 전법; suicidal inhibition), 이 avibactam은 beta-lactamase를 고장 내고 나면 원래 모양 그대로 쏙 빠져나와서 다음 beta-lactamase를 찾아 달려든다(reversible inhibition). 즉, 재활용이 끝 없이 계속되기 때문에 beta-lactamase 여럿을 혼자서 다 처치한다는 것. 따라서 기존 억제제보다 효율과 능력이 훨씬 좋다.

이는 ceftazidime/avibactam (4 : 1) 으로 2015년에 첫 선을 보인다.

Avibactam이 가세함으로 인해, 기존의 ceftazidime이 관장하던 범위가 더 넓어진다. Class A, C, D beta-lactamse에 대처할 수 있는데, 특히 ESBL, KPC, OXA-48 carbapenemase 내는 균까지 치료가 가능해진다. 그러나 여전히 metallo-beta-lactamase (MBL)에는 안 듣는다. 정말 이는 앞으로도 해결해야 할 과제이다.

현재 MBL 억제제에 대해서 활발히 연구가 이루어지고 있으나 정식 상품으로 승인되어 나오기까지는 아직 요원하다.

지금 이 시점에서 MBL을 해결할 수 있는 약제로는 aztreonam/avibactam이 아마 유일할 것이다.

aztreonam은 monobactam으로 분류되는 beta-lactam으로 이름 그대로 thiazole ring 없이 lactamring만 외로이 중심을 잡고 있는 항생제이다. Aztreonam은 구조적으로 MBL에 강할 수밖에 없다. Lactam ring의 질소에 달라붙어 있는 sulfonate 기가 MBL의 핵심 멤버인 zinc 이온을 막아서서 덩치와 맷집으로 저지한다. 그 바람에 MBL이 미처 lactam ring까지 마수를 뻗지 못하게 되는 것이다.

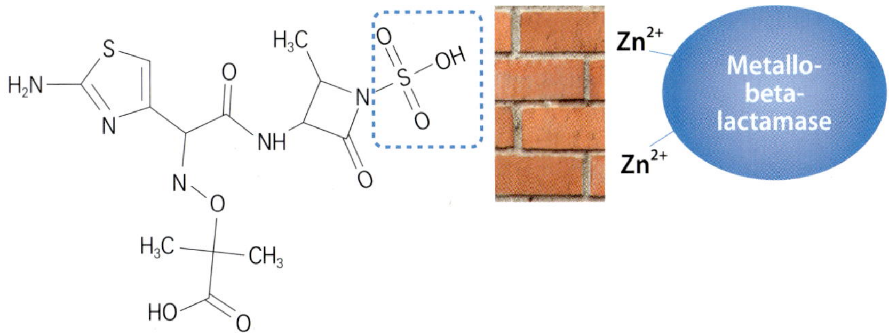

Aztreonam은 철저하게 그람 음성균에만 듣는다. 그람 양성균과 혐기성 균이 지닌 PBP에는 잘 달라붙지 못하기 때문이다.

어찌보면 무늬만 beta-lactam이지, 하는 짓은 사실상 aminoglycoside로 봐도 무방하다. 검은 머리 외국인이라고나 할까.

그래서 그런지 가끔 내과 전공의나 임상 실습나온 의과대학생에게 "Aztreonam은 어떤 항생제 종류에 해당하지?" 하고 물어보면 조금도 망설이지 않고 "Aminoglycoside요" 라며 자신 있고 해맑은 대답이 돌아오곤 한다. 생각해 보니 그렇게 오해하는 것도 무리는 아니었다. 이제부터는 그런 오답을 주더라도 야단치지 말아야겠다.

이 약은 요즘은 잘 쓰지 않지만 90년대 초에 골수이식 및 혈액 종양 환자 감염을 주로 보던 시절, 1차 경험적 약제로 ceftazidime과 더불어 이 aztreonam을 같이 주곤 했었다. 당시 내 사부였던 신완식 교수님이 워낙 선호하셨다. 하하.

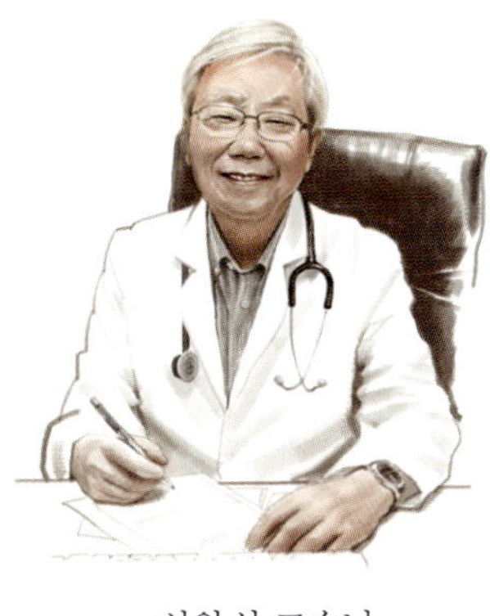

신완식 교수님

그리고 beta-lactam에 알레르기가 있거나 aminoglycoside를 쓸 수 없는 환자의 경우 훌륭한 대안이 된다.

MBL에 잘 견디지만, ESBL이나 KPC 등에는 쉽게 부서진다.

이런 단점을 avibactam과 결합하여 보완한다면?

항균 범위가 그야말로 광범위가 될 것이다.

아직 임상 시험으로 검증 중이긴 하나 주목해 볼 가치가 있다.

이 밖에 5세대 ceftaroline/avibactam도 검증 과정에 있다.

그리고 avibactam의 사촌 격으로 relebactam이 있다.

기존 avibactam 구조에서 두 번째 탄소의 carbonyl group에 piperidine ring이 추가되어 있다.

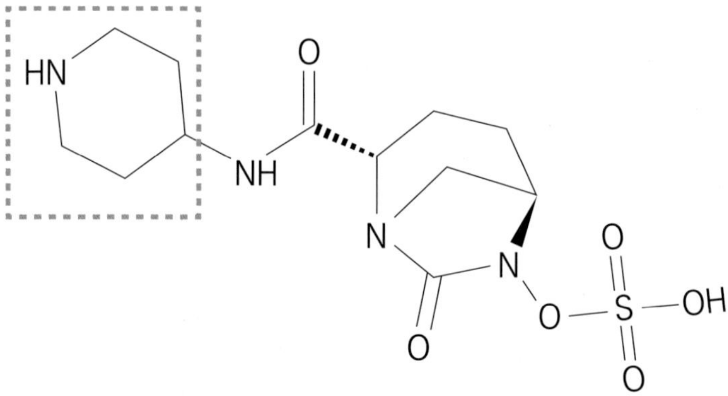

그 결과 beta-lactamase 억제 기능에 더해서, 세균이 세포막에 장치한 펌프가 퍼내지 못하도록 저항하는 능력도 갖추게 되었다. 이는 imipenem/relebactam으로 검증 중에 있다.

05

전혀 새로운 별종들 - vaborbactam

vaborbactam도 beta-lactam 구조를 하고 있지 않은 억제제다.

핵심은 구조 안에 있는 boronic acid이다.

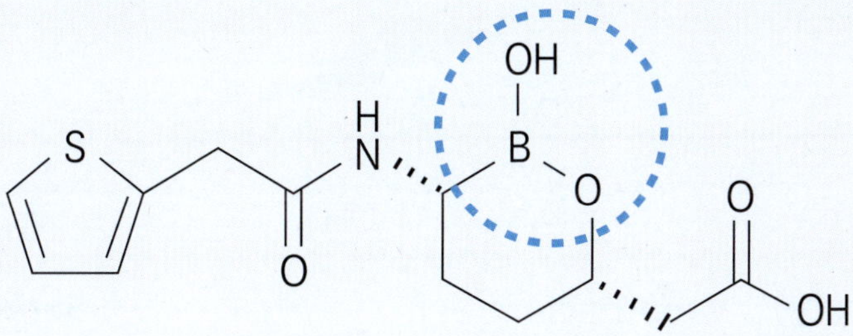

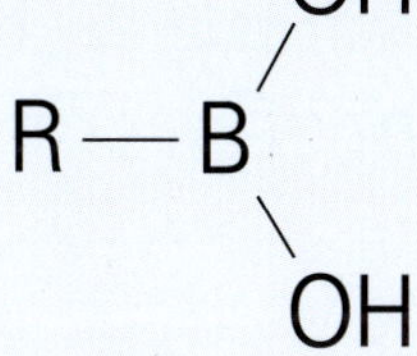

이것이 carbapenemase에 있는 alcohol,

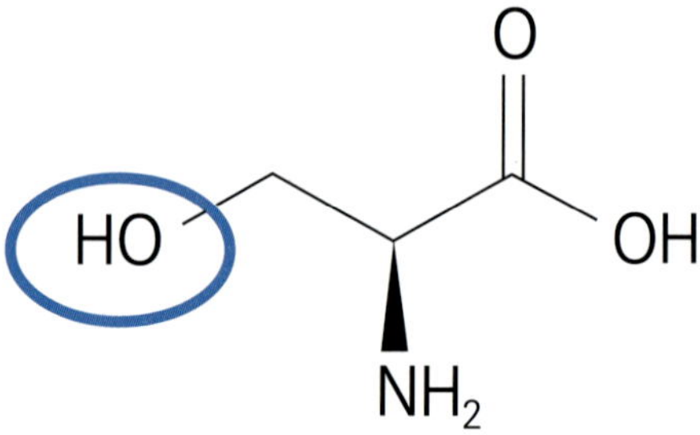

즉 serine과 반응하여

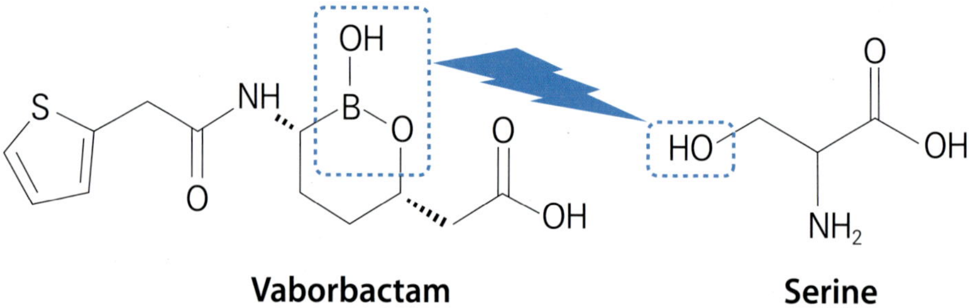

carbapenemase를 무력화시킨다.

비록 NDM-1 같은 class B metallo carbapenemase에는 효과를 기대할 수 없으나, class A (KPC), class C (AmpC), 그리고 class D OXA에 효과가 있다. 그래서 meropenem과 combination을 해서 사용하면 CRE에 유용하게 쓰일 수 있을 것으로 기대되고 있다.

*** beta-lactamase 억제제의 역사적 의의**

세균이 발현하는 내성 기전에 정면으로 맞대결을 하기 시작했다는 점에 큰 의미가 있다.

17

최종 병기

carbapenem

최종병기 Carbapenem

Carbapenem은 현재까지는 beta-lactam 중엔 최종병기다, 비록 carbapenemase를 비롯한 각종 다제 내성들에 의해 흠집이 나고 있지만 말이다. 그래서 섣불리 처음부터 쓰는 건 미련한 짓이며, 신중하게 아끼고 또 아껴서 써야 한다.

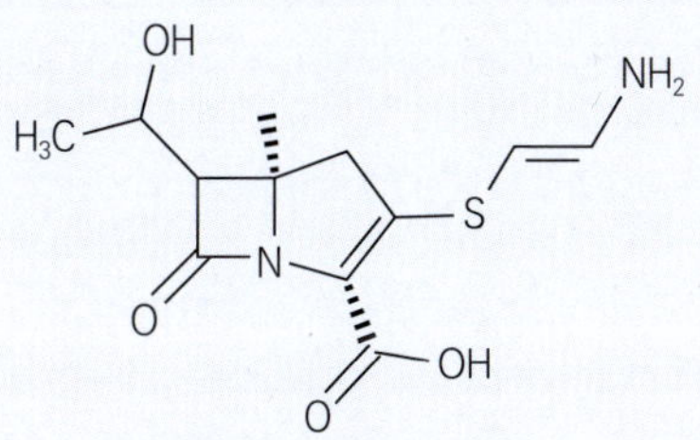

Olivanic acid

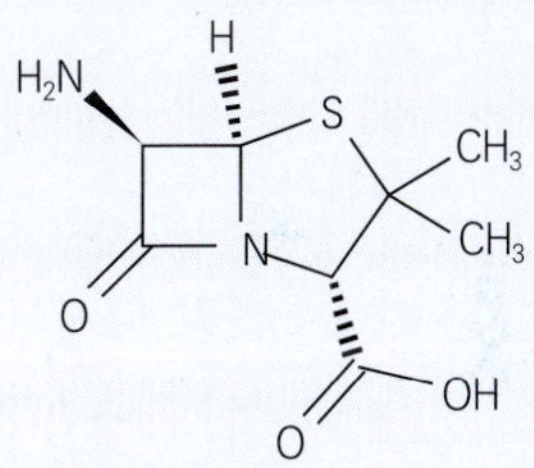

Penicillin

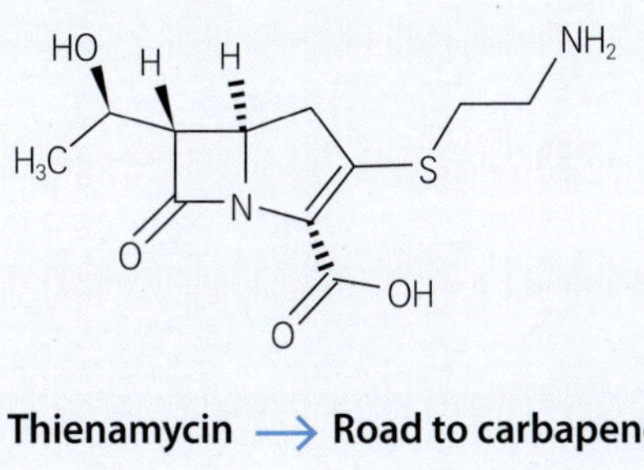

Thienamycin → Road to carbapenem

당장 두드러지는 특징으로는 웬만한 beta-lactamases쯤은 carbapenem에게 상대가 안 된다. 대표적인 예로 ESBL이 아무리 소나기 공격을 퍼부어도 carbapenem에겐 통하지 않는다. 애당초 carbapenem 자체가 clavulanic acid와 함께 1976년 최초의 beta-lactamase 억제제로서 추출된 olivanic acid의 후손이기 때문이다.

*Streptomyces cattleya*에서 나온 thienamycin은 beta-lactam 기본 구조와는 다르게 6번 탄소에 ethoxy (hydroxyethyl) 기가 붙어 있고, 1번 황이 탄소로 바뀌어 있다. 그리고 2번과 3번 탄소 사이가 불포화, 즉 이중 결합이다. 포화되었으면 penam 구조이지만 불포화면 penem이 된다. 이렇게 탄소가 위치하고(carba-), 이중 결합(penem)으로 구성되어 carba + penem, 즉 carbapenem이란 명칭이 붙게 되었다. Hydroxyethyl 기의 존재로 인해 웬만한 beta-lactamase에는 끄떡도 하지 않는 탄탄한 맷집을 갖추게 된다(이는 steric hindrance에 힘입은 바 크다).

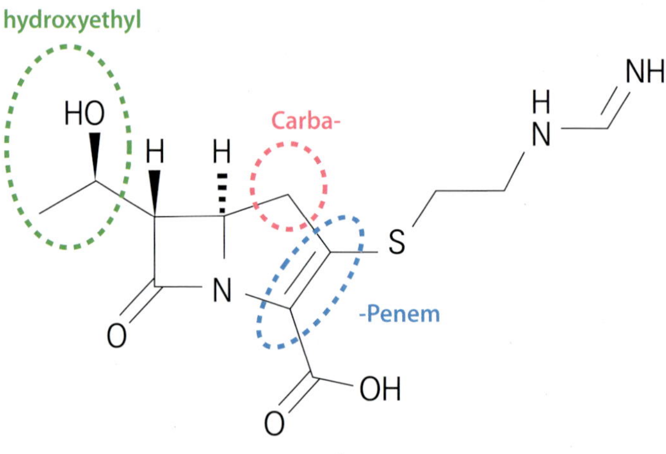

Imipenem

최초의 carbapenem은 imipenem이다. 지금껏 나온 beta-lactams 중에 가장 넓은 항균 범위를 과시했으나, 인체에 들어가면 renal dehydropeptidase-1 (DHP-1)에 의해 다 깨져버린다는 문제점을 가지고 있었다. 이는 cilastatin을 보호자로 붙임으로써 해결된다.

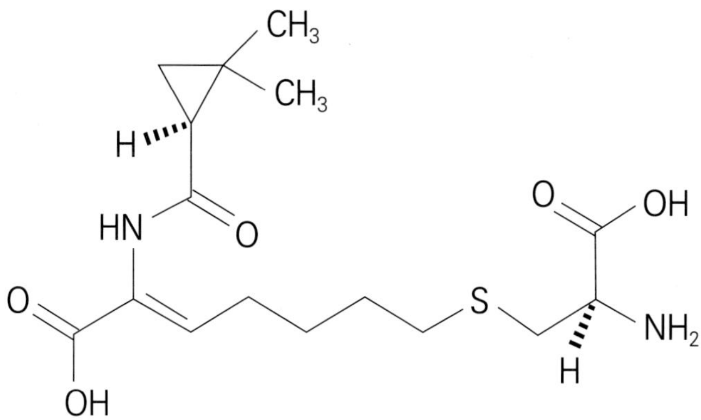

Cilastatin

그리하여 1985년 Imipenem/cilastatin으로 처음 세상에 선을 보인다.

이후 1996년 Meropenem이 나온다. 이 약제는 imipenem과는 달리 1번 탄소에 methyl을 붙여서 DHP-1 문제를 해결했으며(cilastatin 붙일 필요가 없게 되었다), 2번에 pyrrolidine ring을 붙여서 안정성을 강화하고 항균 범위도 넓혔다.

그리고 imipenem에서 드물게 나타나던 경련 유발 문제도 해결하였다.

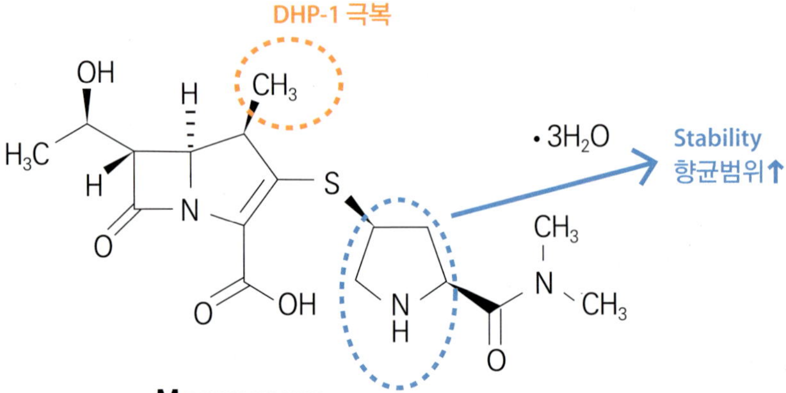

Meropenem

이후 하루 한 번 줄 수 있는 ertapenem이 나온다.

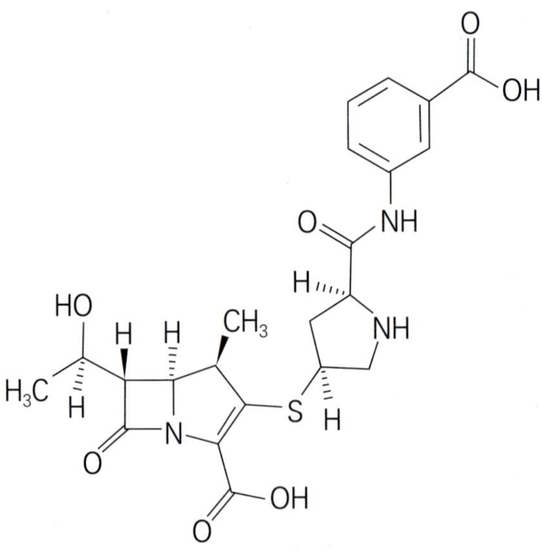

Ertapenem

그런데 carbapenem이되, 녹농균에는 효과가 없다. 이는 얼핏 보면 취약점으로 간주될 수도 있지만, 시각을 좀 바꿔서 볼 수도 있다. 즉, 이로 인해 녹농균에 대해 사용하지 않게 되므로 그만큼 내성 녹농균의 선택 기회를 감소시키는 반사 이익도 얻을 수 있다.

2007년엔 doripenem이 나온다.

2018년 현재 새로운 carbapenem 종류들이 개발 중에 있는데, MRSA에 듣는 carbapenem, 경구로 먹을 수 있는 carbapenem (pivoxil을 붙여서 장 흡수가 잘 되도록 하는 전략이다. 마치 cefditoren pivoxil이나 tenofovir disoproxil fumarate에 적용한 방침과 흡사하다. 이게 실현된다면 진짜 환상적일 것이다), 그리고 tricyclic beta-lactam도 검증 중에 있다. 그러나 현재까지 거두고 있는 성적은 그리 신통하지는 못하다고 한다. 연구진의 건투를 빈다.

*** Carbapenem 의 역사적 의의**

웬만한 beta-lactamase에도 끄떡없이 잘 쓸 수 있는 최종병기라는 데에 의미를 둘 수 있지만, 이제는 carbapenemase의 급부상으로 의미가 좀 퇴색하고 있다. 그래도 현재까지는 최종 병기가 맞다.

18

꼬인 다리 또 꼬아 – Quinolones

01 좌파냐, 우파냐?
02 꼬인 전화기 줄, supercoil
03 Topoisomer란?
04 DNA gyrase와 topoisomerase IV
05 Quinol-ine이 ket-one을 만나서 quinol-one
06 불소를 붙였더니 2세대
07 왼쪽으로 돌렸더니 3세대
08 그리고 4세대

01

좌파냐, 우파냐?

Quinolone 항생제는 세균의 gyrase와 topoisomerase IV를 억제함으로써 DNA를 만드는 초기 단계를 억제한다. 좀 더 자세히 들어가 보면, DNA 증식을 위해 얽혀 있던 세균 DNA 가닥들을 잠시 풀고, 증식하면서 생긴 꼬이고 꼬인 실타래들을 풀고 잇고 하는 과정을 못하게 한다. 이 과정이 방해받으면 DNA 가닥들은 도저히 풀 수 없을 정도로 얽혀 결국 세균이 죽는다는 것.

DNA는 두 가닥이 서로 얽혀 있는 구조이고(double helix), 대부분 오른쪽으로 돌아가 있다(right-handed helix). 잠시 가닥이 풀리면 반사적으로 꼬인 가닥이 또 꼬이는 supercoil, 혹은 negative supercoil이 생긴다.

잠깐만!

아마 여기까지 이렇게 설명을 읽다 보면 머릿속에 혼란이 오기 시작할 것이다. 도대체 gyrase는 무엇이고, topoisomerase라는 생소한 용어는 또 무엇인지, 그리고 supercoil은 무엇이며, negative 혹은 positive supercoil은 또 무엇이냔 말이다. 이런 생소한 용어들이 계속 공격해 오면, 대부분 여기서 더 이상 진도를 나가고 싶지 않을 것이다. 필자도 처음엔 그랬다.

사실, 임상에서 quinolone을 사용하는 것은 어느 질환에 어떻게 적절히 사용하면 되는지를 정확히 알고 있으면 족하다.

그러나 기왕지사 항생제에 대하여 제대로 공부하기로 마음 먹었다면, 그리고 도대체 quinolone의 정확한 기전이 무엇인지를 제대로 알고 싶은 의욕이 꺾이지 않았다면 한 번 파고 들어보는 것도 나쁘지 않을 것이다.

그래서 quinolone 작용 기전의 기초에 대하여 차근차근 단계적으로 정복해 보기로 하겠다.

첫 단계로, 우리에게 혼란을 주는 가장 원초적인 개념부터 정리해 보자.

출발점은 좌파냐, 우파냐의 갈림길에 위치하고 있다.

어떤 가닥이 right turn이라는 둥, left turn이라는 둥 하는 문장을 접할 때마다 자연스럽게 머릿속에 끈 하나를 떠올려서 시계 방향으로 혹은 반 시계 방향으로 뱅글뱅글 돌리면서 용수철 모양을 그려 보게 된다. 그런데, 이게 위에서 내려다 보면 시계 방향, 아래서 올려다 보면 반대 방향인지라, 결국 좌파와 우파의 분류를 포기하게 된다.

이제 규칙을 제대로 정의하면서 시작하자.

Left handed = Positive

Right handed = Negative

이는 다음에 다룰 supercoil에서 자세히 다루겠지만, linking number를 이루는 writhe number의 개념이기도 하다.

그리고 진짜 중요한 핵심은 이거다.

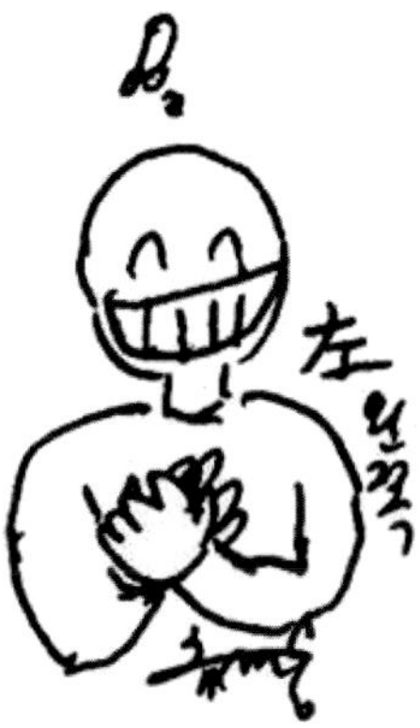

Left-handed
(+) supercoil

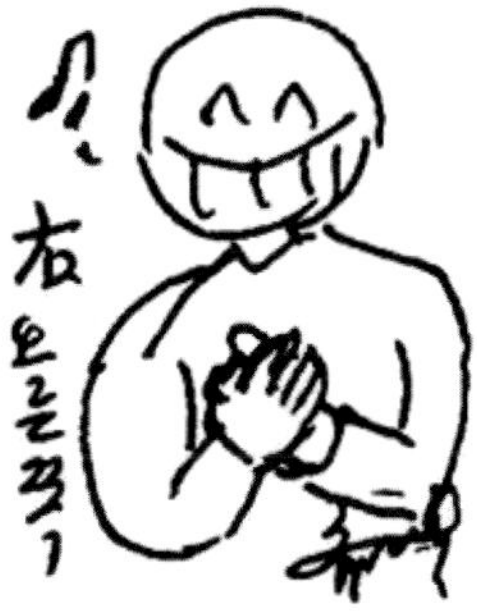

Right-handed
(-) supercoil

Left handed는 내가 상대방을 보는 관점에서:

상대방의 왼쪽이 나에게 다가왔다가 상대방의 오른쪽으로 멀어져 간다. 다시 말해서 상대방이 나를 보면서 자기 왼손을 오른손 위에 덮는다.

Right handed는 내가 상대방을 보는 관점에서:

상대방의 오른쪽이 나에게 다가왔다가 상대방의 왼쪽으로 멀어져 간다. 다시 말해서 상대방이 나를 보면서 자기 오른손을 왼손 위에 덮는다.

자연 속에서의 DNA 대부분은 right-handed helix이다. 그리고 또 한 번 꼬는 right-handed turn 이 negative supercoil인 것이다. 보다 자세한 설명은 supercoil에서 다루기로 하겠다.

자, 이제 이 기초 중의 기초 개념을 토대로 다음 돌발 퀴즈를 풀어 보자. 제과점에 가면 흔히 보는 꽈배기들이다.

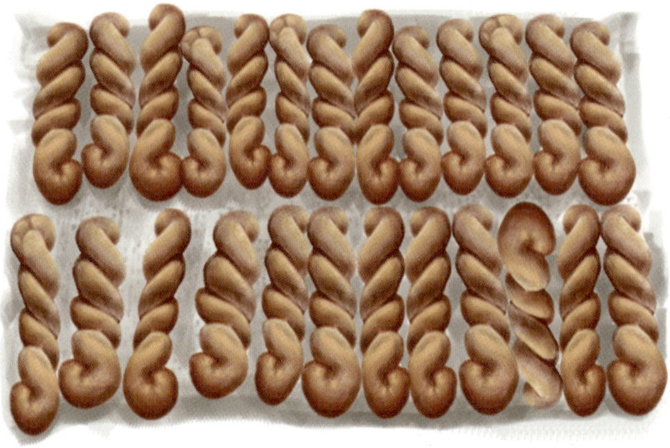

이들 중에서 right-handed coil인 것은 모두 몇 개일까요?

정답은

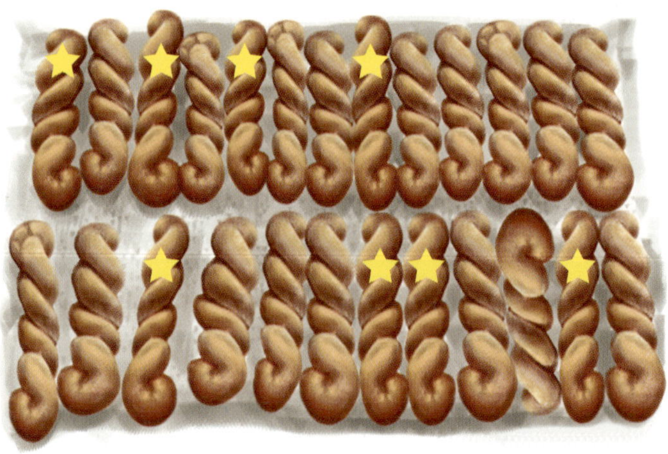

다음 두 사진은 필자가 근무하는 병원 건물에 있는 계단 두 종류를 찍은 것이다.

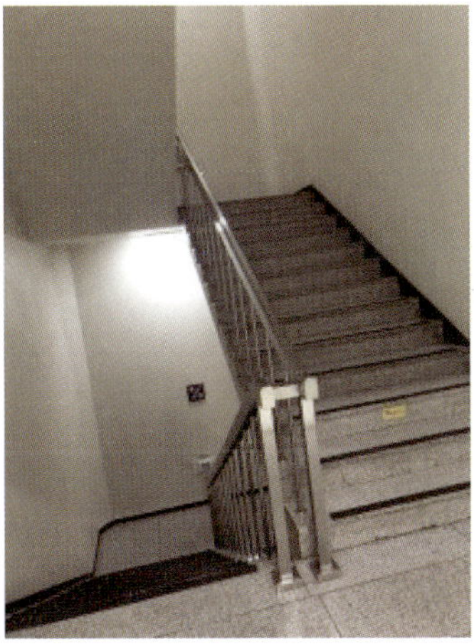

이 계단은 좌파인가, 우파인가?

그럼 이 계단은 좌파인가, 우파인가?

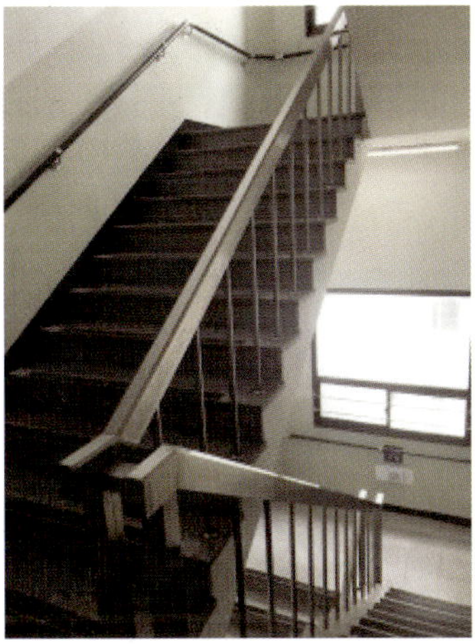

이제 적어도 좌파와 우파는 구별할 수 있게 되었으니, 다음 단계인 supercoil에 도전해 보기로 하자.

02

꼬인 전화기 줄, supercoil

필자 같은 아재들 세대에서는 어릴 때 외국인 이름 가지고 말 장난하는 넌센스 퀴즈가 유행했었다. 요즘으로 말하자면 아재 개그인 셈인데, 그 중 하나가 이거다.

'세계에서 가장 뛰어난 요가의 대가는?'

정답은 '꼰다리 또꽈' 이다.

이것이 바로 supercoil의 가장 간단한 정의라고 할 수 있다.

Coil이 한 번 더 꼬인 것.

이는 꼭 DNA 같은 분자 수준뿐 아니라 우리 실생활에서도 예를 쉽게 찾아볼 수 있다.

전형적인 것으로 당장 필자 눈 앞에 있는 전화기의 수화기 줄이다.

기본적인 helix 구조인 coil 모양을 하고 있는데, 전화를 여러번 받고, 걸고 하다 보면 꼬이고 또 꼬여서, 오른쪽 사진처럼 복잡하게 꼬여 버린다. 이게 바로 supercoil이다.

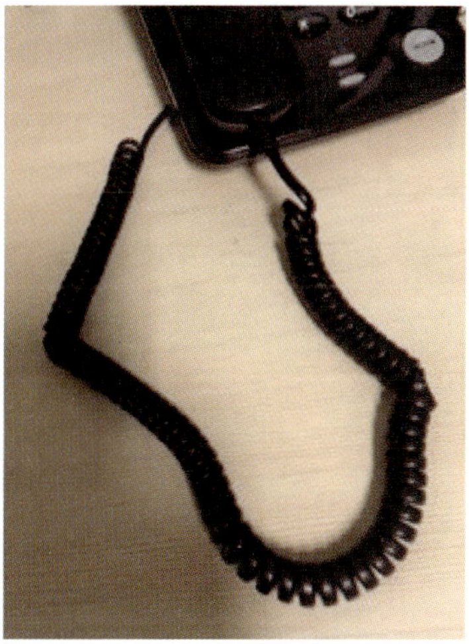

Coil

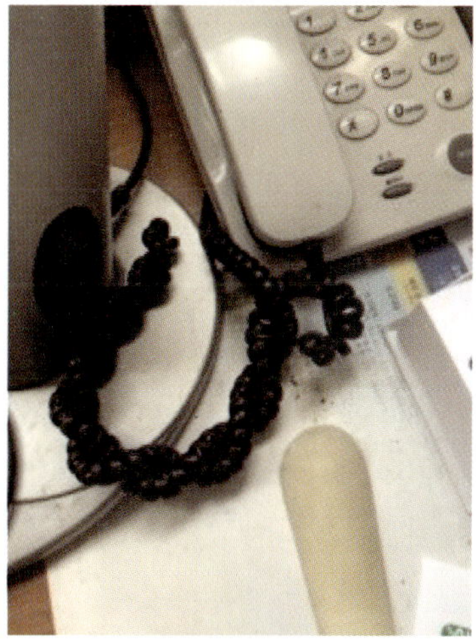

Supercoil

이 사진 례에서는 좌측 턴, 즉 positive supercoil을 보여주고 있다.

다시 강조하지만, 자연 속에서의 DNA 대부분은 right-handed helix이다. 이게 중요한 지점인데, 우측 회전 한 번당 10.4개의 핵산이 돌아가며, 이로 인하여 우측으로 돌아가는 힘이 작용하고 있다. 그 결과로 한 가닥이 증식을 위해 풀리면 자연스럽게 보상 작용으로 우측으로 돌아가는 꼬임이 발생한다. 이 right-handed turn이 negative supercoil인 것이다.

왜 negative인지는 조금 어려운 수학적인 개념을 숙지하는 것이 필요하다.

아, 수학이라니! 여기서 그만 두고 싶은가?

조금만 참고 따라오시라.

이제 이 고비만 넘기면 9부 능선을 넘는다.

먼저 알아야 할 개념은 Linking number이다.

이는 가닥 하나가 다른 가닥을 또아리 틀고 돌면서 교차하는 개수를 일컫는다.

그러니까, helix 하나가 한 바퀴 돌면서 다른 helix를 하나 지나치면 linking number는 1이다.

여기서 영어권 독자가 아니라면 'link'라는 단어가 썩 와닿지는 않을 것이다.

사전적으로 흔히 알려진 link의 뜻은 '연결하다'이기 때문이다.

그런데, link의 뜻은 의외로 더 다양하다. 사전을 좀 더 찾아 보면 '팔짱을 낀다'는 의미도 있고, '연관시키다'라는 의미도 있다.

일단은 '연결하다'라는 뜻에 대한 집착을 버리고, link라는 영어 단어 자체로서 받아들이면서 숙지하는 것이 좋겠다.

곧 이어 설명할 twist와 writhe라는 동작들이 합쳐져서 이루어진 결과가 link인 것이다.

그리고 twist가 있다.

사실 DNA helix를 이루는 동작은 link라기 보다 twist라고 표현하고플 것이다.

그러나 twist는 link를 이루게끔 하는 동작들 중 하나일 뿐이다.

마지막으로 writhe.

이는 사전적 의미로는 온 몸을 비트는 행위, 버르적 거리는 행위, 등을 의미한다.

여기서는 twist 된 DNA 가닥 전체 몸통을 하나의 축으로 하여 비틀어 버리는 것이다.

다시 말해서 writhe는 supercoiling과 동일하다.

이 세 가지 개념의 관계는 다음과 같은 식으로 표현된다.

Linking number = twisting number + writhing number

Lk = Tw + Wr

다음 예를 보자. Lk = 12인 DNA가 있다.

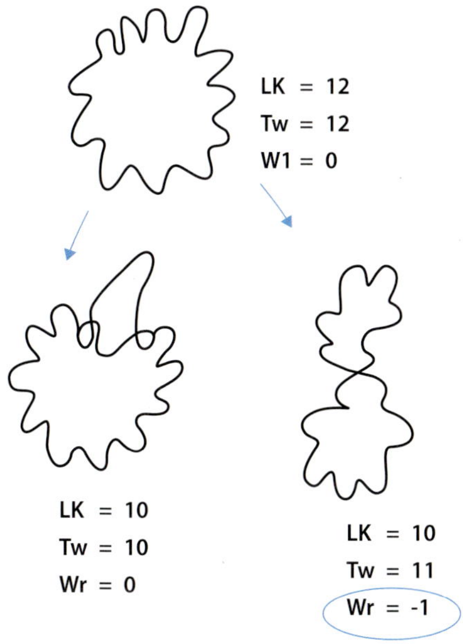

Supercoiling이 일어나지 않은(Wr=0) 평소에는 Lk 값은 Tw 값과 동일하다. 그런데 DNA 증식을 위하여 helix 두 가닥이 풀린다고 가정해 보자.

Tw 값은 12-2=10이 되고 Lk도 10+0=10이다.

그러나 실제로는 이런 상태로 유지되지 않는다.

우측으로 돌아가던 DNA 가닥이 풀리면, 그 전까지 우측 회전이 되도록 작용하던 힘들이 계속 작용하여 DNA 몸통 전체가 돌아가서 꼬이게 만든다. 우측으로 작동하던 힘이라 몸통 전체도 우측으로 돌아간다(right-handed supercoiling). 그 결과, Wr은 더이상 0이 아니다.

그리고 한 번 더 돌았으니 Tw = 10 +1이다.

그러나 linking number는 그대로 10이 되는데, 그 이유는 right supercoiling으로 인한 Wr 값이 음의 값을 갖기 때문이다.

그 결과 Wr =-1. 그래서 negative supercoil이다.

Tw 11 에다가 Wr 이 -1을 합치면 Lk = 11+(-1) = 10이 된다.

이는 DNA 증식 과정에서 중요한 의미를 가진다.

자연적인 DNA는 우측으로 돌아가는 helix이다. 그래서 만약 좌측으로 돌아가는 positive supercoiling이 되면 더 복잡하게 얽히고 설키기 때문에 제대로 풀리지도 못하고 증식 과정으로도 진도를 나갈 수가 없다. 그래서 DNA 증식 과정에서는 DNA 가닥의 풀림(unwinding 혹은 relaxation) 이후 자연스럽게 negative supercoiling이 되어야 순조롭게 증식 과정이 진행되는 것이다.

자, 이것으로 가장 어려운 고비를 넘겼다.

03

Topoisomer란?

Supercoil은 두 가지 형태를 보인다.

하나가 toroid, 나머지 하나가 plectoneme.

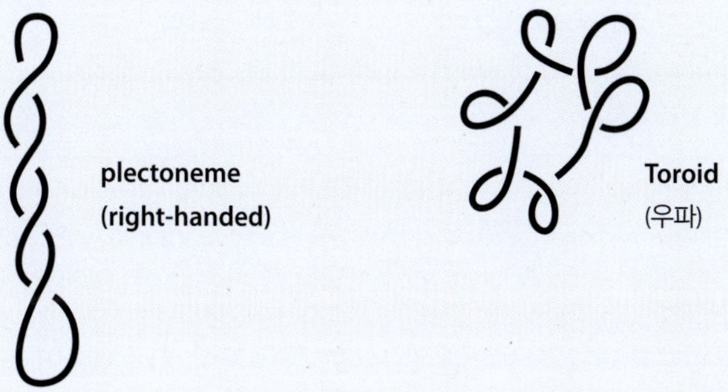

자연 상태에서는 plectoneme이 더 흔하다.

마지막으로 topoisomer에 대해 짚고 넘어가 보자.

정식 명칭은 topological isomer이다.

이는 동일한 DNA이지만, 증식을 위해 가닥이 풀리면서 linking number가 달라진 것을 말한다.

앞에서 든 예로 다시 보면 다음과 같다.

1과 2, 혹은 1과 3의 관계가 topoisomer다.

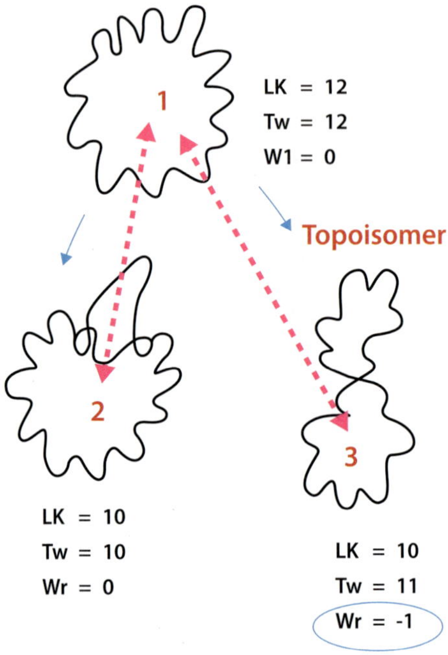

DNA 증식이 완수되면 2와 3이 결국은 1로 돌아와야 하는데, 여기서 반드시 필요한 과정이 DNA 가닥을 잠시 끊어서 풀어주고 다시 이어주는 작업이다. 여기에 관여하는 것이 바로 DNA gyrase 혹은 topoisomerase인 것이다.

04

DNA gyrase와 topoisomerase IV

자, 이제 우리의 마지막 목적지인 DNA gyrase (topoisomerase)에 도착하였다.

Topoisomerase는 topoisomer를 이리 저리 주무르면서 DNA 증식이 원활히 되도록 해주는 효소다.

두 가지 종류가 있는데,

type I topoisomerase는 얽혀있는 DNA 이중나선 중에서 나선 하나를 끊어줌으로써 이완시키고, 다시 이어주는 역할을 한다.

이는 quinolone의 기전에서 굳이 신경 쓸 필요는 없다. 이제부터는 나머지 type II topoisomerase에만 집중하도록 하자.

이 type II topoisomerase에 해당하는 것이 DNA gyrase이다.

이는 애니메이션 '인어공주'에 나오는 바닷가재 세바스찬 처럼 집게를 가지고 DNA를 쥐어 감싸면서 negative supercoil을 조성하여 DNA 이중 나선이 서로 분리되게 함으로써 증식 과정을 하도록 해준다. 이는 부가적인 힘이 필요하기 때문에, 배터리로서 ATP를 소모하여야만 수행할 수 있다. 그리고 증식되고 있는 곳의 DNA polymerase complex 앞에 놓여서 진행을 방해하는 positive supercoil을 깨끗이 치워준다. 또한 DNA 이중 나선 가닥을 임시로 잘라서 벌려 놓고 (type I topoisomerase와는 달리 이중 나선 2개를 다 자른다), 나머지 DNA 이중 나선이 지나가게 한 다음에, 다시 이어 붙이는 기능을 수행한다.

DNA gyrase는 A와 B 단위로 구성되어 있는데, A가 가닥 자르기(nick)와 다시 이어 붙이기(re-sealing)를, B가 나머지 가닥이 통과하도록(strand passage) 하는 구실을 한다. Quinolone 제제는 gyrase A를 억제함으로써 바로 이 순간을 저지해버리는 것이다. 이 과정이 제대로 되지 않으면 DNA 가닥들이 무질서하게 얽히고 매듭 지어진 것이 전혀 풀리지 않아서, DNA 증식은 엉망 진창이 되어 결국 세균이 죽음에 이르는 것이다.

요약하자면 다음과 같다.

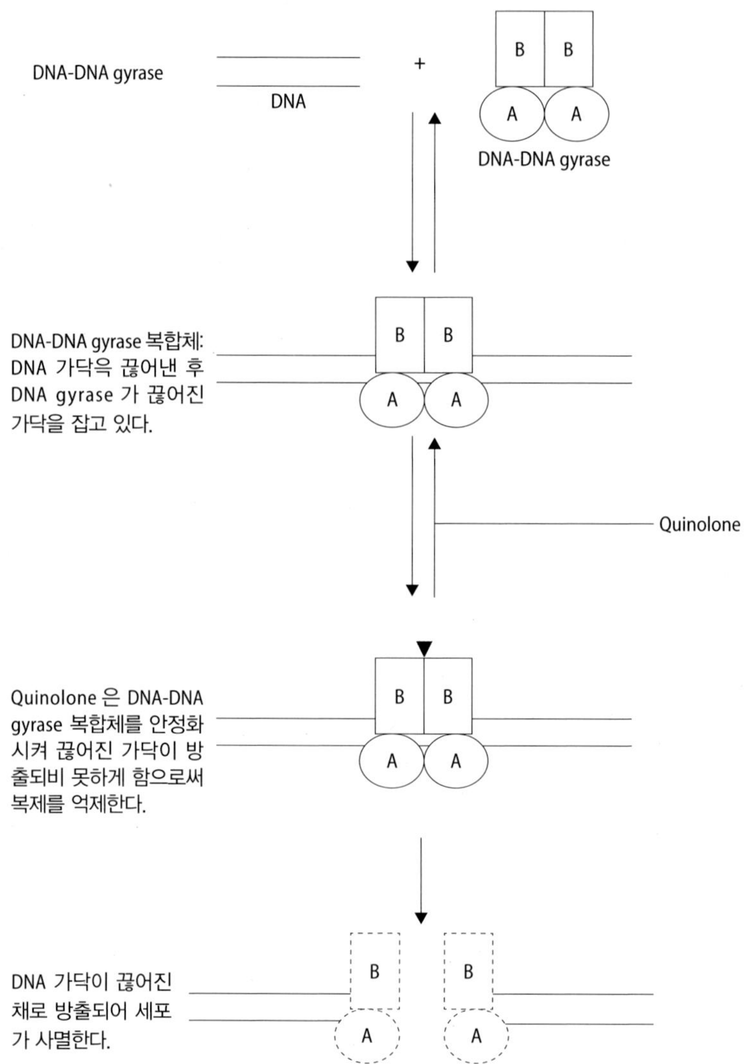

그런데 세균의 경우, 이 모든 과정을 DNA gyrase가 전담하는 게 아니었다!!!

DNA gyrase A의 기능을 거세한 세균으로 검증을 한 결과, 부분적이나마 DNA 증식은 되고 있었다는 실험 결과에 의하여, gyrase 외에 이쪽 작업을 하는 또 다른 효소가 있음을 시사하게 되었다.

결국 1990년에 일본의 Kato 등에 의해 topoisomerase IV가 발견되었다.

Topoisomerase IV도 type II topoisomerase에 속한다(명칭 때문에 혼동할 수 있으니 절대 헛갈리지 마실 것. Type II topoisomerase로 분류되는 topoisomerase IV이다!).

이는 *parC*, *parE* 유전자로 구성되어 만들어진다.

같은 부류인 gyrase와 하는 일이 비슷해서, positive supercoil의 제거, nick, strand passage, re-sealing 기능을 모두 할 수 있다.

단, negative suprecoiling을 조성해 주는 기능은 없다.

그 대신 gyrase보다 백배 더 잘하는 능력이 하나 있다.

바로 서로 연결된 사슬을 풀어주는 능력(decatenation)이다.

DNA 증식은 다음 전형적인 그림에서 보는 바와 같이, 가닥이 풀리면서 5'→3' 방향으로 증식이 진행된다.

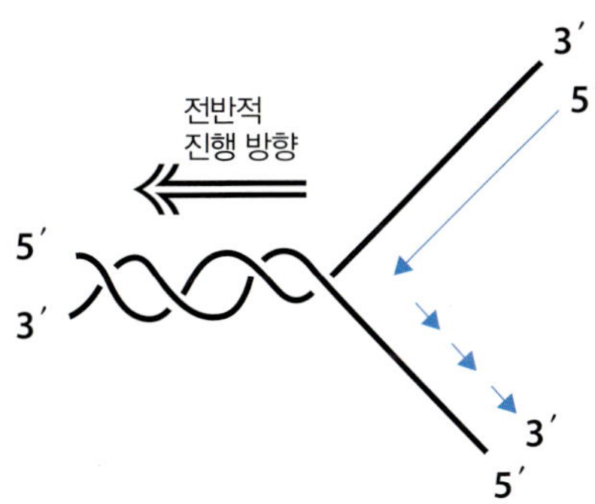

그런데 이렇게 2차원적으로 묘사된 그림에 현혹되시면 안된다.

마치 일정한 평면에서 무난하게 증식이 이뤄질 것처럼 보이지만, 현실은 축이 하나 더 있는 3차원이다.

여러 군데에서 동시 다발로 증식이 이뤄지다 보면, 새로 증식된 가닥들이 서로 교차하다가 본의 아니게 매듭이 지어지고 입체적으로 얽히고설키게 된다. 그 결과 DNA 가닥 하나가 다른 DNA 가닥에게 암 바를 거는 불상사가 수시로 펼쳐진다.

이렇게 암 바가 걸린 모양을 catenane (環, 고리)이라 한다.

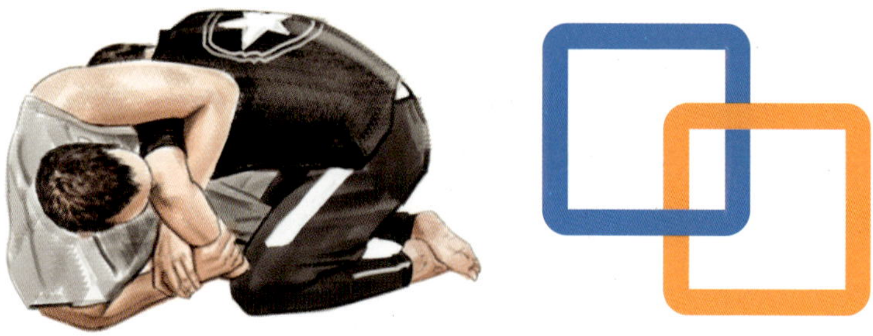

암 바가 걸리면 풀어야 한다.

이 환을 푸는 것을 decatenation이라 한다.

다시 말해서, 앞서 언급한 nick 혹은 break는 DNA 어느 이중 나선 가닥 자체 내에서 일어나는 일이고(intramolecular), decatenation은 서로 다른 이중 나선들끼리(intermolecular) 얽힌 걸 풀어주는 기능이다.

	Gyrase	Topoisomerase -IV
Relax positive supercoils	OK	OK
Introduce further negative supercoil	OK	No
Decatenation	Minor	Main

요약하자면, Quinolone은 세균의 gyrase와 topoisomerase IV를 둘 다 억제하는 것이다.

이걸로 quinolone 작용 기전의 이해를 위한 기초 지식 다지기는 완료되었다. 여기까지 따라오시느라 정말 고생 많으셨다.

이제부터 quinolone을 본격적으로 다뤄보기로 하겠다.

05

Quinol-ine이 ket-one을 만나서 quinol-one

Quinolone은 우연히 발견되었다.

미국 Sterling-Winthrop 사에서 말라리아 약제인 chloroquine을 만들던 도중에 나온 부산물인 quinoline (chloroquinoline)이 항 말라리아가 아닌 항균 능력이 있음을 알게 된다.

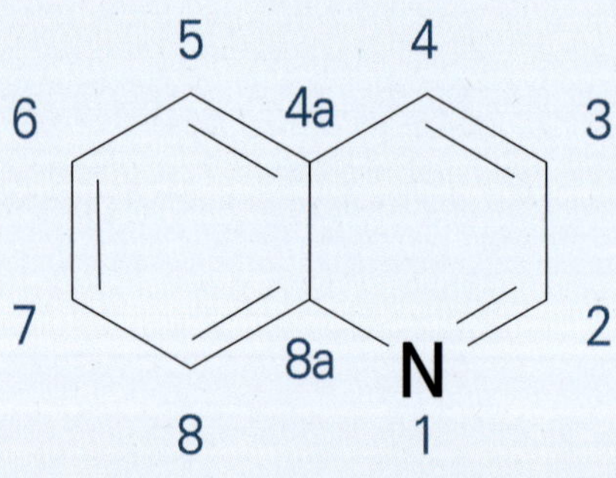

기존 benzo-pyridine 구조에 다음과 같이 ketone이 하나 더 추가되었기 때문에, QUINOLine + ketONE 하여 QUINOL-ONE, 즉 quinolone으로 명명된 것이다.

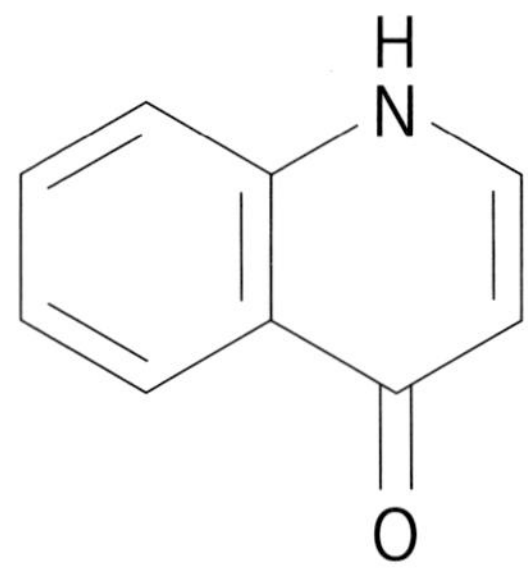

Quinolone은 2- quinolone과 4-quinolone이 있는데, 이들 중에서 후자가 항생제 능력을 갖추었다.

이 발견에 고무되어 개발에 박차를 가한 결과, 1962년에 nalidixic acid가 나오게 된다.

그런데 사실 nalidixic acid의 구조는 엄밀히 말해 4-quinolone은 아니다.

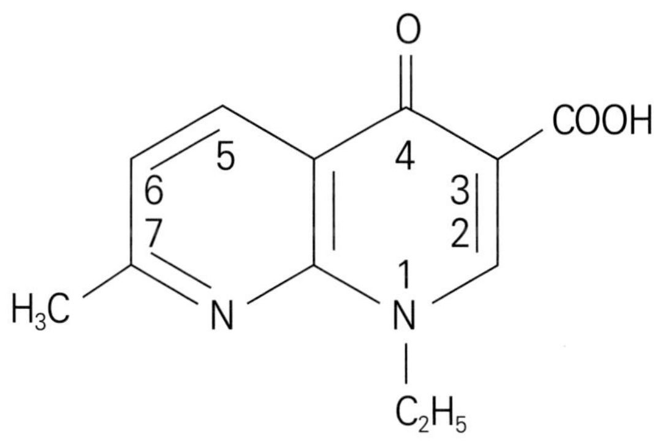

자세히 보면 질소가 하나 더 붙어 있어서, quinolone의 근간인 benzo-pyridine 구조가 아니다.

정확하게 부르자면 질소가 2개 붙은 naphthalene, 즉 di-aza-naphthalene(줄여서 naphthyridine) 이다.

구조 면에서 진정한 quinolone 1세대는 후속으로 나온 oxolinic acid 등이 적자라고 할 수 있다.

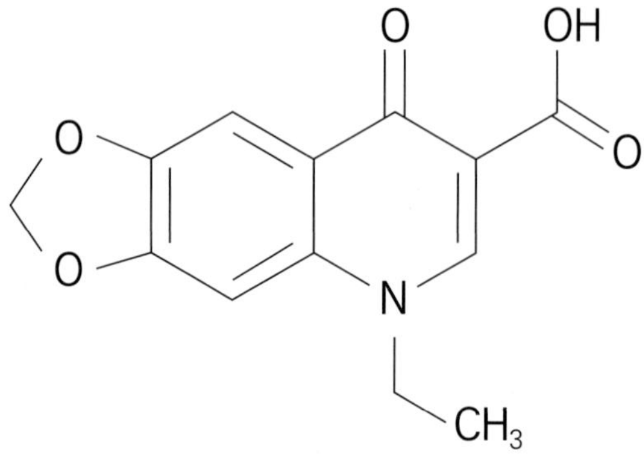

하지만 nalidixic acid는 1세대 quinolone이라는 정체성을 가지고 임상에 먼저 쓰였으므로 굳이 이렇게 구조가 조금 다르다고 정통성을 따질 이유는 없을 것이다. 그리고 아무도 이에 대해 시비를 걸진 않는다.

그러나 1 세대는 곧 이어 나올 2세대에 비하여 항균 범위가 별로 넓지 않았기에 활발히 사용되지는 않았으며 오늘날에도 거의 잊혀졌다. 다만, nalidixic acid는 치료 용도보다는 quinolone 내성여부의 판단 지표로 더 의미 있게 사용되고 있다.

예를 들어 장티푸스에 ciprofloxacin을 쓰려고 할 때, 디스크 확산법으로 ciprofloxacin 내성 여부를 판정하는데, 문제는 국제 기준으로도 이것이 종종 부정확하다는 것이다. 그래서 nalidixic acid에 대한 디스크 확산법도 동시에 수행하여 종합한 결과를 판정 기준으로 삼는다. 만약 결과가 ciprofloxacin과 nalidixic acid 둘 다에서 감수성으로 나오면 ciprofloxacin을 쓰는 것이고, nalidixic acid에 내성으로 나오면 ciprofloxacin 결과가 감수성이라 하더라도 치료에 실패할 가능성이 적지 않으므로 다른 항생제를 고려해 보는 것이다.

물론 이는 완벽하게 정확한 것은 아니다. 그렇지만 ciprofloxacin 하나만 가지고 판정하는 것보다는 신뢰성이 더 높다.

2세대는 기존 구조에 불소(fluoride)를 붙이면서 시작된다.

06

불소를 붙였더니 2세대

6번 탄소에 불소를 붙인 fluoroquinolone (FQ)의 기본 구조는 다음과 같다.

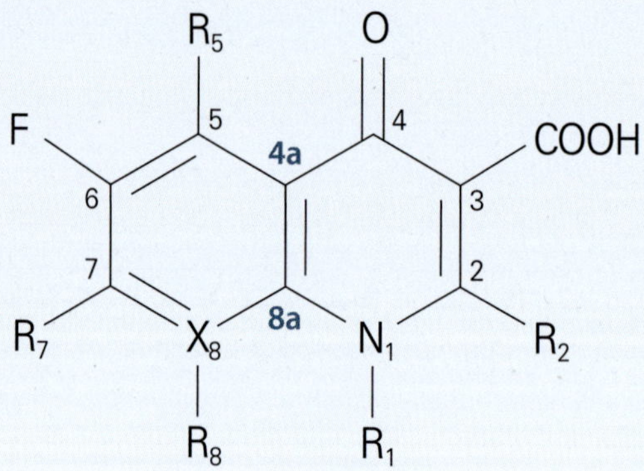

Fluoroquinolone

2세대는 불소를 붙임으로써 1세대에 비하여 그람 양성균에 대한 작용이 강화됨으로써 차별화했다고 하는데, 이는 나중에 나올 3세대를 위한 기반을 마련해 준 것으로 간주하는 게 더 맞다고 본다. 실제 2세대의 능력이 발휘되는 것은 7번 탄소에 piperazine 기가 붙은 것이 사실상 결정적이었다. 전형적인 예로 1983년에 바이엘에서 나온 ciprofloxacin을 들여다보자.

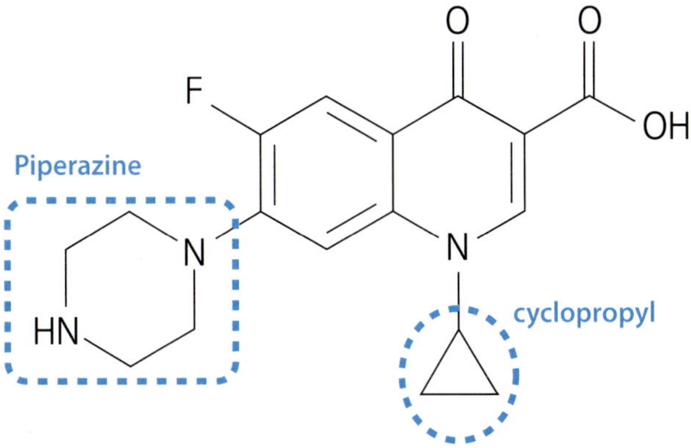

이 piperazine은 사실 구면이다. Piperacillin이나 cefoperazone 같은 녹농균 치료에 쓰는 항생제의 핵심이라고 이미 페니실린 편에서 언급된 바 있다. 이는 녹농균을 비롯한 그람 음성균의 porin을 경유해서 잘 침투하는 역할을 해 준다. 그래서 2세대부터 녹농균에 듣기 시작하는 것이다. 또한 1번 탄소에 붙은 삼각형인 cyclopropyl도 그람 음성균에 특화되어 있다.

결국 불소를 붙인 것이 2세대의 특징이고, 그람 양성균도 가시권에 들어왔다고는 하지만, 실제로는 처리할 수 있는 그람 음성균의 범위가 1세대보다 훨씬 넓어졌다는 것에 더 큰 의미를 부여해야 한다.

이렇게 cyclopropyl이 붙고(cipro-), 기본적으로 fluoride가 붙으며(-fl-), 4번에 oxo가 붙고(-ox), 3번에 carboxylic acid가 붙음으로써(-acin), cipro + fl + ox + acin = ciprofloxacin으로 명명된다.

Ciprofloxacin은 필자가 전공의로 근무하던 80년대 중반, 당시로선 혜성처럼 나타난 스타급 항생제로 기억하고 있다.

항상 의료진을 속 썩이는 녹농균 치료에 있어서 주사제가 아닌 입으로 먹을 수 있는 항생제라니 얼마나 매력적이었겠는가.

Ciprofloxacin과 동시대를 풍미했던 FQ로 일본 제일제약(다이이치)에서 나온 ofloxacin이 있다.

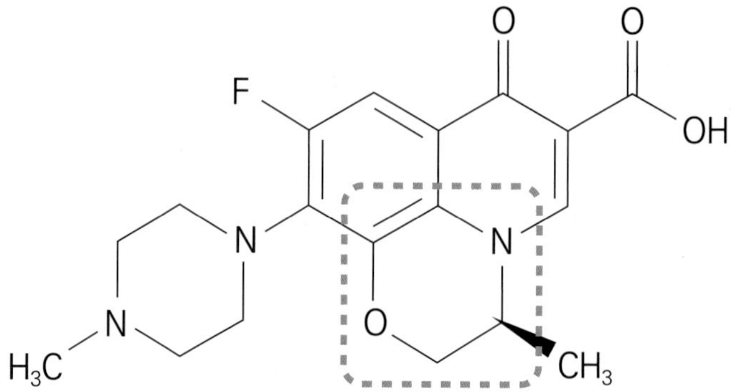

이는 1번과 8번이 다리를 이어서 연결되어 있다는 특징을 가지고 있다.

이런 구조로 인하여 3세대로 넘어가게 되는 입체 이성질체(stereoisomer, 보다 정확히는 enantiomer)로의 전환의 토대가 된다.

Ofloxacin의 좌파격인 이성질체 형제 FQ인 levofloxacin이 탄생한 것이다.

07

왼쪽으로 돌렸더니 3세대

우리가 알고 있는 화학물들의 상당수는 사실 순수 단일 민족이 아니다.

실제로는 이성질체(isomer) 같이 유사한 구조를 지닌 비슷한 화학물들이 여럿 섞여 있는 경우가 많다.

이들 중에서 가장 수가 많거나 가장 능력이 좋은 화학물이 대표로 뽑히는 것이다.

Ofloxacin의 경우가 그러하다.

이는 마치 거울에 비친 것 같은 이성질체(enantiomer)가 섞여 있는 혼합물이다. 이를 racemic mixture 혹은 racemate라고 한다

이 중에서 Levofloxacin은 ofloxacin 이 좌측으로 돌아간 이성질체이다(levo는 좌측이란 뜻이다).

Ofloxacin을 제작한 다이이치사 연구진은 이 좌측으로 돌아간 이성질체를 순수 분리하기 위해 부단한 노력을 하던 끝에 마침내 1985년에 정제하는데 성공하였다.

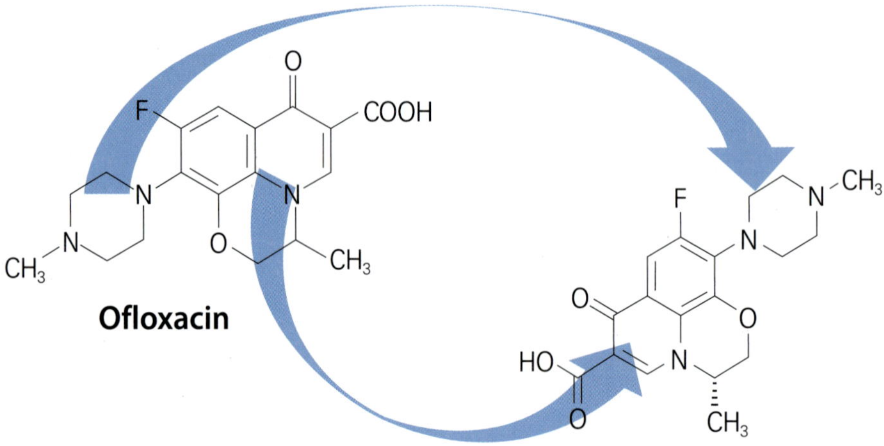

Ofloxacin

Levofloxacin

이는 기존 우파인 ofloxacin에 비하여 항균 능력이 훨씬 강했고, 드디어 폐렴알균 같은 그람 양성균에도 듣기 시작하였다.

정식 시판은 1993년부터 이루어졌고 곧 전 세계로 판매되기 시작한다. 당시 90년대 초에는 마침 페니실린 내성 폐렴알균의 문제가 세계적으로 가장 뜨거운 문제였다. 기존 3세대 cephalosporin과 glycopeptide로 싸우던 의료진은 3세대 FQ라는 훌륭한 무기를 하나 더 얻었다.

이렇게 3세대 FQ가 나옴으로써 그동안 그람 음성균 전용으로 여겨졌던 FQ가 마침내 폐렴알균을 비롯한 그람 양성균에도 유효한 광범위 항생제로서의 지위를 획득한 것이다. 그래서 시판 당시 대박을 친다.

이후 grepafloxacin, tosufloxacin, sparfloxacin, 등의 3세대 FQ 제품들이 속속 나오는 와중에 대한민국에서도 우수한 3세대 FQ 제품을 하나 내놓게 되는데, 바로 gemifloxacin이었다.

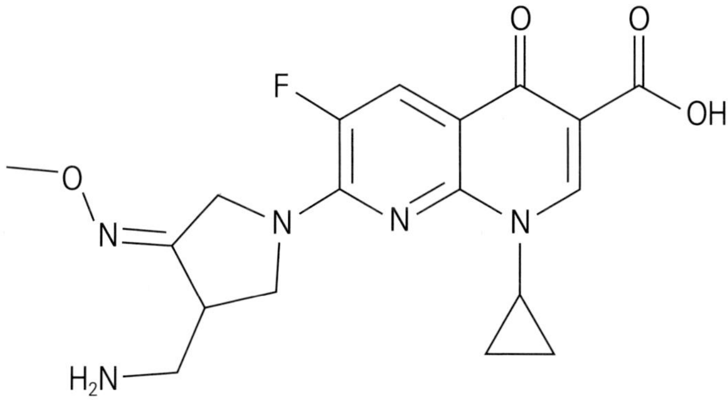

항생제 역사상 처음으로 대한민국의 제품이 정식 등재되는 영광스러운 순간이었다.

그러나 이 3세대들은 오늘날 거의 다 시장에서 사라지고 levofloxacin만 남아 있다.

치명적인 부정맥인 torsades de pointes이나(greplafloxacin), 광과민성 피부질환(sparfloxacin) 등의 부작용에 의하여 시장에서 철수된 탓도 있지만, gemifloxacin이나 tosufloxacin은 판매 부진과 진입 장벽으로 좌절이 된 안타까운 경우이다.

그리고 세기말에 이르러 4세대 FQ가 나오게 된다.

08

그리고 4세대

4세대가 3세대와 비교해서 그람 양성균, 음성균에 대한 치료 효과가 더 나으며 특히 3세대가 어쩌지 못하는 혐기성 균도 잘 제압한다. 다만 녹농균에 대해서는 효과가 썩 훌륭하지 못하다. 사실 녹농균을 살상하는 능력은 2세대인 ciprofloxacin이 더 낫다.

세기말에 맨 처음 나온 4세대가 trovafloxacin이다. 이는 그때까지 나온 그 어느 FQ보다 광범위 항균 범위를 자랑하여, 곧장 스타로 각광받기 직전이었다. 그러나,

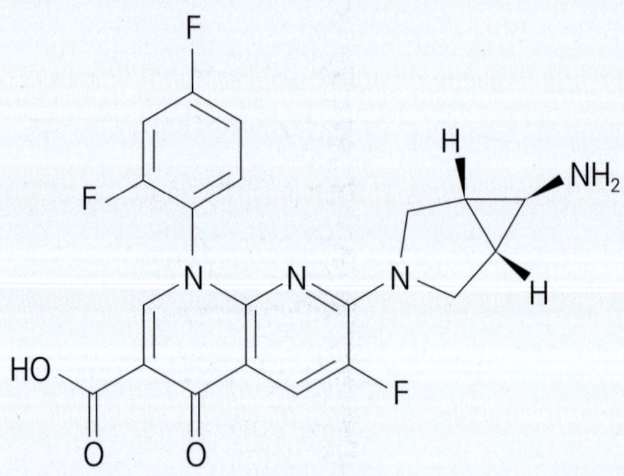

두 가지 큰 일이 발목을 잡았다.
하나가 나이지리아에서 1996년에 시행했던 임상 시험 사고였고,
나머지 결정적인 하나가 치명적인 간 독성이었다.

1996년 나이지리아에서는 수막염이 크게 유행했는데, 이에 대처하여 trovafloxacin이 대략 200명의 아이들에게 투여되었다. 그러나 기대와는 달리 참담한 결과가 빚어진다. 투여받은 아이들 중에 무려 11명이 사망한 것이다. 이뿐 아니라 생존한 아이들 중 상당수가 신경학적 후유증에 평생 시달리게 되었다. 이에 대해 워싱턴 포스트 지가 추적 취재를 한 결과, 임상 시험 자체가 나이지리아 정부 승인이나 환아 부모들의 동의 같은 제대로 된 절차를 밟지 않고 졸속으로 수행되었음이 폭로된다. 이는 줄 소송으로 이어지고 결국 거액의 배상금을 나이지리아에 지급하여야 했다. 이는 아마 비윤리적 임상시험의 대표 격인 투스키기(Tuskegee) 매독 실험 스캔들에 거의 맞 먹는 사례로 역사에 남을 것이다.

한편 미국에서 정식 시판된 이후 심한 급성 간 부전으로 사망하는 사례들이 속속 보고되기 시작한다. 결국 미 FDA에서는 승인을 철회 및 재연기하게 되고, 결국 trovafloxacin은 시장에서 철수하게 되어 역사 속으로 사라진다.

Trovafloxacin과 거의 동시대에 또 다른 4세대 FQ인 Moxifloxacin이 출시된다.

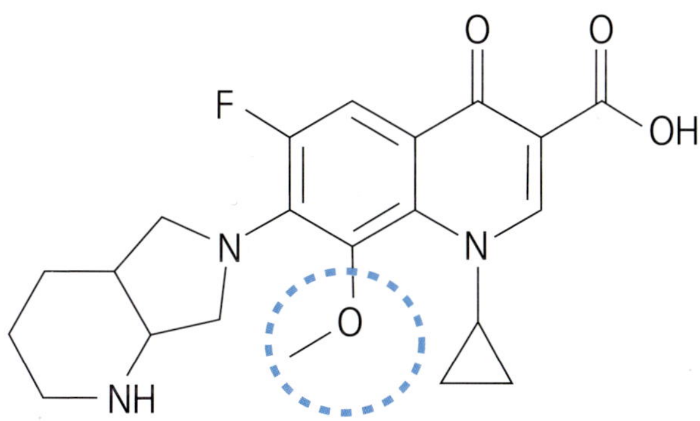

이는 8번 탄소에 methoxy 기를 붙여서 혐기성 균도 다스리는 능력을 가지게 되었다.

유사한 구조를 가진 gatifloxacin도 출시되었으나, 체내 당 대사에 이상을 초래하는 부작용으로 인해 시장에서 도태되고 만다. 다만, 안과 점안 약으로는 쓰이고 있다.

그러고 보니, 안과 선생님들이 4세대 FQ에 진짜 관심들이 많다.

Pubmed로 4세대 FQ를 검색해 보면 내과 못지 않게 안과 논문들이 진짜 많이 나온다.

현재는 moxifloxacin 외에 sitafloxacin (levofloxacin을 만든 다이이치 제약), prulifloxacin, 등이 나와 있다.

*** Quinolone 의 역사적 의의**

첫째, 미생물로부터 얻은 것이 아닌 화학적 연구들에 의하여 합성된 항생제라는 점.
둘째, 광범위 항생제로서 beta-lactam에 못지 않은 또 다른 명문가를 이루었다는 것.

19

Triazole,
또 다른 진균 치료제

Triazole, 또 다른 진균 치료제

백혈병 같은 면역 저하 질환 환자에게 합병되는 침습성 곰팡이균 감염증은 상당한 난치성 골칫거리이다.

1950년대에 amphotericin-B가 나온 이래 거의 반세기 동안 사실상 유일한 곰팡이균 치료제로 외롭게 싸워 온다. 문제는 이 약제 자체가 가지고 있는 독성과 부작용, 그리고 내성 등이 치료 성공에 많은 장애 요소가 되어 왔다.

따라서 amphotericin-B가 본의 아니게 독점(?)하고 있는 곰팡이와의 전쟁터에 또 다른 종류의 항 진균제가 보완되어야 할 필요성은 계속 제기되었다. 그 결과, 1990년대에 가서야 triazole이 나옴으로써 뒤늦게나마 amphotericin-B의 피로를 덜어줄 수 있게 되었다.

Triazole은 이름 그대로 질소가 함유된 약인데, 사실 이 약이 나오기 훨씬 전부터 azole 계통의 약은 이미 개발되어 사용되고 있었다.

처음에는 질소가 2개 함유된 imidazole 약제로 시작되었다.

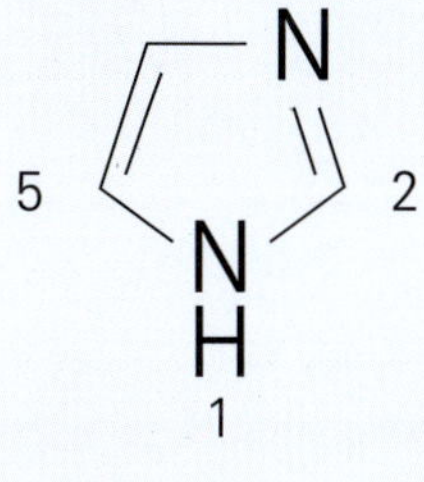

1944년에 benzimidazole이 처음 나왔고, 1958년에 chlormidazole이 나온다.

이들은 모두 간 독성 등의 부작용 문제 때문에 전신 투여는 불가능해서 주로 국소 도포하는 연고로 쓰였다.

1960년대에 바이엘에서 clotrimazole이, 얀센에서 miconazole, econazole이 나오는데, 이는 imidazole 종류로서는 처음으로 전신 투여가 가능한 것이었다. 그러나 역시 독성과 부작용 때문에 더이상 사용되지 못한다.

그러다가 1981년에 미 FDA에서 ketoconazole을 승인한다.

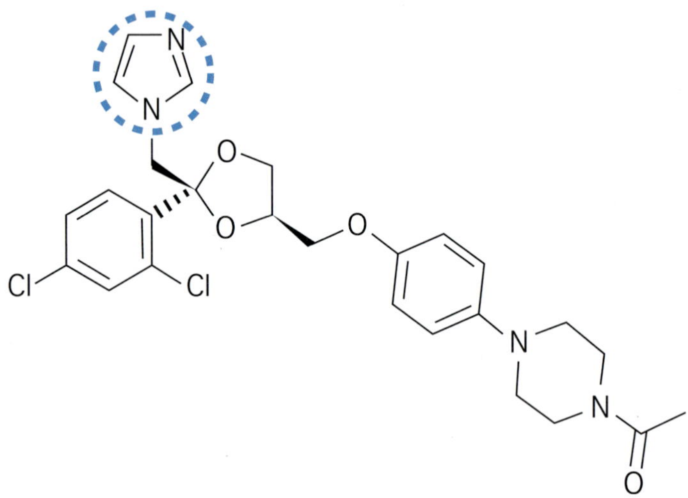

이는 전신 투여를 하되, 경구로만 가능하며 주사제로는 불가능하였다. 문제는 고용량으로 투여할 경우 체내 내분비 대사를 교란시켜서 testosterone이나 cortisol 등이 억제되고 부신피질 부전증 같은 심각한 합병증도 초래할 수 있었다.

결국 imidazole은 효과는 있으나 단점들이 많았기 때문에 무엇인가 돌파구가 필요해졌다.

그리고 드디어 azole계에 새로운 비약이 시작된다.

질소 2개만 있던 imidazole에서 질소 3개짜리인 triazole로 태세 전환을 한 것이다.

Triazole은 imidazole에 비해 부작용이 덜한데, 그 이유는 cytochrome P450 효소에 달라붙되, 무차별적인 imidazole과는 달리 포유류의 효소는 잘 달라붙지 않고 곰팡이의 효소를 주로 골라서 단단히 달라붙기 때문이다.

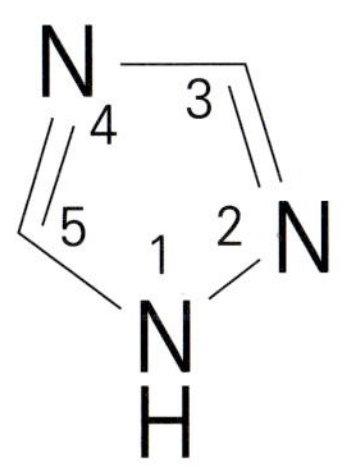

이 1, 2, 4-triazole 구조로 맨 처음 나온 것이 terconazole인데, 이는 질염이나 무좀 등을 치료하는 국소 도포제 연고로 사용되었다.

1990년대 초에 Pfizer에서 드디어 전신 투여가 가능한 triazole이 개발되어 나온다. 이름하여 fluconazole이었다.

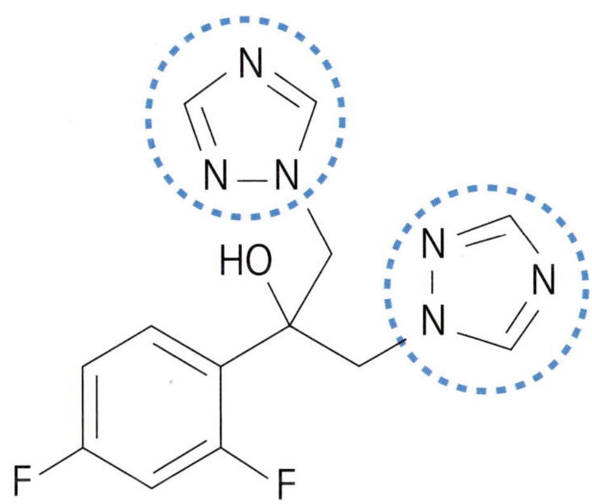

Flu-라는 이름이 시사하듯이, 불소를 두개 붙이고, triazole도 무소의 뿔처럼 한쌍이 붙은 전투적인 구조를 지니고 있었다.

이는 입으로 먹으면 90% 이상이 제대로 흡수되며, 물에도 잘 녹아서 주사제로도 가능했다. 무엇보다 조직 침투력이 상당히 좋아서 중추신경계로도 잘 들어갈 정도였다. 주로 *Candida* 감염증에 쓰였으나 *Aspergillus* 같은 mold 형에는 잘 듣지 않았다.

1992년 얀센에서는 itraconazole을 내놓게 되는데, 이는 fluconazole과는 달리 mold에 잘 들었다.

다만 사람에 따라 흡수율 등의 약리약동학적인 지표들이 들쑥날쑥 한다는 게 문제이긴 했으나, 침습성 aspergillosis 치료에 amphotericin-B의 약간 약한 대안으로 가치가 있었다.

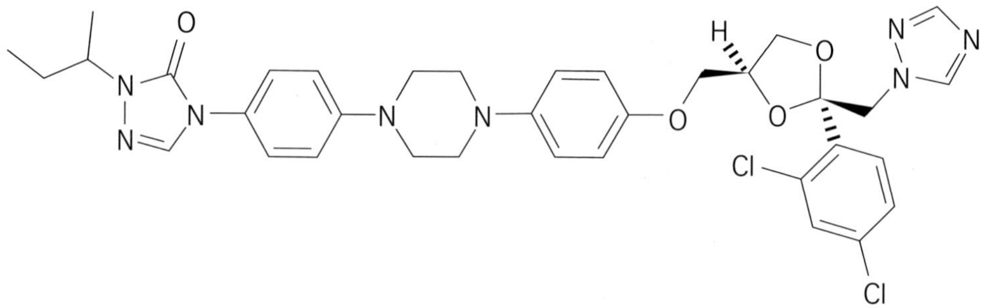

그리고 2002년에 최강의 triazole인 voriconazole이 등장한다.

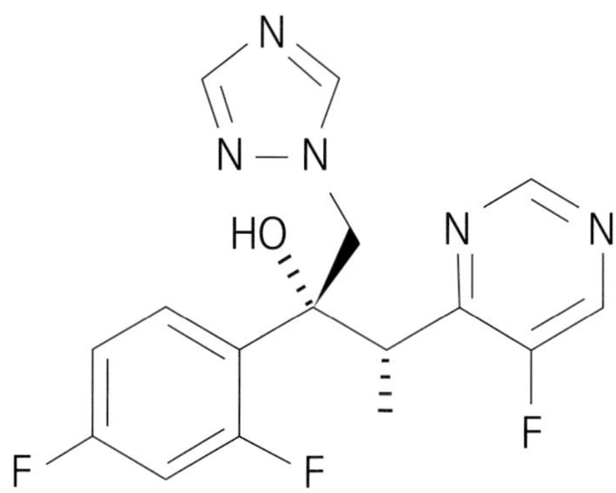

기존의 amphotericin-B와 fluconazole을 아우르는 항 진균 범위에다가 뛰어난 능력까지 장착하였다.

선배인 fluconazole에 잘 듣지 않던 *Candida glabrata, C. krusei*도 제압이 가능하다.

이 약제가 등장하기 이전까지 침습성 aspergillosis의 최우선 약제였던 amphotericin-B를 차석으로 밀어내고, 현재는 가장 먼저 써야 하는 약제로 치료 지침 자체를 바꾸어 놓았다.

이후 posaconazole, ravuconazole, isavuconazole 같은 훌륭한 후속 약제들이 나오고 있다. 이 약제들은 Amphotericin-B만 듣고 voriconazole을 비롯한 triazole에 별 반응을 하지 않던 mucorales에도 효과가 있다.

전공의 시절 백혈병 환자의 곰팡이균 합병증과 싸울 때 치료제라고는 amphotericin-B 달랑 하나밖에 없어서 항상 속 상했던 기억이 아직도 많이 남아 있다. 그때와 비교해 보면, 이제는 곰팡이 균과의 전투에 꺼내들 무기가 과거보다 훨씬 많아진 셈이다.

*** Triazole 항진균제의 의미**

반백 년 가까이 곰팡이 감염병과의 전쟁에서 홀로 분투하던 amphotericin-B에게 늦게나마 훌륭한 파트너로서 어깨를 나란히 했다.
곰팡이 균과의 전쟁에 쓸 무기가 다양해졌다.

20

21세기의 항생제, 그리고 대단원

01 Linezolid, tedizolid
02 Echinocandin, 세 번째 무기
03 Daptomycin, 그람 양성 전담 송곳
04 MRSA 잡는 5세대 cephalosporin
05 파이프라인, 그리고 대단원

01

Linezolid, tedizolid

2000년에 21세기 항생제 첫 주자로 나온 linezolid는 미생물에서 추출한 것이 아닌 순수 화학 합성을 통해 만들어진 약제다.

이 약제의 기원은 1972년까지 거슬러 올라간다. 당시 DuPont 사에서 우울증 치료제인 monoamine oxidase 억제제(MAO inhibitor, MAOI)를 개발하던 중에 우연히 항생제 작용이 있는 oxazolidine 계열의 화학물질을 발견한다. 이 뜻밖의 발견에 고무된 연구진은 새로운 항생제를 개발하겠다는 의욕하에 무수한 시행 착오를 거듭하던 끝에 DuP-721이라는 항생 물질을 얻는다. 이는 매우 우수한 살균 작용을 보였으나 동물 실험에서 심한 독성을 보여 안타깝게도 연구가 중단된다.

그러나 Upjohn 사에서 이 실험의 명맥을 이어 받아 꾸준히 계속한다. 그 결과 DuP-721보다 독성이 훨씬 줄어든 물질을 2개 추출하는 데 성공한다. 하나가 eperezolid였고 나머지 하나가 linezolid였다. 이 중에 후자가 흡수율 좋고 혈중 농도도 더 높게 나오는 등, 더 우월하여 이후로는 linezolid에만 집중해서 가다듬게 된다. 결국 2000년에 linezolid (Zyvox)가 승인되고 임상에 사용되기 시작한다.

Linezolid는 oxazolidinone 항생제로 분류되는데, 지금까지 나온 그 어떤 항생 물질과도 아무런 혈연관계가 없는 전혀 새로운 인공 합성물질이라고 하지만, 잘 살펴보면 꼭 그렇지도 않다. 이미 페니실린 편에서 언급된 바와 같이, penicillin을 구성하는 핵심 구조인 thiazolidine의 조상이 바로 oxazolidine이다.

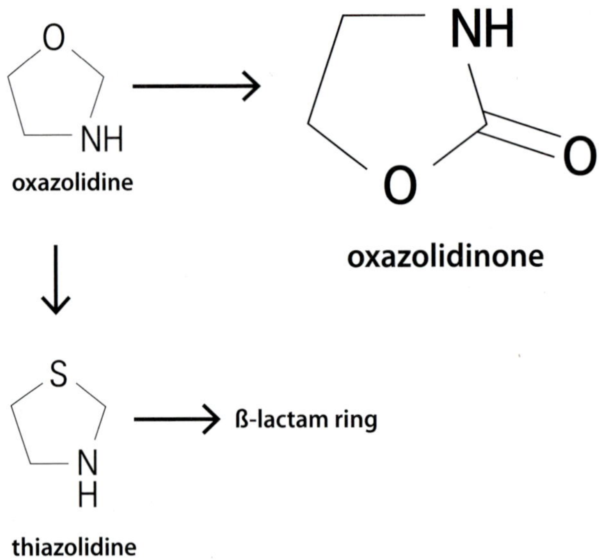

여기에다가 carbonyl 혹은 ketone 기가 붙어서 oxazolidinONE이 되는 것이다.

Linezolid 는 전반적으로 ring 3개로 구성되어 있다.

A ring 의 5번 탄소에 매달린 acetamide와 B ring의 3번에 붙은 불소, 그리고 morpholine ring (C ring)이 그람 양성균에 대한 항균 작용에 중추적 역할을 한다.

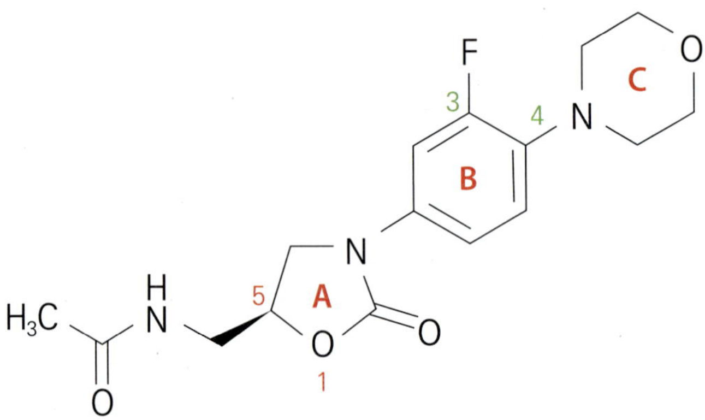

Linezolid의 기본적인 항균 기전은 세균의 50S ribosome에 작용하여 peptide 생성을 억제하는 데 있다.

문제는 세균뿐 아니라 인간의 미토콘드리아에도 영향을 끼친다는 점이며, 이것이 oxazolidinone 항생제 부작용의 원인이 된다.

이는 뒤에 가서 다시 다루기로 하겠다.

2014년에는 tedizolid가 선을 보이는데, 이는 gemifloxacin에 이어 대한민국이 개발한 두 번째 항생제이다.

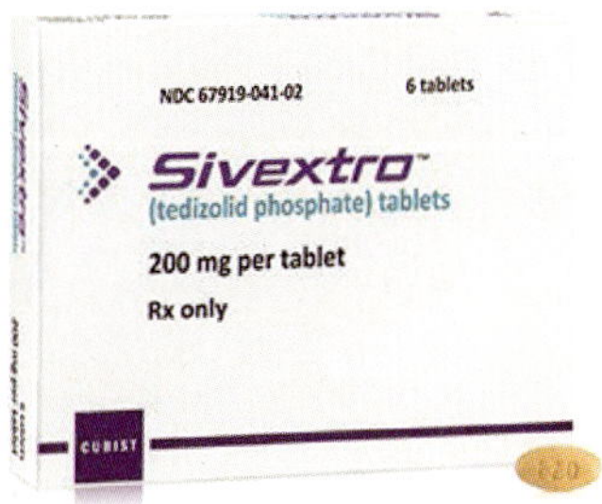

기본적으로는 tedizolid phosphate 형태로 공급된다.

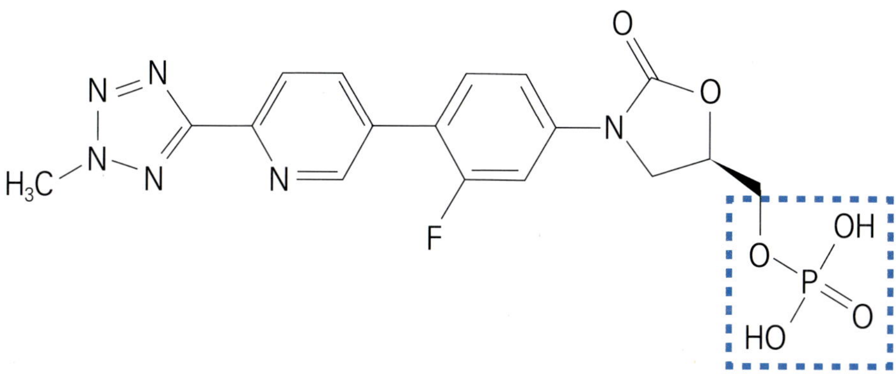

Phosphate를 붙임으로써 물에 잘 녹으며, 따라서 흡수율이 더욱 향상된다.

체내에 들어오면 phosphate가 잘리고, 그 자리를 hydroxymethyl 기가 차지함으로써 tedizolid 완전체가 된다.

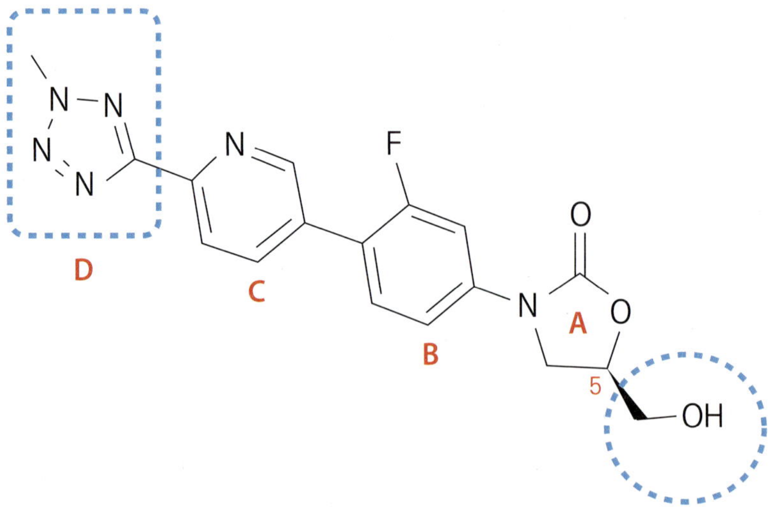

기존 linezolid에 비해 ring이 하나 더 있다. 추가된 ring은 tetrazole이다.

즉, tedizolid라는 이름의 유래가 Tetrazole + ~zolid인 셈이다.

이렇게 추가된 tetrazole ring은 ribosome에 좀 더 단단히 달라붙는다. 그리고 A ring 5번에는 acetamide 대신 hydroxymethyl을 추가함으로써 혹시나 있을 linezolid의 내성에 대처할 수 있다. 세균은 ribosome 결합 부위에 methyl 기를 붙여서 linezolid가 들어오지 못하게 가로 막는다(steric hindrance). 하지만 tedizolid는 기존 acetamide보다 덩치가 작기 때문에 ribosome에 좀 더 유연하게 결합된다. 그런데, 사실 linezoid 내성은 현재까지 보고된 사례가 매우 드물다.

Linezolid는 vancomycin 내성 장 알균(VRE)이나 vancomycin에 잘 듣지 않는 황색 포도알균(VISA, 혹은 VRSA?)을 필두로 웬만한 그람 양성균의 치료에 다 효과적이다.

문제는 심각한 부작용이 초래될 수 있기 때문에 조심해서 써야 한다는 것이다. 대표적인 부작용으로 lactic acidosis, neuropathy, 그리고 serotonin 증후군이다. Lactic acidosis와 neuropathy의 경우는 원인 약제가 무엇이건 간에, 모두 미토콘드리아에서 비롯되었다고 보면 거의 틀림없다.

전형적인 예가 에이즈 치료제인 nucleoside reverse transcriptase inhibitor (NRTI)와 aminoglycoside이다. Linezolid도 같은 기전으로 이 부작용들을 초래한다. 앞서 언급했듯이, 세균의 ribosome뿐 아니라 인간 세포 내 미토콘드리아의 ribosome에도 작용하기 때문이다. 사실 미토콘드리아 자체가 공생하는 세균이기 때문에 linezolid 입장에서는 자비를 베풀 리 없다.

그 결과 미토콘드리아에서 호흡 작용이 막대한 차질을 빚게 되어 산소 처리를 통한 에너지 생성이 차단된다. 그래서 산소가 필요하지 않은, 즉 혐기성 대사들로 재편성이 됨으로써 lactic acid가 대량 생성되는 것이다. 주지하다시피, 혐기성 대사에서 생성되는 에너지는 기존 aerobic 대사에서 생성되는 에너지에 비해 그 양이 보잘 것 없다. 따라서 에너지를 써야 하는 세포 기관들이 제대로 기능을 수행하지 못하게 된다. 대표적으로 예민하게 반응하는 세포가 바로 신경 세포, 그 중에서도 시각 신경 세포이다. 또한 linezolid 자체가 워낙 중추신경계로 잘 침투해 들어간다는 점에서도 이 문제는 가중된다.

Lactic acidosis는 평균 6주 이상 사용시, 그리고 신경 이상은 평균 5개월 이상 사용시 잘 생긴다.

따지고 보면 장기 사용만 하지 않는다면 그리 걱정할 정도까지는 아닐 것이다.

그러나 serotonin 증후군은 다른 얘기가 된다. 평균 4일 정도면 나타날 수 있기 때문이다.

서두에 밝혔듯이 linezolid는 원래 MAO 억제제였다. 따라서 serotonin 대사에 관여하는 능력이 남아 있다.

한 번 사용된 serotonin은 MAO에 의해서 처리되어야 하는데, 이 과정이 억제되면 serotonin 과잉이 초래된다.

Serotonin이 가장 많은 곳이 장 점막이기 때문에, 설사 같은 증세로 먼저 나타날 수 있다.

그러나 이것보다 더 심각한 양상으로 발전할 수도 있다.

이 증후군은 크게 3가지 증상을 보이는데, 하나가 섬망 같은 의식 수준의 교란, 그리고 신경 근육계통 전달 장애로 인한 경련과 강직, 마지막으로 자율 신경 이상으로 인한 여러 증상들이 있다. 특히 고체온증이 나타날 경우에는 생명이 위험할 수 있으므로 각별히 주의해야 하며 이때는 마취과 선생님을 반드시 초빙해서 같이 봐야 할 것이다.

이렇게 이런 저런 문제점들이 잠복하고 있지만, 최근 문제가 되고 있는 VRE나 VISA에 대항할 수 있는 무기로서 linezolid와 tedizolid는 충분히 가치가 있다.

*** Oxazolidinone 항생제의 의의**

그래도 현재 VRE, VISA, 혹은 VRSA에 대처하는 무기는 마련했다는 데에 의미를 두고 싶다. 아직 절망할 때가 아니다.

02

Echinocandin, 세 번째 무기

2001년에 caspofungin이 나오면서 인류는 곰팡이균과 싸울 수 있는 세 번째 무기를 보유하게 된다.

Caspofungin은 echinocandin 항진균제로 분류된다.

Echinocandin은 peptide들이 뭉친 덩어리에 기다란 lipid가 달라붙어 있는 모양, 즉 lipo-peptide로 분류된다. 따라서 lipophilicity가 좋을 것이고, 그만큼 곰팡이균의 세포벽에 잘 달라붙는다.

반면에 사람의 세포엔 세포벽 구조가 없으므로, 해를 입을 염려가 매우 적다.

Echinocandin은 1970년대에 *Papularia sphaerosperma*에서 추출한 pneumocandin에서 유래했는데, 다음과 같은 기본 구조를 하고 있다.

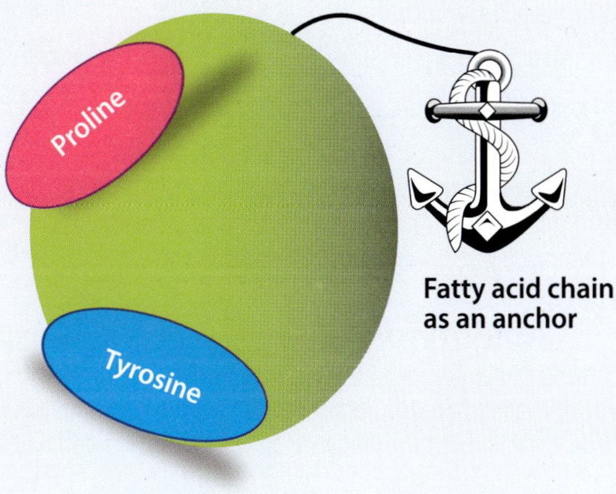

여러 Peptide들이 덩어리로 뭉쳐있는 있으며 특히 tyrosine과 proline이 glucan synthase 를 억제하는 등의 항 곰팡이 작용에 중요한 역할을 한다. 이 덩어리에 fatty acid chain이 매달려서 바늘처럼 삐죽하게 나와 있다가 곰팡이 균 공격 시 lipophilic하게 균 표면을 푹 찌르면서 닻을 내린다(echino-는 라틴어로 뾰족한 바늘을 뜻한다. 그래서 바늘로 candidiasis를 잡는 약이라 하여 echino-candin이라 부르는 것이다). 그런데 pneumocandin 시절의 닻은 적과 아군을 가리지 않아서, 사람의 적혈구도 무차별로 깨는 부작용을 보였다.

그래서 이 fatty acid를 다른 안전한 lipophilic한 것으로 갈아 끼우는 시행착오를 거듭한 끝에 2001년에 가서야 나온 것이 caspofungin이다.

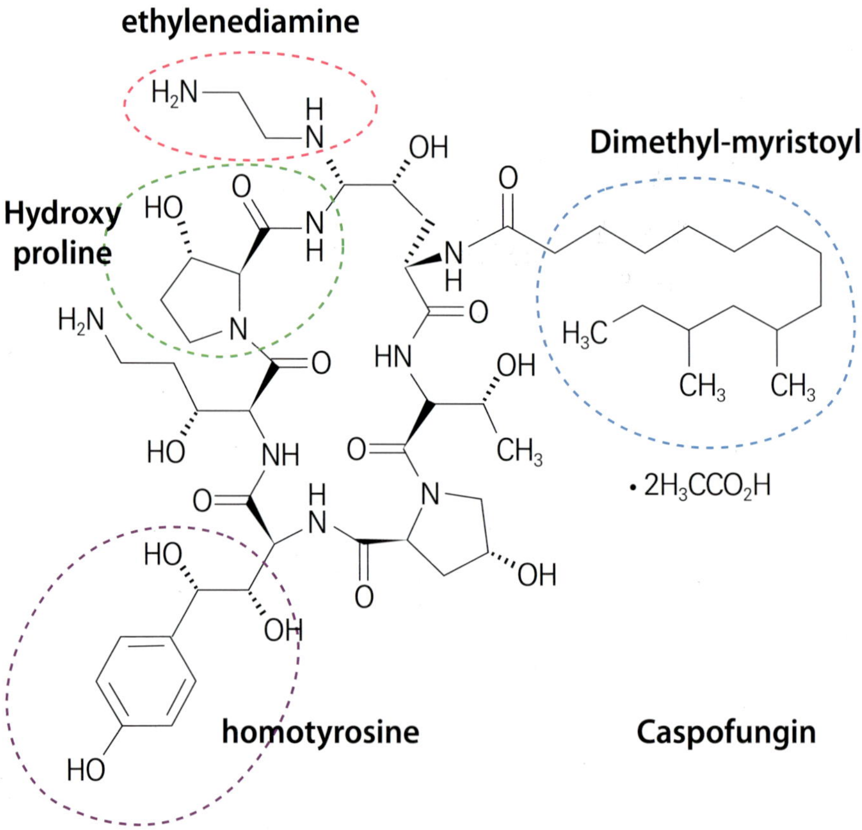

Caspofungin은 fatty acid chain으로 dimethyl-myristoyl을 선택하여 닻으로 삼았는데, 이 닻은 기존의 pneumocandin과는 달리 사람 적혈구에 위해를 가하지 않는다. 또한 ethylene diamine이나 hydroxyproline 등이 물에 잘 녹아서, 투여하기 좋은 조건을 조성해 준다.

2005년에는 일본에서 micafungin이 나온다.

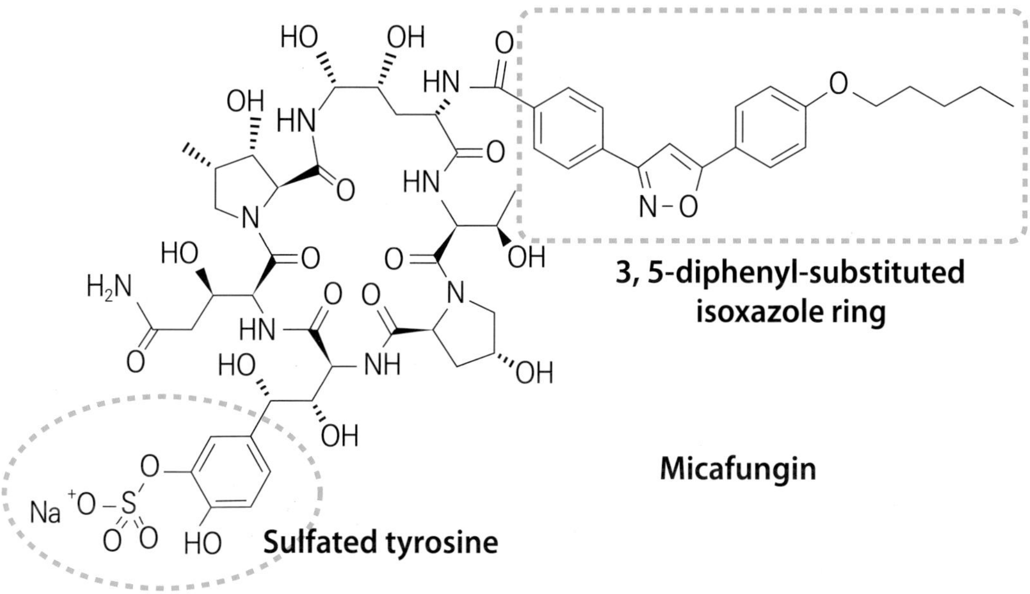

이 약제는 닻으로서 phenyl 2개가 붙은 isoxazole ring을 붙이고 있으며, tyrosine에 sulfate 를 붙여서 잘 녹도록 해 놓았다.

곧 이어 2006년에는 anidulafungin이 나왔다.

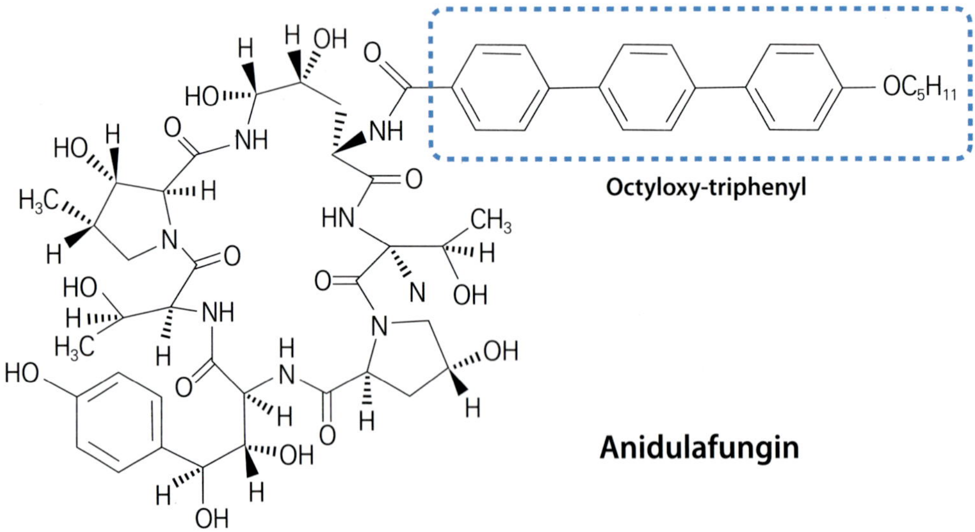

Echinocandin은 기존의 amphotericin-B와 같은 polyene이나 triazole과는 공격 표적이 다르다.

기존 항 진균제들이 세포막의 ergosterol을 집중 공략했다면, echinocandin은 또 다른 세포막 성분이자 사실상 대다수의 지분을 가지고 있는 glucose 중합체인 beta-(1, 3)-D-glucan을 주로 공격 대상으로 삼는다.

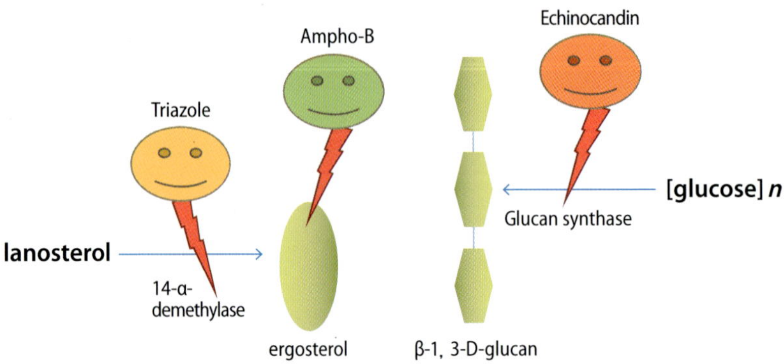

Glucan을 만드는 과정에 개입하여 glucan synthase를 억제하는 것이 주요 작용 기전이다.

치료 대상은 *Candida*에 주로 치우쳐 있다.

*Aspergillus*는 완전히 죽이지 못하는 fungistatic 작용에 그친다. 이는 *Candida*에 비해 *Aspergillus*의 cell membrane 구성 성분으로서 glucan 양이 상대적으로 적기 때문이다. 또한 *Cryptococcus*, *Mucorales*, *Fusarium*에는 별로 효과가 없다.

*** Echinocandin의 의의**

서두에 언급했듯이, 전신 곰팡이 균과 싸울 수 있는 무기를 더욱 다양하게 갖추게 되었다는 데에 의미를 둘 수 있다.

03

Daptomycin, 그람 양성 전담 송곳

2003년에 출시된 daptomycin은 cyclic lipopeptide 항생제이다.

총 13개의 amino acid가 근간을 이루는데, 10개의 amino acid가 고리를 이루고 나머지 amino acid 3개가 자루가 된다. 거기에 fatty acid (decanoic acid)가 달라 붙어 lipophilic 송곳 역할을 한다. 즉, 세균 세포막에 꽂히는 것이다.

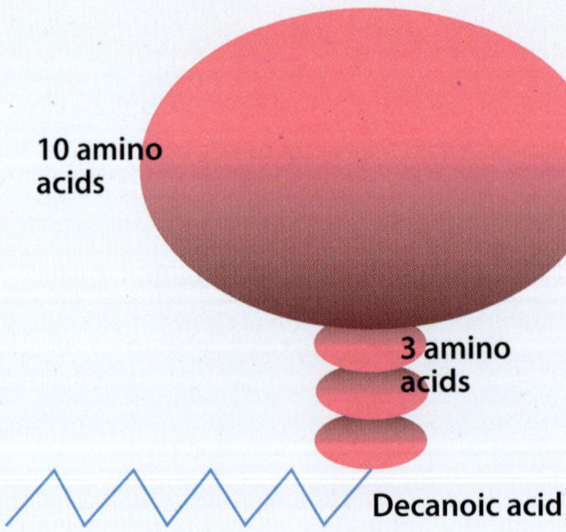

새로운 항생제라고 하지만 이런 구조는 낯설지가 않을 것이다.

Lipophilic 송곳을 세균의 세포막에 찔러 놓고 살균 작용에 착수하는 전략을 택하는 대표적인 lipoprotein 항생제로 우리는 이미 colistin을 접한 바 있다.

Colistin은 lipopolysaccharide를 선호해서 그람 음성균 전담 항생제인데 비해, daptomycin은 오로지 vancomyicn 내성 장 알균(VRE)과 MRSA를 비롯한 그람 양성균만 전담해서 죽인다.

그람 양성 세균의 표면에서도 주로 phosphatidyl glycerol을 선호해서 알 박기를 하며, 그 결과 구멍이 생기고 각종 이온들이 마구 빠져나간다. 이것이 의미하는 것은 세포가 제대로 작동할 수 있는 원동력인 depolarization이 엉망이 된다는 것.

그 결과 각종 단백질 대사, DNA 대사 등이 마비가 되어 세균은 죽음에 이른다.

현재 주로 그람 음성균 감염질환인 피부연조직 감염, 황색포도알균 패혈증, 심내막염 치료용으로 승인되어 있다.

폐렴에는 사용하지 않는게 좋다. 왜냐하면 daptomycin이 마구 탐닉하는 phosphatidyl glycerol은 폐 속의 surfactant와 동일한 성분이기 때문이다.

*** Daptomycin의 의의**

항생제의 입장에서 일단 수단 방법을 가리지 말고 세균에게 반드시 달라붙어야만 죽이건 살리건 일을 진행할 수 있다. 세포막이라는 게 lipid 계열인 이상 lipophilic 한 구조물을 붙이는 것은 이렇게 달라붙는 면에서 매우 유리한 수단이다. 그래서 colistin도 그렇고, teicoplanin도 그렇고, lipoprotein 구조를 지닌 항생제들이 향후 또 다른 대세를 이룰 것으로 전망된다. Daptomycin은 바로 이런 추세의 일환이라고 본다.

04

MRSA 잡는 5세대 cephalosporin

2010년에 나온 5세대 cephalosporin인 ceftaroline은 MRSA까지 잡을 수 있는 광범위 항생제이다.

이러한 능력은 MRSA의 변형된 PBP인 PBP2a에도 잘 달라붙는다는 데에 기인한다.

이는 cephalosporin ring 3번 탄소에 붙은 1, 3-thiazole ring이 주도한다.

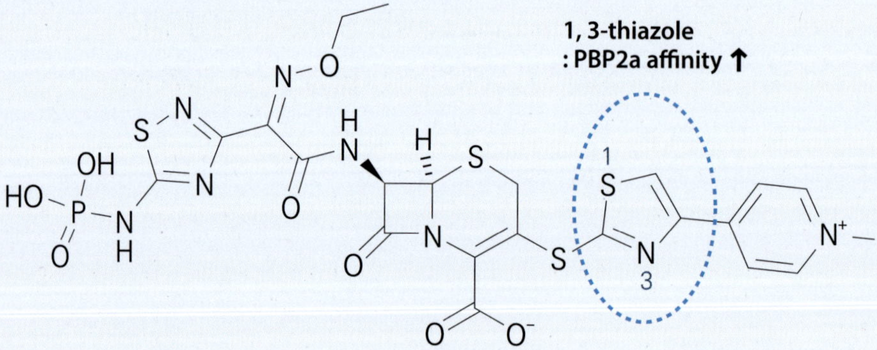

Ceftaroline

동시대에 나온 ceftobiprole도 MRSA를 잡는 5세대이다.

이 또한 3번 탄소에 붙은 pyrrolidinyl-3-pyrrolidinylidene methyl 기가 PBP2a 결합을 주도한다.

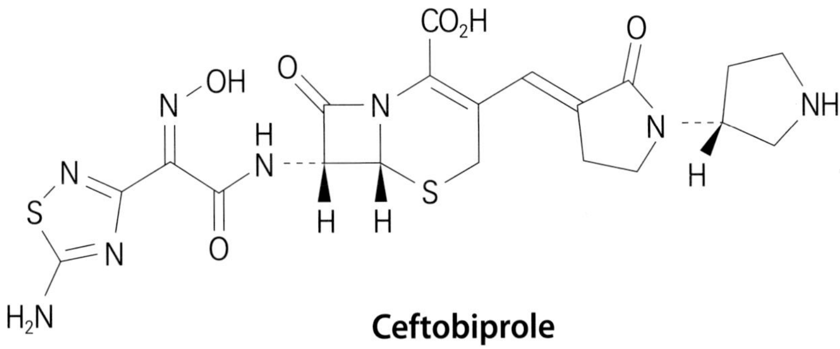

Ceftobiprole

이들은 PBP2a에 접촉하여 PBP 구조 자체를 파헤쳐서 꼭꼭 숨기고 있던 결합 부위를 노출시켜 달라붙는 것으로 추정하고 있다.

이 5세대는 기존 3, 4세대가 자랑하는 그람 양성, 음성균에 대한 넓은 항균 범위에 추가하여 MRSA, VISA, 심지어는 VRSA까지 치료 대상으로 삼을 수 있다. 그리고 beta-lactamase에도 잘 버티는 맷집을 갖고 있어서 다제 내성균에도 유용하다.

*** 5세대 cephalosporin의 의의**

다제 내성균과 더불어 가장 큰 골칫거리인 MRSA와 싸울 수 있는 무기가 하나 더 늘었다.

05

파이프라인, 그리고 대단원.

꽤 괜찮은 성적과 가능성을 보여서 순조롭게 임상 시험을 단계별로 완수하고 식약청 승인 등을 통해 시판되기를 기다리는 항생제들을 통칭하여 파이프라인(pipeline)에서 대기하고 있다고 한다.

이들 중에서 기대주 몇 개만 소개하자면 다음과 같다.

Omadacycline

Aminomethylcycline으로 분류되는데, 기존 tetracycline 가문 내에서 비교해 보면 세균 처리 능력의 범위가 가장 넓다. 아직 임상에서 검증된 것은 아니지만, 실험실 성적으로 보면 그람 음성균과 그람 양성균, 특히 MRSA, VRE, penicillin 내성 폐렴알균에 대한 치료 능력이 우수하다.

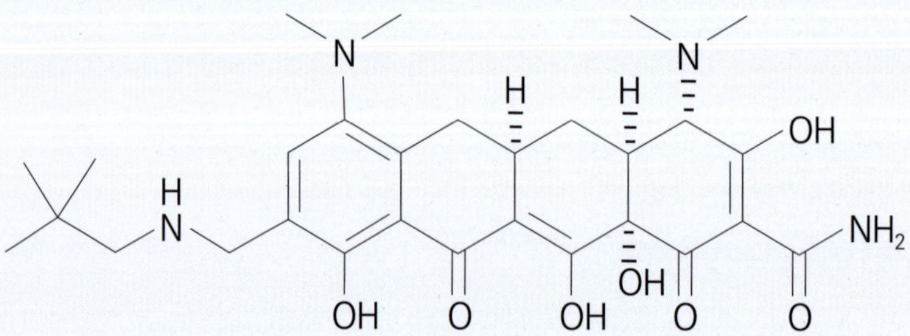

2018년 10월, 미국 FDA에서 급성 피부 연조직 감염과 지역사회 획득 폐렴의 치료제 용도로 승인되었다.

Cefiderocol (Shinogi) for colistin-resistant GNB, CRPA, CRE, CRAB

Siderophore cephalosporin으로 매우 주목할 만하다.

구조식을 보면 catechol moiety를 지니고 있는데,

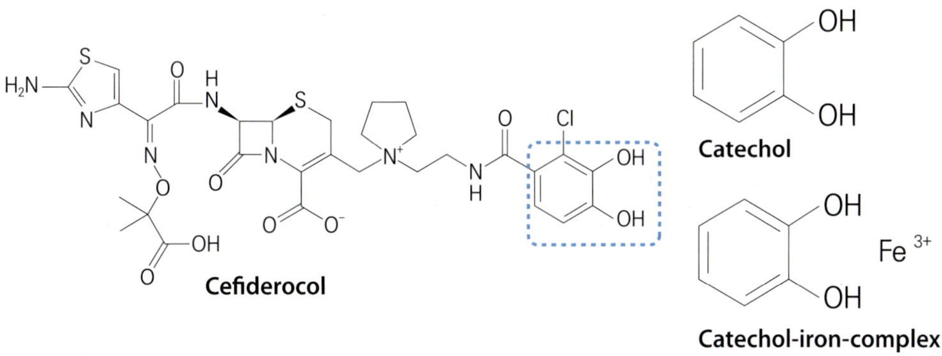

이것이 바로 iron (ferric)을 잡아 놓는 역할, 즉 siderophore 기능을 한다.

그러면, "나 철분 가지고 있소~~! 들여보내 주시오" 하면서, 세균이 사용하는 bacterial iron transport system을 합법적으로(?) 통과하여 균 세포내로 들어가서 살균 작용을 하게 된다. 소위 말하는 트로이 목마 작전.

이런 종류에 해당하는 다른 항생제로는 albomycin, ferrimycin, salmycins 등이 있다.

Teixobactin

2015년 1월 Nature 지에 Losee L Ling & colleagues가 새로운 super항생제를 개발했다는 논문을 발표하였다(Nature 2015; 517: 455-9).

이름하여 Teixobactin.

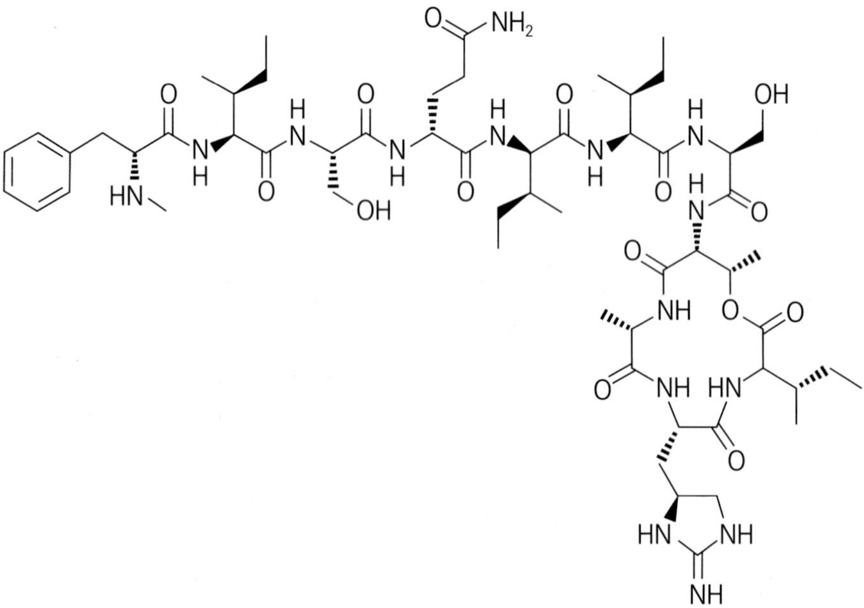

이 연구진은 NovoBiotic 제약사와 미국 보스턴의 노스이스턴대학 항생제 개발센터, 그리고 독일의 본 대학 인재들로 구성되었다.

새 항생제를 개발하게 된 전제는 "해답은 자연에 있다"는 것이다.

플레밍이 페니실린을 발명한 과정을 보자. 그가 페니실린을 '만들어 낸' 것이 아니다. 세균을 억제하는 곰팡이가 만든 물질을 '발견'한 것이다. 물론 합성으로 만든 항생제도 있지만 상당수의 항생제는 사실 다른 곰팡이나 세균들이 다른 세균들을 견제하기 위해 만든 물질들을 발견한 것이다.

이것이 의미하는 것은- 자연에 존재하는 어마어마한 규모의 미생물들을 샅샅이 조사하면 그동안 개발된 항생제 종류의 수십, 수백 배가 넘는 엄청난 항생 물질을 발견할 수 있다는 뜻이다.

그런데, 왜 그렇게 못하고 있었는가? 다시 말해서, 항생제 신약 개발이 세균의 항생제 내성이 나타나는 속도를 왜 따라잡지 못하고 있었는가?

이는 제약사의 수지타산 따지기 때문만은 아니었다.

기존의 배양 기법으로는 그 어마어마한 미생물 균을 단시간에 배양해서 그 어마어마한 빅데이터를 분석하기가 불가능하기 때문이기도 하였다. 이에 대한 돌파구로 나온 신기술이 iChip technology다.

이 iChip은 하나당 세균 1마리가 들어갈 정도의 규모로 수십 개의 구멍들로 이뤄진 칩인데, 이 구멍들에다가 희석한 흙을 넣고(조금 과정해서 흙 하나당 세균 1마리), 다시 흙에다 넣어 놓으면 자연스럽게 배양이 된다는 원리이다.

기존의 배양법으로 흙을 배양하면 겨우 1%에서만 균이 자라는 반면,

이 iChip으로 하면 무려 40%의 수확을 얻을 수 있다. 그만큼 양적인 면에서 대량 분석이 가능하다는 것.

그래서 그 과정을 거치다보니 발견된 물질이 teixobactin인 것이다.

(그람 음성균인 *Eleftheria terrae*에서 얻음)

이 teixobactin은 포도알균, 결핵균, 사슬알균 등등을 제대로 죽이며, 내성도 없다고 한다(이 내성 주장에 대해서는 좀 더 신중한 검증이 필요하긴 하다).

앞으로 사람에게 투여되기 위한 검증기간이 수년 남았지만, 이를 기화로 하여 대규모의 항생제 신약 개발의 붐이 새로 밀려올 것임을 시사한다는 점에서 매우 중요한 사건이라 할 수 있다.

그러나, 현실은 어떤가?

내성은 새로이 창궐하는데 비하여 항생제 신약 개발은 지지부진한게 불편한 현실이다.

이걸 소위 'pipeline의 정체' 라고 표현한다.

솔직히 말해서 제약사의 입장에서, 항생제 개발은 다른 종류의 약제들에 비하면 과거와는 달리 돈이 안된다.

그래서 그 많은 거대 제약사들 중에 현재 항생제 개발을 하고 있는 곳은 Novartis AG, Merck & Co, GSK plc, Sanofi SA 정도이다. 그리고 출시에 있어서 걸림돌도 다양하게 많다.

이 teixobactin과 iChip 기술만 예를 들어도 수지타산은 둘째 치고, 최근 들어 자연 유래 물질의 특허에 대해 US Supreme Court가 기준을 강화하는 바람에 특허 취득에 연거푸 실패하여 진도를 나가지 못하고 있다.

파이프 라인을 바라 보며

항생제 개발 속도가 세균 내성 출현 속도를 따라잡지 못하여 장차 슈퍼 박테리아 대란이 일어날 것이라는 비관적인 전망이 나오고 있다.

하지만 그렇다고 해서 인류가 손 놓고 좌시만 하는 것은 아니며, 지금까지 소개한 바와 같이 미생물 병원체와의 싸움을 위한 무기 개발은 부단히 계속되고 있다. 솔직히 필자는 비관적인 의견은 아니다. 그러나 새로운 항생제 개발에 있어서 경기 외적인 요인에 의해 세상에 선 보이는 것이 지장을 받아서는 안 된다고 생각한다.

그래도 인류는 항상 그래왔듯이 결국은 모든 고난을 이겨낼 것으로 확신한다.

참고문헌

Salvarsan 606

- Jolliffe DM. A history of the use of arsenicals in man. J R Soc Med. 1993 May;86(5):287-9.
- Williams KJ. The introduction of 'chemotherapy' using arsphenamine - the first magic bullet. J R Soc Med. 2009 Aug;102(8):343-8.
- Sepkowitz KA. One hundred years of Salvarsan. N Engl J Med. 2011 Jul 28;365(4):291-3.
- Riethmiller S. From Atoxyl to Salvarsan: searching for the magic bullet. Chemotherapy. 2005 Aug;51(5):234-42.
- Syphilis treatment during World War I. http://www.vlib.us/medical/syphilis.htm
- LLoyd NC. The Composition of Ehrlich's Salvarsan: Resolution of a Century-Old Debate. Angew Chem Int Ed Engl. 2005 Jan 28;44(6):941-4.

Sulfonamide

- Iyer HV. History revisited-Prontosil red. N J Emerg Med. 2008 Aug;35(2):209-10.
- Laub GR. Discovery of the sulfa drugs. South Med J 1986 Jun;79(6):782.
- Bushby SRM & Hitchings GH. Trimethoprim, a sulphonamide potentiator. Br J Pharmacol Chemother. 1968;33:72-90.
- Kalkut G. Sulfonamides and trimethoprim. Cancer Invest 1998;16(8):612-5.
- Safrin A, et al. Adjunctive folinic acid with trimethoprim-sulfamethoxazole for Pneumocystis carinii pneumonia in AIDS patients is associated with an increased risk of therapeutic failure and death. J Infect Dis 1994; 170: 912-917.
- Kaneshiro ES: Pneumocystis carinii pneumonia: the status of Pneumocystis biochemistry. Int J Parasitol 1998; 1: 65-84.
- Razavi B, et al. Failure of trimethoprim/sulfamethoxazole prophylaxis for Pneumocystis carinii pneumonia with concurrent leucovorin use. Infection 2002; 30(1): 41-42.
- Huovinen P. Resistance to Trimethoprim-Sulfamethoxazole. Clin Infect Dis 2001; 32:1608-14.
- Paul M. Trimethoprim-sulfamethoxazole versus vancomycin for severe infections caused by meticillin resistant Staphylococcus aureus: randomised controlled trial. BMJ. 2015; 350: h2219.

- Chan DC & Anderson AC. Towards species-specific antifolates. Curr Med Chem. 2006;13(4):377-98.

Gramicidin-S

- Mogi T & Kita K. Gramicidin S and polymyxins: the revival of cationic cyclic peptide antibiotics. Cell Mol Life Sci 2009; 66: 3821-3826.
- Swierstra J. Structure, toxicity and antibiotic activity of gramicidin S and derivatives. Eur J Clin Microbiol Infect Dis 2016; 35: 763-769.

Penicillin

- Ligon BL. Penicillin: Its Discovery and Early Development. Semin Pediatr Infect Dis 2004; 15(1):52-7.
- Chain E, et al. Penicillin as a chemotherapeutic agent. Lancet 1940;ii:226-8.
- Fleming A. In vitro tests of penicillin potency. Lancet 1942;ii:732-3.

Aminoglycosides

- Wainwright M. Streptomycin: Discovery and Resultant Controversy. Hist Phil Life Sei 1991; 13: 97-124.
- Manu P, Rogozea L. Streptomycin for Pulmonary Tuberculosis. Am J Thera 2016; 23: e653-e654.
- Shibasaki M, Yamazaki K. Memory of Professor Hamao Umezawa. J Antibiotics 2018; 71: 2-3.
- Ramirez MS, Tolmasky ME. Amikacin: Uses, resistance, and prospects for inhibition. Molecules 2017; 22: 2267.
- Shakil S, et al. Aminoglycosides versus bacteria - a description of the action, resistance mechanism, and nosocomial battleground. J Biomed Sci 2008; 15: 5-14.
- Garcia-Salguero C, et al. Can plazomicin alone or in combination be a therapeutic option against carbapenem-resistant Acinetobacter baumannii ? Antimicrob Agent Chemother 2015; 59: 5959-5966.

Tetracycline & chloramphenicol

- Moffa M & Brook I. Tetracyclines, glycylcyclines, and chloramphenicol. In ; Bennett JE, et al. , eds. Mandell, Douglas, and Bennett's principles and practice of infectious diseases. 8th ed. Saunders; 2015; 322.
- Hasani A, Ashraf Kariminik A, Issazadeh K. Streptomycetes: Characteristics and Their Antimicrobial Activities. Int J Adv Biol Biomed Res 2014; 2: 63-75.
- Peterson LR. A review of tigecycline-the first glycylcycline. Int J Antimicrob Agent 2008; 32(S4): S215-S222.
- Stein RE, et al. Tigecycline: an update. Diagn Microbiol Infect Dis 2013; 75: 331-336.
- Falagas ME, et al. Old antibiotics for infections in critically ill patients. Curr Opin Critic Care 2007; 13: 592-597.

Macrolides & Clindamycin

- Sivapalasingam S & Steigbigel NH. Macrolides, Clindamycin, and Ketolides. In ; Bennett JE, et al. , eds. Mandell, Douglas, and Bennett's principles and practice of infectious diseases. 8th ed. Saunders; 2015; 358.
- Dinos GP. The macrolide antibiotic renaissance. Br J Pharm 2017; 174: 2967-2983.
- http://www.thenewstoday.info/2005/05/03/iloilonews3 .
- htm https://www.filipiknow.net/abelardo-aguilar-erythromycin/
- Zhanel GG, et al. The ketolides – a critical review. Drugs 2002; 62: 1771-1804.
- Owens Jr RC. QT prolongation with antimicrobial agents – understanding the significance. Drugs 2004; 64: 1091-1124.

Isoniazid를 비롯한 1차 항 결핵약제들

- Jones DS. The health care experiments at Many Farms: The Navajo, tuberculosis, and the limits of modern medicine, 1952-1962. Bull Hist Med 2002; 76: 749-790.
- Verma AK, et al. Discovery of New Drugs Against Tuberculosis: History Guides. Arch Clin Infect Dis 2012; 7:109-112.
- Chakraborty S, et al. Tuberculosis Drug Development: Historyand Evolution of the Mechanism-Based Paradigm. Cold Spring Harb Perspect Med 2015; 5: a021147.
- Sensi P. History of development of rifampin. Rev Infect Dis 1983; 5(suppl 3): S402-S406.
- Murray JF, et al. Treatment of Tuberculosis-A Historical Perspective. Ann Am Thorac Soc 2015; 12: 1749-1759.

Vancomycin

- Reynolds PE. Structure, biochemistry and mechanism of action of glycopeptide antibiotics. Eur J Clin Microbiol Infect Dis 1989; 8: 943-950.
- Moellering Jr RC. Vancomycin: a 50-year reassessment. Clin Infect Dis 2006; 42: S3-4.
- Strieker M, et al. Nonribosomal peptide synthetases: structures and dynamics. Curr Opin Struct Biol 2010; 20: 234-240.
- Bamgbola O. Review of vancomycin-induced renal toxicity: an update. Ther Adv Endocrinol Metabol 2016; 7: 136-147.
- Azimi E, et al. Brief communication: MRGPRX2, atopic dermatitis and red man syndrome. Itch 2017; 2: 1-5.
- Dhand A, et al. Reduced vancomycin susceptibility among clinical Staphylococcus aureus isolates ('the MIC Creep'): implications for therapy. F1000 Med Rep. 2012;4:4. doi: 10.3410/M4-4. Epub 2012 Feb 1.
- Elyasi S, et al. Vancomycin-induced nephrotoxicity: mechanism, incidence, risk factors and special populations. A literature review. Eur J Clin Pharmacol 2012; 68: 1243-1255.
- Wilson APR. Comparative safety of teicoplanin and vancomycin. Int J Antimicrob Agent 1998; 10: 143-152.

Amphotericin-B & polyenes

- Dutcher JD. The discovery and development of Amphotericin B. Dis Chest 1968; 54(suppl 1): 40-42.
- Hamill RJ. Amphotericin B formulations: a comprehensive review of efficacy and toxicity. Drugs 2013; 73: 919-934.
- Vonick KS, et al. Difficulties in antifungal therapy with amphotericin B and the continuous search for new formulations: A literature review. African J Pharm Pharmacol 2016; 24: 512-520.
- Agatha WKNg, et al. Development of liposomal polyene antibiotics: an historical perspective. J Pharm Pharmaceut Sci 2003; 6: 67-83.
- Wasan KM, et al. Influence of Lipoproteins on Renal Cytotoxicity and Antifungal Activity of Amphotericin B. Antimicrob Agent Chemother 1994; 38: 223-227.

Colistin

- Velkov T, et al. Pharmacology of polymyxins: new insights into an 'old' class of antibiotics. Future Microbiol 2013; 8(6): 711–24.
- Biswas S. et al. Colistin: an update on the antibiotic of the 21st century. Expert Rev Anti Infect Ther 2012; 10: 917-934.
- Olaitan AO, et al. Mechanisms of polymyxin resistance: acquired and intrinsic resistance in bacteria. Front Microbiol 2014; 5: 1-18.
- Liu YY, et al. Emergence of plasmid-mediated colistin resistance mechanism MCR-1 in animals and human beings in China: a microbiological and molecular biological study. Lancet Infect Dis 2016; 16: 161-168.
- Falagas ME, et al. Colistin: The revival of polymyxins for the management of multidrug-resistant gram-negative bacterial infections. Clin Infect Dis 2005; 40: 1333-1341.
- Falagas ME, et al. Antibiotic treatment of infections due to carbapenem-resistant Enterobacteriaceae : Systemic evaluation of the available evidence. Antimicrob Agent Chemother 2014; 58: 654-663.
- Liu YY, et al. Emergence of plasmid-mediated colistin resistance mechanism MCR-1 in animals and human beings in China: a microbiological and molecular biological study. Lancet Infect Dis 2016; 16: 161-168.

Metronidazole

- Dingsdag SA, et al. Metronidazole: an update on metabolism, structure-cytotoxicity and resistance mechanisms. J Antimicob Chemother 2018; 73: 265-279.
- Samuelson J. Why metronidazole is active against both bacteria and parasites. Antimicrob Agent Chemother 1999; 43: 1533-1541.

Penicillin 의 후예들, beta-lactamase inhibitors, & Carbapenems

- Rolinson GN & Geddes AM. The 50th anniversary of the discovery of 6-aminopenicillanic acid (6-APA). Int J Antimicrob Agent 2007; 29: 3-8.
- Hamilton-Miller JMT. Development of the semi-synthetic penicillins and cephalosporins. Int J Antimicrob Agent 2008; 31: 189-192.
- Drawz SM, et al. Three decades of beta-lactamase inhibitors. Clin Microbiol Rev 2010; 23: 160-201.
- Chen J, et al. β-lactamase inhibitors: An update. Mini-Rev Medicinal Chem 2013; 13: 1846-1861.

- Docquier JD & Mangani S. An update on beta-lactamase inhibitor discovery and development. Drug Resist Updates 2018; 36: 13-29.
- Drawz SM, et al. New beta-lactamase inhibitors: a therapeutic renaissance in an MDR world. Antimicrob Agent Chemother 2014; 58: 1835-1846.
- Reading C, et al. Clavulanic acid: a beta-lactamase-inhibiting beta-lactam from Streptomyces clavuligerus. Antimicrob Agent Chemother 1977; 11: 852-857.
- English AR, et al. CP-45,899, a beta-lactamase inhibitor that extends the antibacterial spectrum of beta-lactams: initial bacteriological characterization. Antimicrob Agents Chemother 1978; 14: 414-419.
- Rolinson GN. Evolution of beta-lactamase inhibitors. Rev Infect Dis 1991; 13(suppl 9): S727-S732.
- Rotondo CM & Wright GD. Inhibitors of metallo-beta-lactamases. Curr Opin Microbiol 2017; 39: 96-105.
- Ambrose PG, et al. β-lactamase inhibitors: what you really need to know. Curr Opin Pharmacol 2017; 36: 86-93.
- Papp-Wallace KM, et al. New β-Lactamase Inhibitors in the Clinic. Infect Dis Clin North Am 2016; 30: 441-464.
- King DT, et al. One ring to rule them all: Current trends in combating bacterial resistance to the beta-lactams. Protein Sci 2016; 25: 787-803,
- Olsen I. New promising β-lactamase inhibitors for clinical use. Eur J Clin Microbiol Infect Dis 2015; 34: 1303-1308.
- Wang DY, et al. The road to avibactam: the first clinically useful non-β-lactam working somewhat like a β-lactam. Future Med Chem 2016; 8: 1063-1084.
- Liscio JL, et al. Ceftolozane/tazobactam and ceftazidime/avibactam: two novel beta-lactam/beta-lactamase inhibitor combination agents for the treatment of resistant gram-negative bacterial infections. Int J Antimicrob Agent 2015; 46: 266-271.
- Cluck D, et al. Ceftolozane-tazobactam: A new-generation cephalosporin. Am J Health-Syst Pharm 2015; 72: 2135-2146.
- Cho JC, et al. Meropenem/Vaborbactam, the First Carbapenem/β-Lactamase Inhibitor Combination. Ann Pharmacother 2018; 52(8): 1-11.
- Zhanel GG, et al. Imipenem-Relebactam and Meropenem-Vaborbactam: Two Novel Carbapenem-beta-Lactamase Inhibitor Combinations. Drugs 2018; 78: 65-98.
- Papp-Wallace KM, et al. Carbapenems: Past, present, and future. Antimicrob Agent Chemother 2011; 55: 4943-4960.

Quinolones

- Drlica K, et al. DNA Gyrase, Topoisomerase IV, and the 4-Quinolones. Microbiol Molecule Biol Rev 1997; 61: 377-392.
- Stryer L, et al. DNA replication, repair, and recombination. In ; Stryer L, et al. , eds. Biochemistry. 8th ed. WH Freeman Company, New York 2015; page 827-858.

- Atarashi S. Research and development of Quinolones in Daiichi Sankyo Co. Ltd.
- (http://www.infectweb.com/only/03_SpeFeature.pdf)
- Oliphant CM, et al. Quinolones: a comprehensive review. Clin Pharmacol 2002; 65: 455-464.
- Rieder HL. Fourth-generation fluoroquinolones in tuberculosis. Lancet 2009; 373: 1148-1149.

Triazoles

- Maertens JA. History and development of azole derivatives. Clin Microbiol Infect 2004; 10(suppl 1): 1-10.
- Patterson TF, et al. Executive Summary: Practice Guidelines for the Diagnosis and Management of Aspergillosis: 2016 Update by the Infectious Diseases Society of America. Clin Infect Dis 2016; 63: 433-442.
- Pappas PG, et al. Executive Summary: Clinical Practice Guideline for the Management of Candidiasis: 2016 Update by the Infectious Diseases Society of America. Clin Infect Dis 2016; 62: 409-417.
- Kontoyiannis DP. Invasive mycoses: strategies for effective management. Am J Med 2012; 125(1 Suppl): S25-38.
- Nett JE & Andes DR. Antifungal Agents: Spectrum of Activity, Pharmacology, and Clinical Indications. Infect Dis Clin North Am 2016; 30: 51-83.

21세기 항생제

- Leach KL, et al. Linezolid, the first oxazolidinone antibacterial agent. Annals of the Ann N Y Acad Sci 2011; 1222: 49-54.
- Wilcox MH. Update on linezolid: the first oxazolidinone antibiotic. Expert Opin Pharmacother 2005; 6: 2315-2326.
- Burdette SD & Trotman R. Tedizolid: The First Once-Daily Oxazolidinone Class Antibiotic. Clin Infect Dis 2015; 61: 1315-1321.
- Patil A & Majumdar S. Echinocandins in antifungal pharmacotherapy. J Pharm Pharmacol 2017; 69:1635-1660.
- Heidary M, et al. Daptomycin. J Antimicrob Chemother 2018; 73: 1-11.
- Kiang TK, et al. A critical review on the clinical pharmacokinetics, pharmacodynamics, and clinical trials of ceftaroline. Clin Pharmacokinet 2015; 54: 915-931.
- Laudano JB. Ceftaroline fosamil: a new broad-spectrum cephalosporin. J Antimicrob Chemother 2011; 66 (Suppl 3): iii11-18.

- Ghamrawi RJ, et al. Ceftaroline fosamil: A super-cephalosporin? Cleve Clin J Med 2015; 82: 437-444.
- Dauner DG, et al. Ceftobiprole: A novel, broad-spectrum cephalosporin with activity against methicillin-resistant Staphylococcus aureus. Am J Health Syst Pharm 2010; 67: 983-993.
- Choi JJ & McCarthy MW. Cefiderocol: a novel siderophore cephalosporin. Expert Opin Investig Drugs 2018; 27: 193-197.
- Piddock LJ. Teixobactin, the first of a new class of antibiotics discovered by iChip technology? J Antimicrob Chemother 2015; 70: 2679-2680.
- Guo C, et al. Chemistry and Biology of Teixobactin. Chemistry 2018; 24: 5406-5422.
- Butler MS, et al. Antibiotics in the clinical pipeline at the end of 2015. J Antibiotic 2017; 70: 3-24.
- Chung A, et al. Special Report: Stronger 'superbugs,' and no new drugs to fight them. Reuters December 15, 2016. https://www.reuters.com/article/us-usa-uncounted-drugs-specialreport-idUSKBN1441SO